Kohlhammer *Altenpflege*

Der Autor:

PD Dr. med. Dr. med. habil. Andreas Schwarzkopf, Facharzt für Mikrobiologie und Infektionsepidemiologie, ehemaliger Oberarzt für Krankenhaushygiene, mit langjähriger Lehrtätigkeit in verschiedenen Einrichtungen, Krankenhaushygieneberater, Sachverständiger, ist seit 1995 Fachleiter der Hygieneakademie Bad Kissingen und seit 2001 ärztlicher Leiter der L+S AG in Bad Bocklet.

Andreas Schwarzkopf

Praxiswissen für Hygienebeauftragte

Anleitungen für stationäre
Pflegeeinrichtungen und ambulante Dienste

Verlag W. Kohlhammer

Dieses Werk einschließlich aller seiner Teile ist urheberrechtlich geschützt. Jede Verwendung außerhalb der engen Grenzen des Urheberrechts ist ohne Zustimmung des Verlags unzulässig und strafbar. Das gilt insbesondere für Vervielfältigungen, Übersetzungen, Mikroverfilmungen und für die Einspeicherung und Verarbeitung in elektronischen Systemen.

Die Wiedergabe von Warenbezeichnungen, Handelsnamen oder sonstigen Kennzeichen in diesem Buch berechtigt nicht zu der annahme, dass diese von jedermann frei benutzt werden dürfen. Vielmehr kann es sich auch dann um eingetragene Warenzeichen oder sonstige gesetzlich geschützte Kennzeichen handeln, wenn sie nicht eigens als solche gekennzeichnet sind.

1. Auflage 2004

Alle Rechte vorbehalten
© 2004 W. Kohlhammer GmbH Stuttgart
Umschlag: Gestaltungskonzept Peter Horlacher
Gesamtherstellung:
W. Kohlhammer
Druckerei GmbH + Co. Stuttgart
Printed in Germany

ISBN 3-17-017887-3

Vorwort

Gratuliere – Sie sind Hygienebeauftragte(r)! Auch wenn Sie sich nicht freiwillig gemeldet haben und sich nur noch dunkel aus Ausbildungszeiten an die Fachgebiete medizinische Mikrobiologie und Hygiene erinnern können, haben Sie ein wichtiges und vor allem interessantes Amt anvertraut bekommen.
Ach – Sie glauben, es ginge darum, langweilige Vorschriften zu lesen und irgendwie umzusetzen? Und es gibt viel zusätzliche Schreibarbeit?
Na ja – so ganz unrecht haben Sie nicht, doch dieses Buch soll Ihnen die Arbeit erleichtern. Und es möchte Ihnen zeigen, dass Hygiene heute Infektionsmanagement zum Schutz der Betreuten und Bewohner wie der Mitarbeiter bedeutet. Sie stellt einen obligaten Bestandteil des Qualitätsmanagements in der Pflege dar.
Auch die potenziellen Gegner, die Mikroorganismen, sind gar nicht so langweilig, wenn man sie näher kennen lernt.

Wie Ihnen der Stil zeigt, handelt es sich nicht um ein herkömmliches Hygienelehrbuch. Vielmehr soll es Ihnen helfen, für Sie und die Einrichtung, für die Sie das Amt innehaben, einen praktischen Weg durch den Dschungel der Hygienegesetze, -veröffentlichungen, -empfehlungen und -auflagen zu finden.
Hygienebeauftragte haben eine Schlüsselposition innerhalb des Qualitätsmanagements einer Einrichtung inne. Ihre Tätigkeit berührt Pflegemaßnahmen, Hauswirtschaft, Küche und Arbeitsschutz. Dieses Buch liefert die erforderlichen Informationen.
Reine Hygieneinformationen gibt es reichlich in mehr oder weniger guten Büchern und im Internet. Dieses Buch will vorhandene Lücken schließen, den Praktiker in der Ausbildung zu diesem interessanten Amt begleiten und darüber hinaus als Ratgeber und Nachschlagewerk dienen.

An dieser Stelle sei allen gedankt, die zur Entstehung des Buches beigetragen haben. Neben der Hygienefachkraft Frau Barbara Dippert und Herrn Jürgen Klaffke, Geschäftsführer von atb-die Berater GmbH, Stuttgart und Schwerin, dem ich das Kapitel 6.8 verdanke, sind dies die Teilnehmer der Hygieneakademie Bad Kissingen, Mitglieder des Arbeitskreises Hygienefachkräfte Mittelfranken, Mitarbeiter des Bayerischen Staatsministeriums für Ernährung, Gesundheit und Verbraucherschutz, Repräsentanten von Heimaufsicht, MDK und Gesundheitsamt, meine Sekretärin Frau Anni Wehner und Frau Sabine Mann vom Kohlhammer Verlag. Vor allem aber danke ich meiner Frau, Claudia Schwarzkopf, die Korrektur gelesen hat, und den Kindern für ihre Geduld beim Erstellen dieses Buches.

Großenbrach, im Sommer 2003
PD Dr. med. habil. Andreas Schwarzkopf

Inhaltsverzeichnis

Vorwort 5

Teil 1: Hygienebeauftragter – Stellenbeschreibung 15

1 Hygienebeauftragter – Status, Ausbildung und Aufgaben 15
1.1 Status der Hygienebeauftragten 15
1.2 Aufgaben der Hygienebeauftragten 17
1.3 Selbstverständnis von Hygienebeauftragten 20
1.4 Freistellung von Hygienebeauftragten 22
1.5 Stellenbeschreibung der Hygienebeauftragten 24
1.6 Ausbildung der Hygienebeauftragten 26

Teil 2: Die Grundkenntnisse des Hygienebeauftragten 29

2 Mikrobiologie – das sollte man schon wissen 29
2.1 Der Mensch als Wirt für Mikroorganismen 29
2.2 Allgemeine Eigenschaften verschiedener Gruppen von Mikroorganismen mit Erregerbeispielen 31
2.2.1 Bakterien 31
2.2.1.1 Eitererreger 34
2.2.1.2 Darmbakterien 36
2.2.1.3 Umweltkeime 37
2.2.1.4 Wasserkeime 38
2.2.1.5 Sonstige Erreger 39
2.2.2 Viren 40
2.2.2.1 Prione 44
2.2.2.2 Hepatitis-Viren 45
2.2.2.3 HIV (Human immunodeficieny virus) 46
2.2.2.4 Adenoviren 46
2.2.2.5 Herpesviren 47
2.2.2.6 Influenzaviren 48
2.2.2.7 Papillomviren 48
2.2.2.8 Rotaviren 49
2.2.2.9 Noroviren 49
2.2.3 Pilze 49
2.2.3.1 Sprosspilze 49
2.2.3.2 Schimmelpilze 50

2.2.3.3	Dermatophyten		51
2.2.4	Parasiten		51
2.2.4.1	Endoparasiten		52
2.2.4.2	Ektoparasiten		54
2.3	Wer ist wer in der Welt der Mikroorganismen		55
2.3.1	Meldepflichtige Krankheiten und ihre Erreger		55
2.3.2	Wer ist wer in der Bakterienwelt		58
2.4	Die Waffen des Körpers		60
2.5	Infektiologie – vom Kontakt zur Krankheit		63
2.5.1	Typische bakterielle Infektionen		64
2.5.2	Mögliche Verlaufsformen von Virusinfektionen		66
2.6	Schutzimpfungen		67
2.6.1	Prinzip der Impfung		67
2.6.2	Wann soll nicht geimpft werden?		67
2.6.3	Wer ist im Betrieb für den Impfschutz zuständig?		67
2.6.4	Empfohlene Schutzimpfungen für das Pflegepersonal		68
2.6.5	Empfohlene Schutzimpfungen für Bewohner		69
2.7	Von Proben für die Mikrobiologie und Befunden		69
3	**Juristisches – was man als Hygienebeauftragter wissen sollte**		**72**
3.1	Kleine Rechtskunde – vom Gesetz bis zur Empfehlung		72
3.1.1	Erläuterung der juristischen Begriffe		72
3.1.2	Weitere relevante Begriffe		74
3.1.3	Rechtsgrundlagen		75
3.2	Sozialgesetzbücher, Heimgesetz, Pflegequalitätssicherungsgesetz		78
3.3	Infektionsschutzgesetz		79
3.3.1	Meldepflicht bei Infektionen gemäß Infektionsschutzgesetz (IfSG)		79
3.3.2	§§ 33, 34, 35 IfSG		82
3.3.3	§ 36 IfSG		82
3.3.4	§§ 42, 43 IfSG		83
3.4	Unfallverhütungsvorschriften		83
3.4.1	Allgemeine Bestimmungen		83
3.4.2	Zusätzliche Bestimmungen für den Wäschebereich		86
3.5	Medizinprodukterecht		87
3.5.1	Medizinproduktegesetz (MPG)		87
3.5.2	Verordnungen		88
3.6	Lebensmittelrecht		90
3.7	Gefahr- und Biostoffverordnung		91
3.7.1	Die Gefahrstoffverordnung		91
3.7.2	Die Biostoffverordnung		92
3.8	Richtlinien und Empfehlungen des Robert-Koch-Institutes		92

3.9	Hygieneverordnungen, Richtlinien und Empfehlungen der Bundesländer	93
3.10	Länderhygieneverordnungen	94
3.11	Ambulante Pflege und Sozialstationen	94
Teil 3:	**Arbeitsgrundlagen des Hygienebeauftragten**	97
4	**Der Hygieneplan**	**97**
4.1	Wie soll er aussehen?	97
4.2	Woher nehmen, wenn nicht schreiben?	99
4.3	Erst mal schauen – die Ist-Erfassung	101
4.4	Arbeitsanweisungen selbst schreiben	102
4.5	Inhalte und Gliederung des Hygieneplans	104
4.6	Hygieneempfehlungen für die Pflege	107
4.6.1	Personalhygiene	107
4.6.1.1	Kleidung	107
4.6.1.2	Händehygiene	107
4.6.1.3	Schmuck	110
4.6.1.4	Haartracht	111
4.6.2	Bettenaufbereitung	112
4.6.3	Injektionen und Infusionen	113
4.6.3.1	Hygienische Aspekte bei der praktischen Durchführung	114
4.6.3.2	Standzeiten von Infusionssystemen	117
4.6.3.3	Verbandwechsel bei Venenkathetern	117
4.6.3.4	Ports	118
4.6.4	Verbandwechsel bei Wunden	118
4.6.4.1	Instrumente und Material für Wundverband und Verbandwechsel	119
4.6.4.2	Durchführung des Verbandwechsels	119
4.6.5	Atemwege	120
4.6.5.1	Beatmete Pflegebedürftige	120
4.6.5.2	Absaugen	120
4.6.5.3	Maßnahmen bei Inhalationstherapie	121
4.6.5.4	Sauerstoffversorgung	122
4.6.6	Katheterismus der Harnblase	122
4.6.6.1	Harnführende Katheter	122
4.6.6.2	Harnableitungssysteme	123
4.6.6.3	Weitere Maßnahmen	123
4.6.7	Instrumentenaufbereitung	124
4.6.7.1	Räumlichkeiten	124
4.6.7.2	Ablauf der Instrumentenaufbereitung	125
4.6.8	Lebensmittel im Wohnbereich und auf den Stationen	129
4.6.8.1	Verteiler- und Bereichsküchen	130
4.6.8.2	Personalygiene in Speisesaal, Wohnbereich und auf Station	130
4.6.8.3	Therapeutisches Kochen	130
4.6.8.4	Sondenkost	131
4.6.9	Kranke oder ansteckungsverdächtige Bewohner	131

4.6.9.1	Allgemeine Maßnahmen	131
4.6.9.2	Multiresistente Keime (MRE und MRSA)	131
4.6.9.3	Infektiöse Gastroenteritis	138
4.6.9.4	Hepatitis und HIV	139
4.6.9.5	Tuberkulose	140
4.6.9.6	Skabies (Krätze)	141
4.6.9.7	Läusebefall	143
4.6.9.8	Andere Infektionen	143
4.6.10	Meldewesen	144
4.6.11	Körperpflege	144
4.6.11.1	Körperpflege der Heimbewohner	144
4.6.11.2	Haar-, Nagelpflege und Rasur	145
4.6.11.3	Baden im Stationsbad	146
4.6.11.4	Mundpflege	146
4.6.11.5	Spezielle Augenpflege	146
4.6.11.6	Versorgung von Augenprothesen	146
4.6.11.7	Spezielle Nasenpflege	147
4.6.11.8	Versorgung der Zahnprothese	147
4.6.11.9	Uro- und Enterostomapflege	147
4.6.12	Aufbereitung von Pflegeutensilien	148
4.6.12.1	Hilfsmittel	148
4.6.12.2	Toilettenstühle	148
4.6.12.3	Blutdruckmessgeräte	148
4.6.12.4	Tropfenbecher und Tablettenmörser	148
4.6.12.5	Fieberthermometer	149
4.6.13	Fußpflege	149
4.6.14	Umgang mit Verstorbenen	149
4.7	Das Hygienekonzept des ambulanten Pflegedienstes	150
4.7.1	Inventar von Sozialstationen	150
4.7.2	Einrichtungen zum Waschen und Baden von Pflegebedürftigen	150
4.7.3	Räume zur Aufbereitung von Instrumentarium und Hilfsmitteln	151
4.7.4	Hygieneplan	151
4.7.4.1	Personalhygiene	151
4.7.4.2	Internes Meldewesen	153
4.7.4.3	Verhalten bei besiedelten oder infizierten Betreuten	153
4.7.4.4	Injektionen und Infusionen	154
4.7.4.5	Aufbereitung von Geräten und Instrumenten	154
4.7.4.6	Harnwegskatheter	154
4.7.4.7	Reinigungsplan	154
4.7.4.8	Flächendesinfektion/Desinfektion von Pflegehilfsmitteln	154
4.7.4.9	Entsorgung	155
4.7.4.10	Haushaltsreinigung	155
4.7.4.11	Wäschereinigung	155
4.7.4.12	Lebensmittelhygiene	155

5	**Empfehlungen für die Hauswirtschaft**	157
5.1	Personalhygiene in der Hauswirtschaft	157
5.2	Gebäudereinigung – Organisation und Methoden	157
5.2.1	Innenreinigung, Fußböden	158
5.2.2	Reinigung von Inventar, Decken und Wänden	162
5.3	Gebäudereinigung – relevante Keime	163
5.3.1	Zimmer, Gemeinschaftsräume	163
5.3.2	Sanitärbereich	163
5.3.3	Toiletten	164
5.3.4	Durchführung der Reinigung aus hygienischer Sicht	165
5.4	Grundlagen der Desinfektion	167
5.5	Desinfektionsmittel auswählen	172
5.5.1	Desinfektionsmittellisten	172
5.5.2	Auswahlkriterien	173
5.6	Wann reinigen – wann desinfizieren?	174
5.6.1	Einführung	174
5.6.2	Desinfektion – Wann?	175
5.6.3	Auswahl der Maßnahmen	175
5.7	Personalschulung zur Desinfektion	176
5.7.1	Umgang mit Desinfektionsmitteln	176
5.7.2	Wechsel des Desinfektionsmittels	177
5.8	Wäscherei	178
5.8.1	Fremdvergabe der Wäsche	178
5.8.2	Teilweise Fremdvergabe der Wäsche	180
5.8.3	Interne Wäscheaufbereitung	180
5.8.4	Wäschelogistik	182
5.9	Küche	182
5.9.1	Infektionskrankheiten aus der Küche	182
5.9.2	Hygiene und Qualitätssicherung in der Küche	183
5.10	Abfallkonzept	190
5.11	Wasserhygiene	192
5.12	Schädlinge: Befallskontrolle und Bekämpfung	194
Teil 4:	**Hygienebeauftragte in Aktion**	197
6	**Hygienebeauftragte vor Ort**	197
6.1	Der erste Schritt – Kompetenzen abstecken	197
6.2	Bekanntgabe an die Mitarbeiter	198
6.3	Ist-Erfassung im Detail	200
6.3.1	Informationsquellen	200
6.3.2	Schriftliche Informationen	200
6.3.3	Mündliche Informationen	201
6.3.4	Inventar und Geräte	201
6.3.5	Checkliste Ist-Erfassung	202
6.4	Externe Dienstleister	205
6.5	Internes Meldewesen – wissen, was läuft	206
6.5.1	Infektionserfassung	206
6.5.1.1	Rechtsgrundlage	206

6.5.1.2	Praktische Durchführung	206
6.5.2	Einführung neuer Medizinprodukte und Verfahren	209
6.6	Bildung eines Hygieneteams	211
6.7	Herausgeben des Hygieneplans – vorläufige Erstellung und Diskussion	212
6.7.1.	Einrichtungen ohne Hygieneplan	212
6.7.2	Einrichtungen mit größtenteils vorhandenem Hygieneplan	213
6.7.3	Einrichtungen mit vorhandenem Hygieneplan	213
6.7.4	Externe Zertifizierung der Einrichtung	213
6.8	Hygiene und Qualitätsmanagement	213
6.8.1	Hygiene – zentrales Element der Qualitätssicherung	214
6.8.2	Die Ablauforganisation	216
6.8.3	Das Audit	218
6.8.4	Qualitätsmanagement in der Praxis	218
6.8.4.1	Fehlen eines Qualitätsmanagements	219
6.8.4.2	Qualitätsmanagement im Aufbau	219
6.8.4.3	Vorhandenes Qualitätsmanagement	220
6.8.5	Hygiene und Wirtschaftlichkeit	220
6.8.6	Beispiel für Qualitätserfassung – der PDCA-Zyklus nach Deming	222
6.9	Etablieren und Überwachen des Hygieneplans	224
7	**Begehung der Einrichtung durch Hygienebeauftragte**	**227**
7.1	Vorbereitung	227
7.2	Die Begehung	228
7.2.1	Organisation	228
7.2.2	Personalhygiene	228
7.2.3	Praktische Durchführung der Hygienemaßnahmen in der Pflege	229
7.2.4	Bewohnerzimmer und gemeinsam genutzte Einrichtungen	231
7.2.5	Lebensmittellogistik	231
7.2.6	Wäscherei	231
7.2.7	Abfallkonzept	232
7.2.8	Tierhaltung	232
7.2.9	Dokumentation	232
7.2.10	Laboruntersuchungen zur Dokumentation des Hygienestandards	232
7.3	Der Bericht des Hygienebeauftragten	232
7.3.1	Auditbericht	232
7.4	Mitwirkung des Hygienebeauftragten bei anderen Audits	235
7.4.1	Küchenaudit	235
7.4.2	Pflegeprozessaudit	235
7.4.3	Betriebssicherheitsaudit	235
7.4.4	Audit hauswirtschaftlicher Bereich	235

7.5	Laborkontrollen des Hygienestandards	236
7.5.1	Produktkontrolle und Prozesskontrolle	236
7.5.2	Vorschläge des RKI	238
7.6	Dokumentation	239
8	**Kenntnisse weitergeben – Mitarbeiterschulung**	243
8.1	Wie oft müssen welche Inhalte geschult werden? ...	243
8.2	Vorbereitung	243
8.2.1	Psychologische Vorbereitung	243
8.2.2	Technische Vorbereitung	245
8.3	Materialsammlung und Präsentation	247
8.3.1	Sammeln und Auswerten von Material	247
8.3.2	Erstellen von Medien	247
8.3.3	Grundsätzliche Überlegungen	249
8.4	Der Schulungstag	251
8.4.1	Letzte Vorbereitungen	251
8.4.2	Durchführung der Schulung	251
8.5	Der bequeme Weg: „Rent-a-Referent"	262
8.6	Checkliste zur Gestaltung der Personalschulung ...	263
9	**Tiere in Einrichtungen der Pflege**	255
9.1	Besuchsdienst	255
9.2	Tierhaltung	255
9.2.1	Geeignete Tierarten	255
9.2.2	Das Wohl des Tieres	256
9.2.3	Die Gesundheit des Tieres	257
9.2.4	Dokumente	257
9.3	Tiergestützte Therapie	257
9.4	Allgemeine Risiken beim Umgang mit Tieren	258
9.4.1	Infektionsgefahr	258
9.4.2	Unfallgefahr	259
9.4.3	Allergien	260
Teil 5:	**Zum Nachschlagen und Finden**	261
10	Abkürzungsverzeichnis	261
11	Glossar – Begriffe aus Hygiene und Mikrobiologie .	265
12	Checklistenverzeichnis	271
13	Literatur	272
Stichwortverzeichnis		276

Zur leichteren Orientierung im Text

 Definition

 Merke

 Hinweise/Empfehlungen

 Achtung/Vorsicht

 Spezielle Pflegehinweise

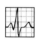 Beispiel

 Therapie

Teil 1: Hygienebeauftragter – Stellenbeschreibung

1 Hygienebeauftragter – Status, Ausbildung und Aufgaben

1.1 Status der Hygienebeauftragten

Hygienebeauftragte in der Altenpflege, einst eingesetzt aufgrund einer Forderung des MDK, haben heute einen weitaus besser verankerten Status als noch z. B. 1999. Damals wurde die Notwendigkeit für Hygienemaßnahmen aus § 80 Sozialgesetzbuch XI (Qualität in der Pflege) abgeleitet. Zum 01.01.2002 wurde der Infektionsschutz für Bewohner von Altenpflegeeinrichtungen mit der Heimgesetznovelle gesetzlich verankert. Mit Veröffentlichung einer Leitlinie der Sektion Altenpflege der Deutschen Gesellschaft für Krankenhaushygiene, DGKH, wurden Aufgaben definiert und Ausbildungsinhalte publiziert.

Garanten für Qualität

Die Aufgabe des Hygienebeauftragten wird in den kommenden Jahren zunehmend wichtiger werden, nicht nur, weil Hygiene ein obligater Bestandteil des gesetzlich geforderten internen Qualitätsmanagements ist, sondern weil auch zu erwarten ist, dass Krankenhäuser mit Einführung des neuen Fallpauschalensystems (Diagnosis Related Groups, DRGs) Patienten früher in Pflegeeinrichtungen zurückverlegen werden, als das heute schon der Fall ist.

Zudem haben Alten- und Pflegeheime ihren Charakter in den letzten Jahren verändert: Die Pflegetätigkeit für abwehrgeschwächte und bettlägerige Bewohner nimmt im Vergleich zur Betreuung rüstiger Senioren immer mehr Raum ein. Dieser Trend wird auch in Zukunft anhalten.

Warum Hygienebeauftragte in Heimen?

Zwar ist der Hygienebeauftragte in Heimen aus dem Entwurf des 3. Gesetzes zur Änderung des Heimgesetzes wieder gestrichen worden, jedoch bleibt die Forderung in **§ 11 Absatz 1 Satz 9 Heimgesetz**, alles dafür zu tun, dass die Bewohner vor Infektionen geschützt wer-

Rechtsgrundlagen

den, und Personal einzusetzen, das über hinreichende Kenntnisse der Infektionsverhütung verfügt.

§ 36 des am 01.01.2001 in Kraft getretenen **Infektionsschutzgesetzes** (IfSG) fordert verbindlich von Gemeinschaftseinrichtungen, darunter ausdrücklich auch Alten- und Pflegeeinrichtungen, einen Hygieneplan. Weiterhin wird in diesem Paragraphen gefordert, dass das Gesundheitsamt als Aufsichtsbehörde auch Pflegeeinrichtungen aus infektiologischer Sicht begehen soll. Der Entwurf des **Pflegequalitätssicherungsgesetzes** (PQsG) sieht einen Vergleich aller Einrichtungen eines Bundeslandes, später auch der verschiedenen Bundesländer vor. Damit verbunden ist die Forderung an die Einrichtungen, interne Qualitätsmanagementsysteme zu schaffen. Sinnvollerweise sollte das Hygienekonzept gleich in dieses Qualitätsmanagement mit eingebunden werden.

> **Merke:** Zusammenfassend lässt sich also feststellen, dass der gesetzliche Druck für Qualitätsmanagement und Hygiene in Pflegeeinrichtungen gegeben ist.
> Hygienebeauftragte sollten nach entsprechender Weiterbildung und Qualifizierung Mitglied des Qualitätszirkels werden und Kenntnisse bei der Entwicklung bzw. Vollendung des Hygieneplans und der Pflegestandards einbringen.

Da ein einmal erstellter Hygieneplan aktualisiert werden und den Mitarbeitern immer wieder nahe gebracht werden muss, ist die Ernennung eines Hygienebeauftragten in Heimen, der sich nach einer entsprechenden Ausbildung schwerpunktmäßig darum kümmert, sinnvoll.

Nach wie vor ist aber die Aufgabe des Hygienebeauftragten „ehrenamtlich" zu betreiben. Um jedoch die umfassenden Aufgaben erfüllen zu können, sollte eine stundenweise Freistellung durch die Einrichtung ermöglicht werden (Empfehlungen hierzu ☞ Kap. 1.4).

Haftet der Hygienebeauftragte für Hygienemaßnahmen?

Haftung und Verantwortung

Der oder die Hygienebeauftragte hat normalerweise, auch wenn als Stabsstelle z. B. für mehrere Einrichtungen etabliert, die Funktion eines internen Beraters. Die Verantwortung für die Hygiene bleibt jedoch undelegierbar bei der Einrichtungsleitung. Diese sollte den Hygienebeauftragten den Mitarbeitern in einem Rundschreiben vorstellen und ihm so viel Autorität zubilligen, dass die Mitarbeiter seinen Anweisungen bezüglich der Erstellung und Durchführung des Hygieneplans Folge leisten.

1.2 Aufgaben des Hygienebeauftragten

Die Deutsche Gesellschaft für Krankenhaushygiene (DGKH) unterbreitet diesbezüglich Vorschläge. Aus praktischer Erfahrung und den Berichten aktiver Hygienebeauftragter ist der nachfolgende Aufgabenkatalog entstanden:

Was ist zu tun?

A Begehung der Einrichtung unter hygienischen Gesichtspunkten

Hierbei sollen Hygienemängel erkannt und beschrieben werden (Soll-Ist-Erfassung). Mängel müssen nach einer Prioritätenliste, die sich nach Dringlichkeit und Kosten richtet, abgestellt werden (☞ Kapitel 6.3 und 7).

B Mitwirkung bei der Einhaltung der Hygieneregeln und Infektionsprävention

Durch **regelmäßige Begehung** aller Bereiche der **Pflegeeinrichtung**, insbesondere der Pflegestation, verschafft sich der Hygienebeauftragte einen Überblick über die **praktische Umsetzung der Hygieneregeln**. Bei der Formulierung der Pflegestandards beraten Hygienebeauftragte die Pflegedienstleitung; das Pflegeteam wird bei hygienerelevanten Fragen, z. B. Schleimhautdesinfektion und Geräteaufbereitung unterstützt. Die korrekte Durchführung wird überwacht (☞ Kapitel 7).

C Mitwirkung bei der Erkennung noskomialer Infektionen

Erkenntnisse über Nosokomialinfektionen liefern Aufzeichnungen über Infektionskrankheiten der Bewohner, deren Häufigkeit, die Art der Erkrankungen, Erreger, Antibiotikawirksamkeit (falls bekannt) und die Häufung in bestimmten Pflege- oder Wohnbereichen. Dabei sollen Hygienebeauftragte in Pflegeeinrichtungen Einsicht in die medizinische Unterlagen nehmen dürfen bzw. Informationen von Ärzten und Pflegepersonal einholen, soweit sie für die Erkennung von Infektionen von Bedeutung sind (☞ Kapitel 6.5).

D Unterrichtung bei Verdachtsfällen

Die für die entsprechenden Bereiche Verantwortlichen und Hygienebeauftragte müssen bei Verdacht auf einen Infektionsfall unverzüglich unterrichtet werden (☞ Kapitel 6.5).

E Beratende Funktion

Die Erkennung, Verhütung und Bekämpfung nosokomialer Infektionen gelingt durch allgemeine und bereichsspezifische Beratung.

Alle Mitarbeiter sollen im Hygienebeauftragten einen kompetenten Ansprechpartner für Infektionskrankheiten und notwendige Hygienemaßnahmen finden. Hierzu gehört auch die Klarstellung fehlerhafter und angstauslösender Informationen, z. B. aus der Laienpresse. Für die Mitarbeiter ist es wichtig zu wissen, wo nachgeschlagen oder fachliche Hilfe gesucht werden kann (☞ Kapitel 1).

F Herausgeber des Hygieneplans, Berater bei Hygienefragen in der Pflege und für die Hauswirtschaft

Der Hygienebeauftragte muss die Konzepte für Standards und Arbeitsanweisungen der einzelnen Abteilungen bzw. Funktionsbereiche sammeln, durchsehen und in Form eines Hygieneplans zusammenfügen. Natürlich können auch Hygienepläne unterschiedlicher Firmen oder Rahmenhygienepläne genommen werden. Diese müssen allerdings noch individuell zugeschnitten werden (☞ Kapitel 4, 5 und 6.7).

Merke: Ausgewogenheit ist angebracht. Nicht alles, was möglich ist, ist auch nötig!

G Dokumentation

Zur Erfolgskontrolle und zur Erlangung von Rechtssicherheit ist das Einführen (Etablieren) und Überwachen eines Dokumentationssystems erforderlich. Dies umfasst neben dem internen Meldewesen die Dokumentation z. B. von Sterilisationsmaßnahmen (☞ Kapitel 4 und 6).

H Gründung einer Hygienekommission oder eines Hygieneteams

Die Hygienekommission ist ein Forum, in dem notwendige Maßnahmen aller Bereiche der Einrichtung diskutiert, geplant und beschlossen werden können (☞ Kapitel 6.6).

I Gestaltung von Personalschulungen

Das Unterbrechen von Infektionswegen erfordert besondere Maßnahmen im Bereich der Pflege, aber auch der Hauswirtschaft. Diese Maßnahmen müssen theoretisch vermittelt und praktisch geübt werden (☞ Kapitel 8).

Merke: Die Mitarbeiterschulung dient auch der Motivation der Mitarbeiter!

J Mitarbeit in Qualitätszirkeln

Da Hygiene obligater Bestandteil der Pflegequalität ist, ist für den Hygienebeauftragten eine Mitwirkung in Qualitätszirkeln notwendig. In Einrichtungen mit Qualitätsmanagement kann die Hygienekommission (Punkt H) durch einen „Qualitätszirkel Hygiene" ersetzt werden (☞ Kapitel 6.7 und 6.9).

K Praktische Anleitung während der Fortbildung

In der Weiterbildung befindliche Hygienebeauftragte für Pflegeeinrichtungen bedürfen der praktischen Anleitung. Diese Forderung der Deutschen Gesellschaft für Krankenhaushygiene (DGKH) geht davon aus, dass Hygienebeauftragte im Rahmen der Zusatzausbildung auch ein Praktikum in einer anderen Einrichtung machen sollen (☞ Kapitel 1.6).

L Mitwirkung bei der Auswahl hygienerelevanter Verfahren und Produkte

Die Mitsprache bezieht sich z. B. auf Desinfektionsmittel, Einmalartikel, medizintechnische Geräte, Ver- und Entsorgungsverfahren. Hygienebeauftragte sollen in den Entscheidungsprozess für die Produkte verschiedener Anbieter mit einbezogen werden (☞ Kapitel 6).

M Mitwirkung bei der Planung funktioneller und baulicher Maßnahmen

Funktionelle Maßnahmen wie z. B. Logistikplanung, Ablaufpläne in der Pflege und in der Hauswirtschaft erfordern gelegentlich die Mitwirkung des Hygienebeauftragten.
Bei Umbau- und Sanierungsmaßnahmen sowie Neubauplanungen sollte natürlich auch auf optimale Hygiene in den Abläufen geachtet werden. Aufgrund der zum Teil hohen Kosten solcher Maßnahmen ist es ratsam, einen hauptamtlichen Hygieniker (Facharzt für Hygiene und Umweltmedizin oder Facharzt für Mikrobiologie und Infektionsepidemiologie mit entsprechenden Kenntnissen) hinzuzuziehen.

Die Liste der Aufgaben des Hygienebeauftragten erscheint lang. Sie denken, das schaffen Sie nicht? Alles ist halb so schlimm, wie es scheint.

1.3 Selbstverständnis von Hygienebeauftragten

Beraten oder Belehren?

Hygienebeauftragte sind, vom rein juristischen Standpunkt aus betrachtet, **interne Berater**. Der Erfolg ihrer Tätigkeit hängt maßgeblich davon ab, wie sie selbst ihre Rolle definieren und wie sie innerhalb der Einrichtung, vor allem durch die Heimleitung, Pflegedienstleitung und Hauswirtschaftsleitung, soweit nicht in Personalunion mit dem Amt des Hygienebeauftragten, betrachtet wird. Wird die Funktion des Hygienebeauftragten zusätzlich zu einer leitenden Funktion übernommen, gibt es in der Regel keine Probleme. Oft aber werden Hygienebeauftragte aus der Reihe der Mitarbeiter ohne leitende Funktion gewählt. Eben noch gleichberechtigtes Mitglied eines Teams sollen sie nun – mit erweiterten Aufgaben und Kompetenzen – anleiten, informieren und eventuell belehren. Dieser plötzliche Rollenwechsel gelingt bei aller Anerkennung und dem Zutrauen, eine erweiterte Tätigkeit ausführen zu können, nicht jedem Menschen auf Anhieb.

Wissen ist Überzeugungskraft

Hygienebeauftragte benötigen daher eine **fundierte Fortbildung**, um die ihnen zugedachten Aufgaben nicht nur mit dem nötigen **fachlichen Hintergrund**, sondern auch der entsprechenden – und notwendigen – **Selbstsicherheit** angehen zu können. Überzeugend wirkt nur, wer selbst überzeugt ist! Dies kann nicht innerhalb weniger Tage geschehen, sondern ist ein Prozess theoretischer Erkenntnis in Verbindung mit praktischer Tätigkeit.

Die Tätigkeit des Hygienebeauftragten ist ein **Ehrenamt**. Normalerweise ist sie begleitend zur regulären Tätigkeit zu erledigen. Motivierte Hygienebeauftragte opfern erfahrungsgemäß einen Teil ihrer Freizeit, was aber nicht zur Regel werden sollte. Daher ist es sehr wichtig, Hygienebeauftragten für ihr Amt eine angemessene Freistellung zukommen zu lassen (☞ Kap. 1.4). Neben dem Effekt, dass der Hygienebeauftragte seine Tätigkeit besser vorbereitet ausführen kann, ist der Sekundäreffekt der Statusaufwertung innerhalb der Einrichtung gleichfalls unverzichtbar. Eine **Freistellung** für eine bestimmte Tätigkeit ist für alle Mitarbeiter ein Zeichen, dass diese **Tätigkeit** innerhalb der Einrichtung **notwendig** ist und der Einrichtungsleitung ein „Arbeitszeitopfer" wert ist. Aber auch Hygienebeauftragte selbst empfinden eine Freistellung als höchst **motivierende Anerkennung** ihrer Tätigkeit. Andererseits darf keinesfalls der Eindruck entstehen, dass nur der Hygienebeauftragte selbst für die Hygiene in der Einrichtung zuständig ist. Immer wieder muss klar gemacht werden, dass jeder Einzelne für seinen Tätigkeitsbereich verantwortlich ist und damit auch Verantwortung für die Hygiene trägt. Hygienebeauftragte sollten sich daher v. a. als Koordinatoren und Berater verstehen. Dazu gehört neben der Formulierung klarer Arbeitsanweisungen auch die Aufgabe, diejenigen zu überzeugen, die ihrer Tätigkeit motivierter nachgehen, wenn sie verstanden haben,

Freistellung ist notwendig

warum sie etwas tun sollen. Für die Mitarbeiter, die solchen Hinweisen nicht folgen können oder wollen, mag der Hinweis auf die geltende Rechtslage sowie mögliche arbeitsrechtliche Konsequenzen bei Nichtbeachtung der Vorgaben genügen. Durch wachsende Qualitätsansprüche steigen die Anforderungen ständig, dazu ist jeden Tag eine Flut von Informationen zu verarbeiten. Kein Wunder also, wenn manche Menschen auf Neuerungen wie z. B. eine zusätzliche Hygieneregel nicht begeistert reagieren. Die Kunst erfolgreicher Hygienebeauftragter besteht darin, negative Reaktionen nicht auf die eigene Person oder die Sache zu beziehen, sondern als Ausdruck des momentanen Zustandes des Betreffenden zu akzeptieren. Sie warten einen günstigeren Moment ab, um die Überzeugungsarbeit fortzusetzen.

Der Erfolg des Hygienebeauftragten hängt auch maßgeblich davon ab, welche Rolle er innerhalb der Einrichtung zugewiesen bekommt. Hygienebeauftragter, Pflegedienstleitung, Hauswirtschaftleitung und Einrichtungsleitung müssen gemeinsam die **Position und Kompetenzen** des Hygienebeauftragten festlegen (☞ Kapitel 6.1 und unten). Hygienebeauftragte betreuen zahlreiche Schnittstellen in der Einrichtung (☞ Abb. 1), die bei der Erstellung des Qualitätsmanagements (☞ Kapitel 6.8) von erheblicher Bedeutung sind.

Aufgaben klar definieren

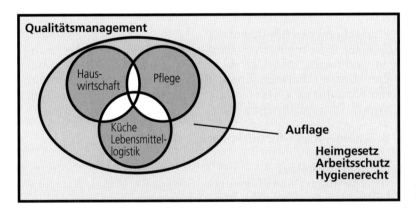

Abb. 1: Schnittstellen in der Einrichtung

Wichtig für die Arbeit der Hygienebeauftragten ist das Management von Schnittstellen in der Einrichtung. Zeitabläufe und Verfahren in Hauswirtschaft und Pflege, aber auch im Bereich Lebensmittellogistik und Küche sind zu koordinieren. Fragen aus allen drei Bereichen sind zu klären. Dabei sind die Anforderungen der Aufsichtsbehörden sowie die Integration des allgemeinen Qualitätsmanagements der Einrichtung zu beachten.

Gemeinsam wird nun festgelegt, welche **Aufgaben** konkret auf den oder die Hygienebeauftragte zukommen. Aus dieser Festlegung entsteht die **Stellenbeschreibung**, die regelt, welche Rechte und welche Pflichten der zukünftige Hygienebeauftragte in der Einrichtung hat.

1.4 Freistellung von Hygienebeauftragten

Dies ist naturgemäß ein schwieriger Diskussionspunkt. Dennoch, gut Ding will Weile haben! Eine Freistellung, und sei es nur eine Stunde in der Woche, verschafft Zeit zur Wahrnehmung der zusätzlichen Aufgaben und dokumentiert den Status gegenüber den Mitarbeitern.

> **Merke:** Generell kann gesagt werden, dass die Notwendigkeit von Hygienemaßnahmen und die Intensität ihrer Durchführung vom Zustand der betreuten Bewohner abhängig sind.

Hierbei können nach den Empfehlungen für Hygiene und Infektionsprävention (EHIP; Freistaat Bayern) zwei Risikogruppen unterteilt werden:

Übersicht 1: Infektionsbezogene Risikogruppen

A: Geringes Risiko für Infektionen

Rüstige Senioren
Diese Personen sind (leicht eingeschränkt) mobil und leiden nicht an abwehreinschränkenden Grunderkrankungen.

Eingeschränkt mobile Bewohner
Bewohner, die bereits einen Großteil des Tages in ruhender Position verbringen und/oder an abwehreinschränkenden Grundkrankheiten (Diabetes, Krebs, Rheuma oder Asthma, Leberzirrhose u. a.) leiden. Die Grundkrankheit kann therapeutisch im Wesentlichen beherrscht werden.

B: Erhöhtes Risiko für Infektionen

Immobile Bewohner
Diese Bewohner sind überwiegend bettlägerig. In diese Kategorie fallen auch Bewohner mit abwehrschwächenden Grunderkrankungen, die therapeutisch momentan nur schwer beherrschbar sind sowie Bewohner mit akuten schweren Infektionen der oberen Luftwege und des Darmes.

Beatmete und stark abwehrgeschwächte Pflegebedürftige
Es handelt sich um Pflegebedürftige, die umfassend pflegerisch versorgt werden müssen, Wachkomapatienten, Bewohner mit sehr hohem Infektionsrisiko, Krebspatienten in späten Stadien, Bewohner mit AIDS, aber auch Tracheotomierte, die häufig abgesaugt werden müssen. Betroffen sind auch Bewohner mit lokaler Abwehrschwäche, z. B. durch Lungenemphysem, Mukoviszidose, schwere Hauterkrankungen, ausgedehnte Hautulzera.

> **Akut Erkrankte**
> Hierzu gehören Bewohner, die an einer Infektionskrankheit leiden, z. B. einer akuten Infektion der oberen Luftwege. Weiterhin handelt es sich um Bewohner mit abwehrschwächenden Grunderkrankungen in der Akutphase. Hinzu kommen Patienten mit abwehrschwächender Medikation, z. B. mit Kortisonpräparaten.

Berechnung der empfohlenen Freistellung

Einleuchtend ist, dass die Betreuung von Bewohnern der Risikogruppe B einen erhöhten Aufwand gegenüber denen der Gruppe A bei der Durchführung von Hygienemaßnahmen beinhaltet.
Legt man die für das Krankenhaus festgelegten Risikoabstufungen und Hinweise zur Bestimmung der Pflegeintensität aus der Anlage zu Ziffer 5.3.7 der Richtlinie für Krankenhaushygiene und Infektionsprävention des Robert-Koch-Institutes zugrunde, kann für die Risikogruppe A der Bewohner ein Mittelwert aus dem Reha-Bereich (rüstige Bewohner = eine Vollzeitstelle für 1000 Betten) und dem Bereich mit erhöhtem Pflegeaufwand (= eine Vollzeitstelle für 600 Betten) gebildet werden. Damit ist es zulässig, für 800 Betten eine Vollzeitstelle für den Hygienebeauftragten zu veranschlagen. Für schwerst Pflegebedürftige und besonders gefährdete Bewohner wird eine Vollzeitstelle pro 300 Betten angenommen. Dies ergibt einen rechnerischen Bedarf von 7,7 Minuten für die Risikogruppe Bereich B und 3,9 Minuten für den Risikobereich A pro Woche und Bett.
Die Krankenhausrichtlinien lassen sich nicht direkt auf Altenpflegeeinrichtungen übertragen. Darüber hinaus ist der Personalschlüssel dieser Einrichtungen z. T. kritisch. Daher werden die in der Klinik ermittelten Minutenwerte im Altenpflegebereich reduziert.

Zeitaufwand

Die empfohlene **Freistellungszeit** zur Durchführung des Hygienemanagements liegt bei mindestens:

Empfohlene Freistellungszeit

- **2 Minuten pro Bewohner und Woche für die Risikogruppe A** und
- **5 Minuten für Risikogruppe B.**

Diese Anhaltswerte sind für die Kontrolle eines bereits etablierten und laufenden Hygienemanagements gültig. Selbstverständlich erfordert die Etablierung des Hygienemanagements, die Einführung neuer Hygieneanweisungen sowie die Einweisung der Mitarbeiter wesentlich mehr Zeit.
Auch nach der Einführung und bei reibungsloser Durchführung des Hygienekonzeptes sollte eine gewisse Freistellung beibehalten werden, um die Durchführung angemessen kontrollieren und Mitarbeiterschulungen vorbereiten und durchführen zu können.

1.5 Stellenbeschreibung des Hygienebeauftragten

Verbindliche Beschreibung der Aufgaben

Die nachfolgend dargestellte Musterstellenbeschreibung kann natürlich in dieser Form nicht für jede Einrichtung zutreffen und ist als Beispiel anzusehen. Die dazugehörigen Überlegungen sind nach den einzelnen Ziffern eingefügt. Für die effektive Tätigkeit eines Hygienebeauftragten ist es sehr wichtig, dass diese Stellenbeschreibung nicht nur auf dem Papier besteht, sondern praktisch umgesetzt wird. Es macht auch nichts, wenn sie nicht gleich umfassend ist und in den Folgejahren ergänzt wird. Einrichtungen wie auch Hygienebeauftragte werden sich weiterentwickeln und neue Möglichkeiten ausarbeiten.

Übersicht 2: Stellenbeschreibung des Hygienebeauftragten

Stellenbeschreibung

1. Personenbezogene Daten
Name, Vorname, Geburtsdatum.

2. Berufliche Qualifikation
Z. B. examinierter Altenpfleger, examinierte Altenpflegerin und zusätzlich erworbene Qualifikationen wie bspw. Stationsleitung, Wohnbereichsleitung, PDL oder Hauswirtschaftsmeisterin, Hauswirtschaftsleitung etc.

3. Qualifikationen als Hygienebeauftragter
Nennung absolvierter Hygienefortbildungen mit Stundenzahlen sowie eventuell ähnliche Tätigkeiten in anderen Einrichtungen.

4. Aufgabenstellung
Hier werden aus der in Kapitel 1.2 angeführten Aufgabenstellungen diejenigen ausgewählt, die Hygienebeauftragte in der jeweiligen Einrichtung abhängig von Größe, Bewohnerzustand und Qualitätsanforderungen ausführen sollen.

5. Art der Tätigkeit und Wochenstundenzahl
Von der Funktion her handelt es sich bei der Tätigkeit der Hygienebeauftragten um eine Stabsstelle. In dieser Eigenschaft arbeiten Hygienebeauftragte der Einrichtungsleitung sowie der Pflegedienstleitung und der Hauswirtschaftsleitung zu. Die vorgenommene Freistellung wird in Wochenstunden angegeben. Man kann dem Berechnungsbeispiel in Kap. 1.4 folgen, es können aber auch andere Werte eingesetzt werden. Aus den vorab genannten Gründen (Kap. 1.3) sollte auf eine Freistellung jedoch **nicht** verzichtet werden.

6. Unterstellte Mitarbeiter
Das Amt des Hygienebeauftragten zieht normalerweise keine Unterstellung nach sich. Hygienebeauftragte fungieren als Berater für alle Mitarbeiter sowie als Ansprechpartner mit Fachwissen auf dem Gebiet der Infektiologie und Hygiene.

7. Überstellte Mitarbeiter
Hier wird empfohlen, dass Hygienebeauftragte in ihrer Funktion direkt der Heimleitung unterstellt ist. Die Frage stellt sich natürlich nicht, wenn Heimleitung, Pflegedienstleitung oder Hauswirtschaftsleitung selbst das Amt des Hygienebeauftragten wahrnehmen. Sie ist aber für die Mitarbeiter von Interesse, die durch ihre Pflegetätigkeit der PDL unterstellt bleiben. Als Hygienebeauftragte sollten sie jedoch direkt der Heimleitung berichten können. Bezüglich des Qualitätsmanagements sollte der Hygienebeauftragte eng mit dem Qualitätsmanager zusammenarbeiten, diesem aber nicht unterstellt sein. Es handelt sich hierbei um eine Empfehlung des Autors, Rechtsgrundlagen gibt es hierfür derzeit nicht. Das Modell hat sich jedoch in Krankenhäusern bereits bewährt und wird z. B. bei Fachkräften der Bundeswehr durchgeführt. Stabsärzte bspw. haben einen Fachvorgesetzten, nämlich den ranghöheren Arzt, in der Einrichtung aber einen Disziplinarvorgesetzten, der die Einrichtung kommandiert, ohne Arzt zu sein.

8. Regelung der Stellvertretung
Sie ist problematisch, wenn eine Einrichtung nur einen Hygienebeauftragten ausbilden kann oder will. Viele Hygienebeauftragte können im Kreise der Mitarbeiter durchaus Einzelne benennen, die sich für Fragestellungen der Hygiene mehr interessieren als die anderen. Diese kommen als potenzielle Stellvertreter auch ohne Ausbildung in Frage, wenn sie besonders gründlich in den Hygieneplan eingewiesen werden und sich mit der Thematik einrichtungsbezogen mit den ausgebildeten Hygienebeauftragten auseinandersetzen. Natürlich wird damit nicht der Status eines ausgebildeten Hygienebeauftragten erreicht, aber zur Überbrückung von Urlaubszeiten, Krankheitstagen oder anderen Fehlzeiten des eigentlichen Hygienebeauftragten steht ein weiterer Ansprechpartner zur Verfügung.

9. Dokumenteneinsicht
Um ihre Aufgaben wahrnehmen zu können, müssen Hygienebeauftragte Einsicht in alle Unterlagen der Pflegedokumentation nehmen können, einschließlich Arztbriefe, ggf. nach Rücksprache mit den zuständigen Ärzten. Sie sollten, soweit relevant, an Ausschreibungen für Medizinprodukte, Reinigungs- und Desinfektionsmittel sowie ggf. hygienerelevante Dienstleistungen wie externe Wäscherei und Gebäudereinigung beteiligt werden. Sie müssen auch die Möglichkeit erhalten, eingehende Angebote aus hygienischer Sicht zu prüfen und dazu Kommentare abzugeben.

1.6 Ausbildung des Hygienebeauftragten

Hygiene lernen braucht Zeit

Nachdem in der Anfangszeit Vorstellungen bzgl. der Ausbildung relativ unterschiedlich waren, setzt sich mittlerweile ein **Konzept** durch, das von einer vier- bis sechswöchigen **Ausbildung** in einem **modularen System** ausgeht. Dabei werden in der Regel zunächst einwöchige Kurse absolviert, dazwischen liegen wiederholt Pausen von mehreren Wochen bis Monaten, in denen in der Einrichtung **praktisch gearbeitet** werden kann. Die Ausbildung sollte mit einer schriftlichen Prüfung abschließen. Im Folgenden werden die Anforderungen dargestellt, die an eine Ausbildung zu stellen sind.

Ausbildungsinhalte

Vermitteln von Übertragungswegen zu ausgewählten Krankheitserregern als theoretische Grundlage für Hygienemaßnahmen

Dies ist erforderlich, um die Mitarbeiterfrage: „Warum soll ich das machen?" kompetent und motivierend beantworten zu können. Hierzu gehört die Darstellung der Übertragung und Aufnahme ausgewählter Erreger.

Vermittlung der gesetzlichen Grundlagen und allgemeiner Kenntnisse bzgl. der Hygieneregeln

Neben der sicheren Antwort auf die Frage: „Wo steht, dass ich das machen muss?"' wird die Zusammenarbeit mit den Aufsichtsbehörden erleichtert. Eventuelle Richtlinien oder Empfehlungen der Bundesländer sind zu berücksichtigen, ggf. die Hygieneverordnungen der Länder (☞ Kapitel 3).

Die Ausbildung muss Fähigkeiten zur Risikoabschätzung beinhalten.

Dadurch sollen übertriebene Maßnahmen und unnötige Kosten vermieden, aber unter Berücksichtigung der gegebenen Möglichkeiten eine möglichst optimale Hygiene eingeführt werden. Dies gilt für alle Bereiche der Einrichtungen einschließlich Wäscherei und Küche und ggf. Schädlingsbekämpfung.

Grundkenntnisse der **Krankheitslehre** sowie der Symptomatik der **Infektionskrankheiten**, aber auch der möglichen **abwehrschwächenden Grunderkrankungen** älterer Menschen bzw. von Menschen mit Einschränkungen sind zu erwerben. In Zusammenarbeit mit den jeweiligen Hausärzten muss es ermöglicht werden, besondere **Infektionsrisiken** einzelner Bewohner bzw. Pflegebedürftiger zu erkennen und entsprechende **Präventionsmaßnahmen** zu ergreifen.

Die Ausbildung sollte theoretische Grundlagen sowie die praktische Vorgehensweise bei Qualitätsmanagement und Qualitätssicherung beinhalten.

Die hier etablierten Grundlagen der Analyse, Planung, Durchführung und Dokumentation von Maßnahmen kann auf alle Bereiche der Einrichtung übertragen werden. Ein konsequent durchgehaltener, einheitlicher Aufbau der Anweisungen erleichtert den Mitarbeitern den Zugang und der Einrichtung insgesamt eine ggf. geplante Zertifizierung.

Hierzu gehört auch die Kenntnis von Prüfverfahren, z. B. die Durchführung von mikrobiologischen Untersuchungen zur Kontrolle des Hygienestandards.

Die Ausbildung muss den Teilnehmer befähigen, Arbeitsanweisungen aussagekräftig, nachvollziehbar und rechtlich eindeutig zu formulieren.

Besonderer Schwerpunkt ist hier die Auseinandersetzung mit Problemen, auch als **Krisenmanagement** oder „**Trouble shooting**" bezeichnet.

Die Ausbildung muss Hinweise bzgl. besonderer Hygienesituationen, z. B. Tiere in Heimen, beinhalten.

Die Ausbildung muss Wege der Weitergabe der erworbenen Kenntnisse innerhalb der Einrichtungen umfassen.

Anhand von Fallgeschichten und Beispielen erhält der Teilnehmer die Möglichkeit, seinen Mitarbeitern Infektionsrisiken plastisch und angemessen unterhaltsam (und damit motivierend!) vorzutragen, auf Angebote für Schulungsmittel wird hingewiesen. Es ist sinnvoll, eine Ausbildungsstätte zu wählen, die während der kursfreien Zeit kostenlos Fragen beantwortet oder eine Praxisanleitung zur Verfügung stellt. Weniger dringende Fragen können zu Anfang der jeweils neuen Kursblöcke gestellt werden. Immer wieder werden Praktika diskutiert und von der DGKH auch gefordert. Bis Dezember 2002 standen geeignete Praktikumsplätze nicht in ausreichender Zahl zur Verfügung. Sollte sich dies ändern, ermöglicht das Praktikum den werdenden Hygienebeauftragten, technische Hygienemaßnahmen zu erlernen und sich vor allem mit der Risikoabschätzung und der Ist-Erfassung zu befassen.

Merke: Wichtig ist es auch, nach Abschluss der Ausbildung und während der praktischen Tätigkeit etwa alle ein bis zwei Jahre eine Fortbildungsveranstaltung zu besuchen, um neue Entwicklungen mitzubekommen und sich mit anderen Teilnehmern zur praktischen Umsetzung auszutauschen. Bei dieser Gelegenheit können auch neue Anregungen für Personalschulungen gewonnen werden.

Teil 2: Die Grundkenntnisse des Hygienebeauftragten

2 Mikrobiologie – das sollte man schon wissen

2.1 Der Mensch als Wirt für Mikroorganismen

Mikroorganismen leben in und auf uns. Zahlenmäßig führend sind die Bakterien, etwa 700 g unseres Körpergewichtes sind reine Bakterienmasse! Diese Bakterien sind auf und im gesamten Körper verteilt. Hier einige Beispiele:

Mikroben – immer und überall präsent

Haut

Residente Flora: Mikrokokken, Staphylokokken (Staphylococcus-epidermidis-Gruppe), Corynebakterien.
Kopf: Mischflora, 1.500.000 Keime/cm^2.
Rücken, Füße: Hautflora, 500 bis 1000 Keime/cm^2.
Stirn: Hautflora, 100.000 Keime/cm^2.
Schweißdrüsenregionen: 2.000.000 Keime/cm^2.

Hände

Hautflora, transiente Flora (z. B. E. coli), 1.000 bis 5.000 Keime/cm^2.
Fingerkuppen ca. 100 Keime/cm^2.

Atemwege

Nase: Propionibakterien, evtl. Staphylococcus aureus.
Rachen: wie Mund, dazu evtl. auch Meningokokken, Pneumokokken, Streptococcus pyogenes.
Kehlkopf/Luftröhre: wie Rachen mit geringerer Keimzahl.
Bronchien: steril.

Verdauungstrakt

Mund: bis zu 300 Arten, 1 bis 100 Mio. Keime/ml Speichel.
Oesophagus: wie Mund.

Magen: aufgrund der Magensäure keimarm, transiente Flora 10 bis 1000 Keime/ml Mageninhalt.
Duodenum: keimarm.
Dünndarm: wenige Arten (Bifidobakterien, Enterokokken, E.coli, Anaerobier), ca. 1000 Keime/ml Darmsekret.
Dickdarm: bis zu 500 Arten, 1000 Milliarden (10^{12})/g Stuhl (vergrünende Streptokokken, Neisserien, Staphylokokken, Anaerobier, gelegentlich Haemophilus, Candida und Viren). 99 % Anaerobier, 10 bis 100 Millionen Bakterien pro Gramm, z. B. Clostridien, Bacteroides, anaerobe sowie fakultativ anaerobe Kokken wie E. coli; evtl. Candida, Staphylokokken, Pseudomonas und andere fakultativ pathogene Keime.
Die Besiedelung des Darms beginnt mit der Geburt, zunächst fast nur Bifidobakterien, dann nach und nach die vollständige Darmflora. Ernährungsbedingt kann die Darmflora verschoben sein.

Harnwege

Blase und Nieren: steril.
Harn: 10 bis 10.000 Keime/ml durch Harnröhrenmündungsflora.
Harnwege: sollten mit Ausnahme der äußeren Harnröhrenmündung steril sein.

Genitalbereich

Äußeres Genitale: Besiedelung entspricht der Haut, dazu kommen apathogene Treponemen, Mykobakterien, Enterokokken und Anaerobier.

Aber auch Viren fühlen sich bei uns wohl. Fast jeder Bundesbürger wird bereits im Kleinkindalter mit dem Herpes-simplex-Virus infiziert, das den Betroffenen dann ein Leben lang begleitet. Auch das Varizella-Zoster-Virus verlässt den Körper nicht mehr. Diese Viren bevorzugen Nervengewebe als Rückzugsbereich und können über lange Zeitintervalle so gut wie gar nicht in Erscheinung treten.

2.2 Allgemeine Eigenschaften verschiedener Gruppen von Mikroorganismen mit Erregerbeispielen

2.2.1 Bakterien

Welche Umgebung mögen Bakterien?

Bakterien sind Kleinstlebewesen mit eigenem Stoffwechsel. Möchte man sich die Größe von Bakterien vergegenwärtigen, muss man sich vorstellen, dass auf einen Stecknadelkopf etwa 100 Millionen Bakterien passen. Ihre Größe beträgt 0,5–20 µm (1 µm = 0,001 mm) und sie wiegen ca. 0,45 pg (pg = picogramm = ein billiardstel Gramm).

Bakterien: klein, schnell, überall

An ihre Nahrung stellen sie die gleichen Ansprüche wie wir Menschen. Auch sind sie auf Wasser bzw. eine gewisse **Feuchtigkeit** angewiesen, um **überleben** und sich **vermehren** zu können. Einige, wie der Wasserkeim Pseudomonas aeruginosa, sind sehr genügsam. Die Lebenserwartung von Bakterien ohne Feuchtigkeit und Nährstoffe richtet sich nach der Bakterienart und der unmittelbaren Umgebung (z. B. Sekrettropfen, Blutfleck). Sie reicht von wenigen Stunden bis zu mehreren Monaten. Sporenbildner vermögen viele Jahre zu überleben.

Unterschiedlich ist auch das Verhalten gegenüber Sauerstoff: **Aerobe Bakterien** benötigen Sauerstoff zum Leben, **fakultative Anaerobier**, z. B. einige unserer Darmbakterien, können sowohl mit als auch ohne Sauerstoff in ihrer Umgebung leben. Für sog. **obligate Anaerobier** ist Sauerstoff sogar Gift. Der weitaus größte Teil der Darmbakterien, aber auch der Tetanus- und der Gasbranderreger gehören in diese Gruppe.

Aerobier und Anaerobier

Auch der pH-Wert (Säure-Basen-Maß, Wasserstoffionenkonzentration) hat Einfluss auf Bakterien. Die meisten **menschenpathogenen Keime** bevorzugen **pH-Werte zwischen 6 und 9**. Sie finden demzufolge in Wasser (neutraler pH-Wert von 7) und Blutplasma (pH 7,4) ideale Lebensbedingungen. Sie können aber auch in leicht saurem bzw. leicht alkalischem Milieu überleben und sich vermehren.

Von pH und Temperatur

Nur wenige Bakterien und einige Pilze vermögen sich im Kühlschrank bei 6 ± 2 °C noch zu teilen. Tieffrieren (–18 ± 2 °C) stoppt jedes Wachstum, nach dem Auftauen sind die meisten Bakterien aber wieder vermehrungsfähig. Die Lieblingstemperatur – und damit die **höchste Vermehrungsrate** – der meisten menschenpathogenen Keime liegt bei **37 °C**, entsprechend unserer Körperkerntemperatur. Jedoch können sich Bakterien auch bei Raumtemperatur und bei Temperaturen über 37 °C durchaus noch vermehren.

Wie vermehren sich Bakterien?

Bakterien vermehren sich generell durch **Teilung**. Eine Generationszeit liegt dabei zwischen 20 Minuten und einem ganzen Tag. Ein kleines **Rechenbeispiel** mag zeigen, was dies für die Praxis bedeutet:

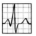

> **Beispiel:** Wir nehmen an, ein Darmbakterium wie Escherichia coli würde sich unter optimalen Bedingungen alle 20 Minuten teilen. Die Vermehrung verläuft exponentiell, d. h., jede Generation bringt eine Verdoppelung (1, 2, 4, 8, 16, …). Jedes Bakterium ist sofort nach seiner Entstehung wieder teilungsfähig. In der ersten Stunde entstehen aus einem Keim 8 Bakterien. Nach zwei Stunden sind es bereits 64. Nach drei Stunden haben sich bereits 512 Bakterien entwickelt. Am Ende eines Arbeitstages, also nach acht Stunden, sind unter optimalen Bedingungen aus einer einzigen Bakterie bereits 16.777.216 Stück entstanden!

Bedenkt man nun, dass ein einziger Fingerabdruck 50 bis 500 Bakterien auf einer Fläche zurücklassen kann, wird klar, welche Bedeutung das für unsere Umwelt haben kann. Allerdings sind die Verhältnisse für die Bakterienvermehrung selten optimal, denn Trockenheit und Nahrungsmangel setzen dem rasanten Wachstum dieser Mikroorganismen Grenzen.

Wie wirken Bakterien auf ihre Umgebung ein?

Stoffwechsel findet auch draußen statt

Zur Nahrungsbeschaffung und Aufrechterhaltung ihres Stoffwechsels verfügen die Bakterien über eine Reihe von Stoffen, die sie nach außen abgeben können. Es handelt sich um Enzyme, die Körpergewebe abbauen und den Bakterien Nährstoffe zuführen: Proteasen (eiweißspaltende Enzyme), Lipasen (fettspaltende Enzyme) und Nukleasen (erbgutspaltende Enzyme). Einige Bakterien verfügen darüber hinaus über **Substanzen mit toxischer Wirkung**, die sie aktiv nach außen abgeben können. In diesem Fall spricht man von **Exotoxinen**. Sog. **Endotoxine** werden vor allem von gramnegativen Erregern freigesetzt, wenn das Bakterium nach seinem Tod zerfällt.

Ferner ist erwähnenswert, dass einige Bakterien in der Lage sind, sich mit langen, dünnen Proteinfäden, sog. Geißeln, fortzubewegen. Die Haftorgane Pili und Fimbrien ermöglichen es ihnen, sich an Oberflächen und Geweben anzuheften (☞ Abb. 2).

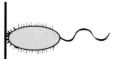

Abb. 2: Haftorgane der Bakterien: Mittels ihrer Haftorgane, den Pili und Fimbrien, können sich Bakterien an Oberflächen anheften.

2.2 Eigenschaften verschiedener Gruppen von Mikroorganismen

Manche Bakterien erzeugen Schleimkapseln, mit denen sie sich vor der körpereigenen Abwehr und Antibiotikawirkung schützen können (☞ Abb. 3). Wenige Bakterienarten verfügen über die außerordentliche Fähigkeit, selbst in den Fresszellen (Makrophagen), die der Körper aussendet, um Bakterien zu vernichten, zu überleben und sich darin sogar noch zu vermehren.

Überlebensstrategien im Wirt

Abb. 3: Schleimkapsel der Pneumokokken. Die „Diplo-Lanzettform" ist typisch für Streptococcus pneumoniae (Pneumokokken). Ebenso charakteristisch ist die ausgeprägte Schleimkapsel (Schemazeichnung nach mikroskopischem Bild).

Einige Keime, die man häufig im Staub findet, sind in der Lage, durch Teilung eine dauerhafte Lebensform (Spore) hervorzubringen, die mit einer „Konserve" vergleichbar ist. Sie können auf diese Weise Jahrzehnte überdauern und sind vor Trockenheit, alkoholischen Desinfektionsmitteln und Hitzeeinwirkung, z. B. durch Kochen geschützt.

Sporen – bakterielle Konserven

Was macht Bakterien zu Erregern?

Erreger, die **Erkrankungen** bei Mensch und Tier hervorrufen können, werden als pathogen bezeichnet. Pathogenität wird durch sog. **Pathogenitätsfaktoren** wie Pili und Fimbrien, Kapseln, Exo- und Endotoxine und die Fähigkeit zur intrazellulären Vermehrung vermittelt. Die **Stärke der Pathogenität** wird als **Virulenz** bezeichnet.

Pathogenität und Virulenz

Kontagiosität

Diese Eigenschaft sagt aus, wie infektiös einzelne Erreger sind. Nicht immer kommt es nämlich nach Erregerkontakt zur Infektion. Der **Manifestationsindex** (MI) beschreibt diese Tatsache:

Kontakt und Infektion

$$MI = \frac{\text{Anzahl der nach Erregerkontakt Infizierten} \times 100}{\text{Anzahl der trotz Erregerkontakt Gesunden}} \text{ in Prozent}$$

Merke: Je höher der Manifestationsindex, desto größer die Infektiosität.

So hat Scharlach bspw. einen MI von ca. 25 %, die Masern dagegen von ca. 95 %.

Multiresistenz

Wenn Therapie schwierig wird

Mutiresistente Erreger stellen ein zunehmendes Problem dar. Von Multiresistenz wird gesprochen, wenn ein Keim gegen mehr als vier Antibiotikagruppen, die gegenüber Bakterien der gleichen Spezies normalerweise sensibel sind, resistent (unempfindlich) geworden ist. Auch wenn es bekannte und „typische" multiresistente Erreger gibt: Jede Bakterienspezies ist in der Lage, einzelne multiresistente Stämme hervorzubringen! Die hierzu benötigten Gene können entweder über Plasmide (ringförmige DNA-Moleküle), die von Bakterien zusätzlich zum eigenen Ringchromosom aufgenommen und verwertet werden oder durch Spontanmutation erworben werden. Die Resistenzmechanismen reichen von der **Produktion von Enzymen**, die die Antibiotikamoleküle spalten, bevor sie das Bakterium erreichen können (z. B. Beta-Laktamasen gegen Penizilline und Cephalosporine), über die **Verkleinerung von Poren**, durch die Antibiotikamoleküle in die Bakterienzelle eindringen bis zur **Veränderung der Zielmoleküle**, an denen die Antibiotika wirken sollen.

Multiresistente Keime werden jedoch zunehmend auch von Mensch zu Mensch übertragen und werden dort für einige Zeit Bestandteil der Flora des Infizierten. Diese Fähigkeit bezeichnet man als **Kolonisationsvermögen**.

Spezielle Bakteriologie: Diese Keime trifft man häufiger

Wichtige Vertreter der Bakterienwelt

Im Folgenden sollen einige Erreger detailliert vorgestellt werden. Bewusst wurde auf die klassische Einteilung der Bakterien verzichtet und nach hygienerelevanten Merkmalen wie Klinik und Herkunft eingeteilt. **Eitererreger** werden hauptsächlich über die Atemluft und durch Kontakt mit Menschen übertragen. **Umweltkeime** dagegen können z. B. in Blumentopferde, auf Lebensmitteln und in Hausstaub gefunden werden. **Darmkeime** kommen natürlich auch in der Umwelt vor, werden aber aufgrund ihrer typischen Eigenschaften in einer eigenen Gruppe dargestellt. **Wasserkeime** kommen hauptsächlich in Wasser und wasserreichen Aerosolen (Wasserdampf) vor. Wenn sie in mikrobiologischen Befunden auftauchen, muss Wasser als Übertragungsweg in die Überlegungen einbezogen werden.

2.2.1.1 Eitererreger

Die Gruppe der Eitererreger verursacht **Infektionen** wie z. B. Tonsillitis (Mandelentzündung), Osteomyelitis (Knochenentzündung), Wundinfektionen, Abszesse und Pneumonien (Lungenentzündungen, v. a. nach Virusinfektion im Bereich der oberen Atemwege).

2.2 Eigenschaften verschiedener Gruppen von Mikroorganismen

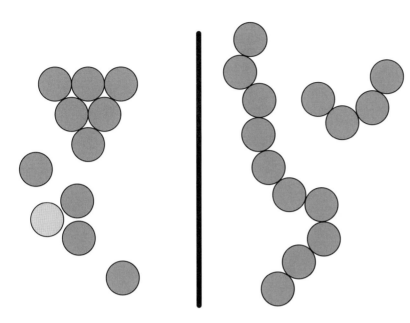

Abb. 4:
Kokken unter dem Mikroskop: Grampositive Kokken sind typische Eitererreger. Auf der linken Seite sind Staphylokokken zu sehen. Sie sind in Haufen oder traubenförmig angeordnet, wodurch auch der Name entstand („staphylos", griechisch: die Traube). Auf der rechten Seite sind Streptokokken zu sehen, die üblicherweise kettenförmig („streptos", griechisch: die Kette) angeordnet sind.

Staphylococcus aureus

Diese Bakterien kolonisieren v. a. die Nasenschleimhaut. Die Ansteckung erfolgt durch **Kontakt- oder Tröpfcheninfektion**. Die grampositiven Keime verfügen über eine massive Zellwand und sind relativ resistent gegen Trockenheit. Staphylokokken bleiben oft drei Tage, manche Stämme monatelang ohne Wasser vermehrungsfähig. Staphylococcus aureus besitzt eine ganze Reihe von Pathogenitätsfaktoren und kann Infektionen auslösen. Gefährdet sind vor allem chronisch Kranke (Diabetiker) und Patienten mit Hautschädigungen (Ekzeme, Wunden, aber auch Kathetereintrittsstellen). Einige Stämme sind darüber hinaus Lebensmittelvergifter, deren Toxin Brechdurchfall auslöst. Hierzu gehören **MRSA** (methicillinresistente Staph. aureus), synonym **ORSA** (oxacillinresistente Staph. aureus). Derzeit sind im Bundesdurchschnitt etwa 20 % der Infektionen durch Staphylococcus aureus durch MRSA ausgelöst.

Virulente Staphylokokken

Streptococcus pyogenes

Diese kettenförmig angeordneten Bakterien verursachen ein breites Spektrum an Infektionen, z. B. Wundinfektionen, Erysipel (eine fortschreitende Hautinfektion), Angina u. a. Einige Stämme können mit sog. erythrogenen Toxinen Scharlach auslösen. In mikrobiologischen Befunden werden sie auch als „Streptokokken der serologischen Gruppe A" bezeichnet.

Streptokokken

Streptococcus pneumoniae

Pneumokokken

Die sog. Pneumokokken liegen paarweise zusammen und sind von einer schützenden Kapsel umgeben. Sie lösen schwerpunktmäßig Infektionen im HNO-Bereich (Mittelohrentzündung, Bronchitis, Lungenentzündung), aber auch Bindehautinfektionen und u.U. Infektionen der Augenhornhaut aus. Gefährlich ist die Lungenentzündung vor allem für den **älteren Menschen**, daher wird eine **Pneumokokkenimpfung** empfohlen. Bei Erwachsenen und älteren Menschen vermögen Pneumokokken auch Hirnhautentzündungen auszulösen. Kleinere Kinder dagegen tragen häufig Pneumokokken im Rachen, ohne überhaupt zu erkranken, können sie aber übertragen. Dies ist beim Besuch der Enkel bzw. Urenkel älterer Menschen zu berücksichtigen.

Die Umweltresistenz von Pneumokokken ist beschränkt; sie überleben auf Flächen meist nicht so lange wie Staphylokokken. Das Personal hat normalerweise keine Infektion zu befürchten.

Haemophilus influenzae

Haemophilus

Dieses **gramnegatives Stäbchenbakterium** erhielt seinen Namen, weil man ihn fälschlicherweise für den Erreger der Influenza, der Grippe, hielt. In Wirklichkeit taucht er gerne dann auf, wenn eine Virusinfektion die Abwehr von Luftröhre und Lunge geschwächt hat. Dann entsteht eine **eitrige Bronchitis** oder sogar eine **Lungenentzündung**. Auch hier gibt es relativ selten Resistenzen, die Umweltresistenz ist relativ gering. Haempohilus influenzae Typ B kann bei Kindern Hirnhautentzündung auslösen, weshalb eine Impfung angeboten wird. Aber auch hier gilt, dass Kinder diesen Keim ohne Symptome im Rachen tragen können.

2.2.1.2 Darmbakterien

Enterobakteriazeen

Darmkeime – fakultativ pathogen

Die offiziell als Enterobacteriacae bezeichneten gramnegativen Stäbchen sind Teil der fakultativ anaeroben Darmflora. Die im Darm völlig harmlosen Keime können an falscher Stelle (z. B. in der Harnröhre) Probleme verursachen. Sie werden daher als fakultativ pathogen bezeichnet.

Am häufigsten treten **Escherichia coli** und Co. bei **Harnwegsinfekten** auf. Sie besiedeln aber auch chronische Wunden, Trachealsekret und können außerdem akute Wunden infizieren. Einige, z. B. Klebsiella pneumoniae, können eitrige Bronchitis und Lungenentzündung auslösen. Zu dieser Gruppe gehören außerdem die Gattungen Enterobacter, Citrobacter, Klebsiella, Salmonella, Serratia und andere.

Enterobakteriazeen sind normalerweise nicht besonders desinfektionsmittelresistent, und nur wenige Stämme, vor allem von Klebsiella und Serratia, sind bisher als multiresistent in Erscheinung getreten.

Salmonellen

Eine pathogene Art der Enterobakteriazeen sind die Salmonellen (Salmonella enterica subspecies enterica mit über 2000 verschiedenen Biovaren). Man unterscheidet die in Deutschland verbreitete **Enteritis-Gruppe** und die eher im außereuropäischen Ausland heimische **Typhus-Gruppe**, bestehend aus Salmonella typhi und paratyphi A, B und C. Lebensmittel wie rohes Fleisch, nicht durchgegartes Geflügel, rohe Eier und Speisen mit rohem Ei sind die Hauptquellen für die Salmonelleninfektion. Eine Übertragung durch ungewaschene Hände ist möglich.

Populäre Lebensmittelinfektionserreger

> **Achtung:** Zu beachten ist, dass die Infektionsdosis bei Kindern, älteren Menschen und Kranken niedriger ist als bei gesunden Erwachsenen.

Nach einer Inkubationszeit von einem halben bis einem Tag setzen Durchfall, Erbrechen und erhöhte Temperatur ein, die für etwa 5 Tage anhalten.

Campylobacter

Campylobacter coli und jejuni werden durch Lebensmittel übertragen und verursachen nach 1- bis 3-tägiger Inkubationszeit eine fieberhafte Lebensmittelinfektion.
Helicobacter pylori, der bekannteste Vertreter der Campylobactergruppe, wird im Zusammenhang mit **Magengeschwüren** gesehen.

2.2.1.3 Umweltkeime

Zu den Umweltkeimen, die den Menschen beeinträchtigen, gehören zunehmend multiresistente Varianten von Acinetobacter (meist A. baumannii oder lwoffi). Dieses **gramnegative Stäbchenbakterium**, das auf Pflanzen, in Blumenerde, in Wasser und Tee gefunden werden kann, fällt vor allem als Besiedler von Trachealsekreten und Erreger von **Harnwegs- und Wundinfektionen** auf. Es hat jedoch keine Desinfektionsmittelresistenz und kann mit den üblichen Hygienemaßnahmen gut beherrscht werden.
Zu den Keimen, die in Erde und Staub zu finden sind, gehören darüber hinaus die grampositiven Sporenbildner-Familien **Bazillus** und **Clostridium**. Bei der aeroben Bazillusfamilie tritt vor allem Bacillus cereus als Erreger von Wundinfektionen, auch bei chronischen Wunden, in Erscheinung. Gleichzeitig ruft er Lebensmittelvergiftungen hervor.

Keime aus der Umwelt

Clostridien

Die Sporenbildner, die auch im Darm vertreten sind, können nur in sauerstofffreiem Milieu überleben. Geeignete Verhältnisse finden sich

z. B. auch in nekrotischen Wundbereichen oder sehr schlecht durchbluteten Quetschwunden.

Bei den Clostridien, die obligat anaerob sind, treten vor allem **Clostridium perfringens** als Lebensmittelvergifter und (heutzutage selten) als Erreger des Gasbrandes in Erscheinung. Erwähnenswert ist darüber hinaus Clostridium difficile, der Erreger der pseudomembranösen oder Antibiotika-assoziierten Kolitis. Diese schwere Dickdarmentzündung mit Durchfall und Schleimhautschäden wird durch ein Überwuchern des Darms mit Clostridium difficile ausgelöst, wenn Antibiotika die normale Darmflora zerstört haben. Zu den Erdkeimen gehört auch Clostridium tetani, der in Zeiten flächendeckender Impfungen keine große Rolle mehr spielt und **Clostridium botulinum**, ein Lebensmittelvergifter, der schlaffe Lähmungen auslösen kann.

Infektion durch Antibiotika

2.2.1.4 Wasserkeime

Keime in der Feuchtigkeit

Bei der Pseudomonasfamilie, hier v. a. Pseudomonas aeruginosa, handelt es sich um klassische Wasserkeime. Von Natur aus schon relativ resistent, war Pseudomonas aeruginosa einer der ersten Keime, der sog. **omniresistente Stämme**, die gegen jedes in der Klinik verwendete Antibiotikum resistent sind, entwickelte. Außerdem ist Pseudomonas diejenige Spezies, die in der Vergangenheit am häufigsten Desinfektionsmittelresistenzen entwickelt hat. Bei Anwendung zeitgemäßer Desinfektionsmittel mit verschiedenen Wirkstoffen sind Desinfektionsmittelresistenzen allerdings nur selten zu beobachten.

> **Spezieller Pflegehinweis:** Pseudomonas besiedelt vor allem Trachealsekret von Beatmeten, erzeugt Wundinfektionen und bei mit Sondenkost Ernährten auch Darminfektionen. Die Übertragung erfolgt durch Wasser, Tee und Aerosoltröpfchen.

Stenotrophomonas maltophilia

Auch dieser Keim bereitet häufig Probleme im Krankenhaus. Er ist in der Lage, Wundinfektionen und Harnwegsinfektionen auszulösen sowie Trachealsekret zu besiedeln.

Legionella pneumophila

Legionellen lieben Wasserleitungen

Dieses Stäbchenbakterium lebt im Wasser, bevorzugt in Amöben, die sich im Wasser aufhalten. Es wird in fast jeder Wasserleitung und auch in Oberflächengewässern, sofern sie nicht salzhaltig sind, nachgewiesen. Bei älteren und abwehrgeschwächten Menschen kann es eine **Pneumonie** verursachen. Diese verläuft sehr schwer, oft unter Beteiligung von Nieren, Leber und mit neurologischen Symptomen und/oder Durchfall. Die Übertragung erfolgt v. a. über den feinen Wassernebel, der z. B. von verkalkten Brauseköpfen ausgeht, im Einzelfall

2.2 Eigenschaften verschiedener Gruppen von Mikroorganismen

auch über andere Übertragungswege. V. a. zur Bekämpfung dieses Bakteriums sollten die Wasserleitungen von Alten- und Pflegeheimen mindestens einmal im Jahr untersucht werden, wie es seit 01.01.2003 in der Trinkwasserverordnung auch vorgesehen ist.

2.2.1.5 Sonstige Erreger

Chlamydien

Chlamydien wurden lange Zeit für Viren gehalten, weil sie sich wegen eines Defektes des Erregerstoffwechsels immer in den Wirtszellen vermehren. Chlamydienbedingte Krankheitsbilder sind **Harnröhreninfektionen** und durch Chlamydia pneumoniae hervorgerufene **Lungenentzündungen**. Die Übertragung erfolgt durch **Tröpfcheninfektion**.

Mycobacterium tuberculosis, Tuberkulosekomplex

Genau wie in früheren Zeiten bilden auch sozialer Wohlstand und ein hoher persönlicher Hygienestandard keinen sicheren Schutz vor der Infektion. Mykobakterien verfügen über einige bemerkenswerte Eigenschaften. Die Generationszeit beträgt im Gegensatz zu vielen anderen Bakterien 18 bis 24 Stunden. Die Zellwand ist sehr komplex aufgebaut und enthält Lipide, die die Bakterien u. U. gegen bestimmte Desinfektionsmittel tolerant machen und bewirken, dass sie in einem komplizierten Verfahren für die Mikroskopie gefärbt werden müssen. Die Zusammensetzung der Zellwand ermöglicht auch außerhalb des menschlichen Körpers ein relativ langes Überleben (mehrere Wochen bis Monate). Verschiedene Spezies, vor allem **Mycobacterium tuberculosis**, bilden den **Tuberkulosekomplex**. Es gibt jedoch noch andere Mykobakterienarten, die z. B. im Wasser vorkommen. Diese MOTT (Mycobacteria other than tubercle bacilli) lösen andere Krankheitsbilder wie z. B. Lungeninfektionen bei Aidskranken oder Lymphknotenschwellungen bei Kindern aus. Sie lassen sich besser anzüchten und werden anders therapiert.

Tuberkulose – noch immer aktuell

Die lange Generationszeit bedingt eine **lange Inkubationszeit** (Zeit vom Erregerkontakt bis zum Auftreten der ersten Symptome), was bedeutet, dass auch die Kultur im Labor erst nach 6 Wochen für negativ erklärt werden kann, wenn keine Mykobakterien gewachsen sind. Entsprechend lang verläuft die Therapie. Sie muss über **mindestens 6 Monate** durchgeführt werden, wobei drei bis vier Antibiotika zeitgleich zu verabreichen sind. Grund für die Kombinationstherapie ist die Fähigkeit der Mykobakterien, gegen einzeln verabreichte Antibiotika rasch Resistenzen zu entwickeln. Die Mykobakterien werden therapeutisch an der Vermehrung gehindert; die körpereigene Abwehr kann sie buchstäblich einmauern (Verkäsung, Verkalkung). In diesem Zustand können sie jahrzehntelang infektiös bleiben und reaktiviert werden.

Inkubationszeit und Therapie

Rechtzeitiges Erkennen einer Tuberkulose

Zu Beginn der Erkrankung stehen **Müdigkeit und Abgeschlagenheit** im Vordergrund, gelegentlich ist die **Körpertemperatur erhöht**. Die Patienten sind gleichgültig und **antriebsarm**. Bei etwa der Hälfte der Erkrankten ist eine zunächst schleichende, dann immer rascher fortschreitende **Gewichtsabnahme** zu beobachten. Im weiteren Verlauf des Krankheitsbildes stellt sich ein **trockener Husten** ein, den charakteristischen blutigen Auswurf haben nur noch ca. 5 % der Patienten, nur etwa 20 % haben überhaupt Auswurf. Daher wird die **Diagnose** häufig **bronchoskopisch** gestellt. Molekularbiologische Verfahren aus der gewonnenen Spüllösung wie die **Polymerase-Ketten-Reaktion** (PCR) beschleunigen die Diagnostik erheblich. Schon nach 24 Stunden kann die Diagnose Tuberkulose gestellt werden. Die Infektion kann aber auch völlig unbemerkt ablaufen und endet mit der Einkapselung der Erreger am lokalen Infektionsherd und den regionalen Lymphknoten.

Gelingt es der körpereigenen Abwehr nicht, die Erreger einzukapseln, breiten sie sich in der Lunge aus und bilden schließlich eine Abszesshöhle, die sog. **Kaverne**. Diese Kaverne kann Zugang zum Bronchialsystem erhalten. In diesem Fall hat der Patient **bakterienhaltigen Auswurf** und ist spätestens dann als **infektiös** anzusehen (**offene Tuberkulose**). Darüber hinaus können Mykobakterieninfektionen außerhalb der Lunge, bspw. als Infektion von Wirbelkörpern, als tuberkulöse Meningitis, Nierentuberkulose, Genitaltuberkulose und Knochentuberkulose auftreten.

> **Merke:** Risikofaktoren für die Infektion sind Immunschwäche, z. B. AIDS, bereits vorhandene chronische Erkrankungen der Lunge, starker Stress über einen längeren Zeitraum, ungünstige soziale Verhältnisse, Alkoholismus und Drogensucht. Meldepflicht gegenüber dem Gesundheitsamt besteht bei Erkrankung und Tod.

2.2.2 Viren

Stoffwechsel auf Pump – Viren

Viren besitzen keinen eigenen Stoffwechsel, sie bestehen praktisch nur aus ihrem Erbgut (DNA oder RNA) und der Trägerhülle, dem Kapsid. Daher benötigen sie zur Vermehrung immer eine **Wirtszelle**. Außerhalb eines Organismus überleben sie nicht lange. Trotzdem ist nahezu jeder denkbare Infektionsweg für Viren geeignet. Am häufigsten ist die **Tröpfcheninfektion**. Die Viren werden dann in der Regel über die Hände aufgenommen und z. B. in Körperöffnungen eingebracht. Von dort gelangen sie zu ihren Zielzellen (z. B. die Schleimhaut der Atemwege). Nun laufen die **Phasen der Vermehrung** ab:

Adsorption: Die Viren lagern sich mit dem Kapsid oder der zusätzlichen Hülle, über die manche Viren verfügen, an spezifische Rezeptoren ihrer Wirtszelle an (Abb. 5a).

Penetration: Das Virus dringt ins Zellinnere ein. Dort wird das Genom aus der Hülle freigesetzt, die Hülle zerfällt („Uncoating") (siehe Abb. 5b).

Synthese neuer Virusbestandteile: Die Wirtszelle wird nun gezwungen, das Virusgenom zu vermehren und mit ihren Organellen Hüllenteile zu erzeugen (Abb. 5c). Das dazu erforderliche Material nimmt die Wirtszelle aus ihren eigenen Vorräten.
Eine Sonderform sind die Retroviren, deren RNS zuerst mit dem Enzym „reverse Transkriptase" in der DNS kopiert und dann in das Genom der Wirtszelle eingebaut wird. Virus-DNS wird in das Genom der Zelle eingebaut, dort transkribiert und die komplementäre RNS als „Bauanleitung" für die Hülle verwendet.

Reifung: Die neu produzierten Virusbestandteile werden nun zusammengesetzt.

Ausschleusung: Die fertigen Viren können nun über die Zellwand ausgeschleust werden, die Wirtszelle stirbt ab (Abb. 5d). Durch die Zerstörung der Zellen kommt es zu klinischen Symptomen, z. B. einem Schnupfen. Die ausgereiften Viren infizieren rasch neue Zellen. Ein Teil der Viren verlässt den Körper (z. B. durch Husten, Niesen). Einige finden dabei einen neuen Wirt, die meisten gehen aber zugrunde. Behüllte Viren können die Wirtszelle verlassen, ohne sie zu zerstören.

Übersicht 3: Ablauf der Virusinfektion

Abb. 5: Viruszyklus
a: Die Viren docken an den Zellrezeptoren an und dringen in die Zelle ein.
b: In der Zelle wird das Kapsid zerstört und das Erbgut des Virus freigesetzt.
c: Die Virusbestandteile werden in der Zelle vermehrt.
d: Zahlreiche neu entstandene Viren werden evtl. unter Zerstörung der Zelle ausgeschleust.

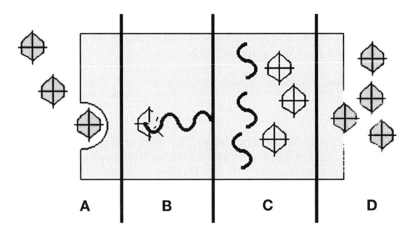

Diagnostik von Virusinfektionen

Viren finden

Da die Untersuchungen zum spezifischen Virusnachweis sehr aufwendig sind, wird in aller Regel darauf verzichtet und die Diagnose aufgrund des **Krankheitsbildes** gestellt. Zum Virusnachweis stehen prinzipiell drei Wege zur Verfügung:
Viren oder deren Komponenten werden im **Patienten**material direkt nachgewiesen, Viren können in **Zellkulturen** gezüchtet oder indirekt durch Bestimmung der **Antikörper im Blut** der untersuchten Personen nachgewiesen werden. Durch die Unterscheidung von Antikörpern der Klassen IgM (akute Infektion) und IgG (länger zurückliegende Infektion) kann der Infektions- und Schutzstatus bestimmt werden.

Therapie von Virusinfektionen

Therapieformen: Während virusbedingte Erkältungen und die klassischen Kinderkrankheiten meistens rein **symptomatisch** behandelt werden, z. B. durch Anwendung abschwellender Nasentropfen, Acetylsalicylsäure oder mit Mitteln gegen Juckreiz bei Ausschlägen, kann bei schweren Viruserkrankungen die **kausale Therapie** erfolgreich sein.

Die Entwicklung der **Virustatika**, wie die Medikamente gegen Viren genannt werden, hat nach der Entdeckung des HIV-Virus einen enormen Aufschwung erfahren. Heute stehen etwa 15 verschiedene, gegen Viren wirksame Präparate zur Verfügung. Bei der Herpes-simplex-Infektion, z.B im Lippenbereich, können lokal wirksame Virustatika zur Bekämpfung der Symptome eingesetzt werden.

2.2 Eigenschaften verschiedener Gruppen von Mikroorganismen

> **Achtung:** Die Antibiotikagabe bei einer reinen Virusinfektion ist sinnlos und schädigt darüber hinaus die Darmflora!

Komplikationen von Virusinfektionen

Die häufigste Komplikation einer Virusinfektion, besonders im Bereich der oberen Luftwege, ist die **bakterielle Zweit- oder Superinfektion**. Der Virusbefall schwächt die Zellen der lokalen Abwehr, führt zu Gewebeschäden und ermöglicht es Bakterien, wie z. B. Haemophilus influenzae, sich anzusiedeln.

Wenn Bakterien Chancen nutzen ...

> **Spezieller Pflegehinweis:** Ältere Menschen sind z. B. durch Besiedelung mit Pneumokokken oder Staphylococcus aureus gefährdet, die zur Superinfektion der Bronchialschleimhaut führt. In diesem Fall verschlechtert sich das Krankheitsbild, eine Antibiotikagabe nach ärztlicher Anordnung ist indiziert.

Auch virale Hautauschläge wie Herpes simplex und Herpes zoster (Gürtelrose) können durch Eitererreger wie Staphylokokken und Streptokokken verstärkt werden. Hier werden zweckmäßigerweise lokale Antiseptika angewandt.

Viren und Tumorerkrankungen

Einige Viren können **Karzinome** auslösen. Ein Beispiel hierfür ist das Epstein-Barr-Virus, der Erreger der infektiösen Mononukleose (Pfeiffer'sches Drüsenfieber), der das nasopharyngeale Karzinom verursachen kann.
Chronische Infektionen mit verschiedenen anderen Viren vermögen das Gewebe so zu schädigen, dass eine Entartung entsteht. Ein Beispiel hierzu ist das Leberzellkarzinom, das als Folge einer chronisch-aggressiven Hepatitis B entsteht.

Virusinfektionen und Karzinome

Viren aus hygienischer Sicht

Ein Kapsid, in dem das Erbgut „verpackt" ist, haben alle Viren. Aus hygienischer Sicht ist es jedoch wichtig, zwischen behüllten und unbehüllten Viren zu unterscheiden. Die behüllten Viren besitzen zusätzlich zum Kapsid eine Hülle, deren Struktur der unserer Zellmembranen ähnelt. **Unbehüllte** Viren **widerstehen** Desinfektionsmitteln und Tensiden, z. B. in Spülmittel, deutlich **besser**.

Viren: ohne Hüllen resistenter!

Tab. 1: Behüllte und unbehüllte Viren (Beispiele)

Behüllt		Unbehüllt	
Name	Krankheit	Name	Krankheit
Flaviviren	Gelbfieber Hepatitis C	Adenoviren	Atypische Pneumonie Keratokonjunktivitis epidemica
Hepadnaviren	Hepatitis B	Caliciviren	Hepatitis E
Herpesviren	Herpes simplex Windpocken Gürtelrose (Herpes zoster)	Noroviren	Enteritis
Retroviren HIV	AIDS	Papillomviren	Dornwarzen
Orthomyxoviren	Influenza	Parvoviren	Ringelröteln Gastroenteritis
Paramyxoviren	Masern Mumps Parainfluenza	Picornaviren	Hepatitis A Poliomyelitis Enteritiden Schnupfen
Rhabdoviren	Tollwut	Reoviren/ Rotaviren	Enteritis
Togaviren	Röteln Enzephalitis hämorrhag. Fieber		

2.2.2.1 Prione

Noch weniger als Viren: Prione

Prione sind infektiöse Partikel, die in der Lage sind, sich durch Umfaltung körpereigener Eiweißmoleküle zu vermehren. Sie bringen also kein eigenes Erbgut mit, sondern beeinflussen die für die Funktion wichtige Faltung vorhandener Proteine so, dass jeweils ein weiteres pathogenes Protein entsteht. Das häufigste Krankheitsbild heißt **Creutzfeld-Jakob-Erkrankung** und ist bei Verdacht, Erkrankung und Tod meldepflichtig.

Die Krankheit ist durch Funktionsstörungen des Zentralnervensystems gekennzeichnet. Anfangs sind unspezifische Gedächtnisstörungen, Schwindelgefühl, depressive Verstimmung u. ä. Symptome zu beobachten. Schließlich entwickelt sich das Vollbild einer **Demenzerkrankung**.

Die Übertragung erfolgte durch neurochirurgische Instrumente, durch Transplantate (z. B. Augenhornhaut, Dura mater) und durch Aufnahme der Prione über den Verdauungstrakt.

2.2 Eigenschaften verschiedener Gruppen von Mikroorganismen

> **Achtung:** Durch die üblichen Sterilisations- und Desinfektionsmaßnahmen können diese Erreger **nicht** beseitigt werden.

Durch entsprechend geänderte Aufbereitungsverfahren und die Verwendung von Einmalinstrumentarium wird versucht, das Risiko einer Übertragung zu minimieren oder auszuschließen. Der Übertragungsweg über den Magen-Darm-Trakt soll durch aufwendige Untersuchungen tierischer Lebensmitteln unterbrochen werden.

Spezielle Viren

2.2.2.2 Hepatitisviren

Es handelt sich um unterschiedliche Viren, die aufgrund der Ähnlichkeit der Krankheitsbilder zusammengefasst und alphabetisch geordnet wurden. Hinsichtlich der Hygiene können wegen der **identischen Übertragungswege Hepatitis-A- und Hepatitis-E- Erreger** sowie die anderen in jeweils eine Gruppe zusammengefasst werden.

Risiko für Pflegepersonal – Hepatitis

HAV (Hepatitis A-Virus)

Nach **fäkal-oraler Übertragung** und einer Inkubationszeit von 15 bis 40 Tagen die Hepatitis A in etwa 5 % der Fälle mit akut auftretenden Krankheitszeichen wie Müdigkeit, Abgeschlagenheit und hellem Stuhl. In etwa 10 % der Fälle tritt **Gelbsucht (Ikterus)** auf, vor allem im Bereich der Augäpfel (Sklerenikterus) und der Haut. Die Infektion hinterlässt in der Regel keine Folgeschäden.
Mögliche Übertragungswege sind direkter Hautkontakt, Infektion durch kontaminiertes Trinkwasser bzw. Lebensmittel.
Ansteckung durch Badewasser oder Geschlechtsverkehr (selten).
Die Diagnose erfolgt durch Nachweis des Virus im Stuhl und/oder der Antikörper im Blut.

HBV (Hepatitis B-Virus)

Hier erfolgt die Ansteckung durch **Blut** und **Sexualverkehr**. Die Inkubationszeit beträgt 30 bis 120 Tage, dann beginnt die Erkrankung schleichend. Die Symptome entsprechen denen der Hepatitis A, Gelbsucht ist jedoch häufiger zu beobachten. Folgeschäden und Verbleib des Virus im Körper werden in 5 bis 10 % der Fälle beobachtet. Nach längerem Krankheitsverlauf entsteht eine Leberzirrhose, aus der ein Hepatom (Leberzellkarzinom) resultieren kann.

HCV (Hepatitis C-Virus)

Am häufigsten erfolgt die Ansteckung durch **Blut**. Die Inkubationszeit beträgt 1 bis 5 Monate, meist etwa 2 Monate. Nach unspezifischem Beginn tritt in einem Drittel der Fälle Gelbsucht auf. Chronische Verläufe sind möglich.

HDV (Hepatitis Delta-Virus)

Das Deltavirus ist auf die **Helferfunktion** des **HBV** angewiesen und tritt nur dann auf, wenn bereits eine Hepatitis-B- Infektion besteht. Nach einer Inkubationszeit von 21 bis 90 Tagen verschlimmert dieses inkomplette Virus die bestehende Infektion.

HEV (Hepatitis E-Virus)

Der Krankheitsverlauf ist dem der Hepatitis A ähnlich. Das HEV kommt in tropischen Ländern wie Afrika, dem Nahen Osten, Mexiko und Indien vor.

2.2.2.3 HIV (Human immunodeficiency virus)

HIV – 100mal weniger infektiös als HBV

Von HIV (humanes Immundefizitvirus) sind bisher zwei Typen (HIV-1 und HIV-2) bekannt. Derzeit leben nach Schätzung des Robert-Koch-Institutes etwa 40.000 mit HIV-infizierte Menschen in der Bundesrepublik Deutschland. Die Hauptinfektionsquellen sind **ungeschützter Geschlechtsverkehr,** Ansteckung durch **kontaminierte Injektionskanülen** und **Blutkontakte.** Die Erkrankung wird als **AIDS (erworbenes Immundefektsyndrom)** bezeichnet.

Nach einer Inkubationszeit von 6 bis 40 Tagen ist ein dem Pfeiffer'schen Drüsenfieber (infektiöse Monokulose) ähnliches Krankheitsbild zu beobachten. Dies kann jedoch so leicht ausgeprägt sein, das es entweder kaum bemerkt wird oder aber nicht zu einer weiterführenden Diagnostik führt. Danach bleibt die Infektion unter Umständen bis zu mehreren Jahren asymptomatisch. Gelegentlich auftretende Lymphknotenschwellungen oder Milzvergrößerungen werden beschrieben. Beschwerden können unspezifisch sein, Veränderungen an Haut und Schleimhäuten werden sichtbar, u. U. treten gastrointestinale Beschwerden auf. Gelegentlich zeigen sich auch neurologische Symptome. Im Vollbild der Erkrankung treten **opportunistische Infektionen** mit an sich relativ harmlosen Erregern wie **Pneumocystis carinii, Toxoplasma gondii** und **Candida albicans** auf. Vorhandene **Tuberkuloseerreger** können reaktiviert werden.

Therapie: Inzwischen stehen unterschiedliche Medikamente zur Verfügung, die an verschiedenen Stellen des Virusvermehrungszyklus angreifen. Eine Heilung ist jedoch nach wie vor nicht möglich.

2.2.2.4 Adenoviren

Augenerkrankungen

Adenoviren sind Verursacher der **Ceratoconjunctivitis epidemica,** einer schweren Binde- und Hornhautentzündung des Auges. Zu beachten ist, dass Adenoviren auch außerhalb des Organismus, z. B. auf dem Instrumentarium und dem Inventar lange infektiös bleiben können. Die Übertragung erfolgt z. B. durch augenärztliche Instrumente, Tropfflaschen, Augenpipetten, aber auch über Handtücher, Waschlappen und ggf. über die Hände des medizinischen Personals. Infektionen in Schwimmbädern oder Saunen können auch nicht ausgeschlossen werden. Die Inkubationszeit beträgt etwa 5 bis 10 Tage, meist ist zunächst nur ein Auge betroffen, das zweite Auge wird häufig zu einem späteren Zeitpunkt durch Schmierinfektion befallen. Die Krankheit beginnt plötzlich, das Auge wird rot und zeigt eine **Bindehautschwellung** und eine **Hornhauttrübung**. Die Patienten spüren ein **Fremdkörpergefühl, scheuen Licht**, möchten das Auge ständig reiben und haben **Tränenfluss**. Oft schwellen die Lider. Nach etwa 2 bis 4 Wochen klingt das Krankheitsbild ab, in der Regel ohne Spätschäden. Reinfektionen sind nach etwa vier Jahren möglich. Bei Säuglingen und Kleinkindern können abweichende Krankheitsverläufe im Sinne einer Allgemeinerkrankung mit Fieber auftreten. Die Infektiosität besteht während der ersten 10 Tage der Erkrankung.

> **Spezieller Pflegehinweis:** Um eine Keimverschleppung zu verhindern, sollte das Pflegepersonal bei der Versorgung des infizierten Bereiches Einmalhandschuhe tragen. Betroffene Bewohner sollen dazu angehalten werden, vor dem Verlassen des Zimmers die Hände wenigstens zu waschen, besser zu desinfizieren. Im Doppelzimmer muss darauf geachtet werden, dass die Mitbewohner nicht Waschlappen und Handtücher des Infizierten verwenden. Tropfflaschen für Augentropfen und Augensalben sind strikt bewohnergebunden zu verwenden.

2.2.2.5 Herpesviren

Alle hier genannten Herpesviren lieben ihren Wirtsorganismus so, dass sie sich gar nicht mehr von ihm trennen wollen. Sie verbleiben nach einmal erfolgter Infektion wahrscheinlich lebenslang im Körper, wobei sie Nervengewebe bevorzugen.

Anhängliche Viren – Herpes

Herpes-simplex-Virus Typ 1 (HSV 1)

Erreger des **Herpes labialis** (Lippenherpes). Auf Haut und Schleimhaut kommt es zu Bläschen, die mit klarem Sekret gefüllt sind. Die Übertragung erfolgt durch direkten Kontakt, aber auch Tröpfchen- und Schmierinfektion sind möglich. Werden die Bläschen aufgekratzt, kommt es zur bakteriellen Superinfektion. Der **generalisierte Herpes (Herpessepsis)** und die **Hirnentzündung (Herpesenzephalitis)** kommen nur bei abwehrgeschwächten Patienten vor.

Herpes-simplex-Virus Typ 2 (HSV 2)

Erreger des **Herpes genitalis**. Der Genitalbereich ist betroffen, der Verlauf gleicht dem bei Infektion mit HSV 1.

Varizella-Zoster-Virus (VZV)

VZV – ein Virus, zwei Krankheiten

Erreger der **Windpocken (Erstinfektion)** und der **Gürtelrose (Rezidiv)**. Die Ansteckung erfolgt meist durch Tröpfcheninfektion. Nach einer Inkubationszeit von 2 bis 3 Wochen entwickelt sich ein stark juckendes Exanthem, das sich vom Rumpf ausgehend über den ganzen Körper einschließlich der Kopfhaut ausbreitet. Zunächst entstehen rote Flecken, dann Papeln, später wasserklare Bläschen, die nach Krustenbildung abheilen. Gleichzeitig bestehen Effloreszenzen unterschiedlicher Stadien („Sternenhimmel"). Komplikationen wie Meningoenzephalitis und Pneumonie sind selten, aber gefährlich.

Jahrzehnte nach der Erstinfektion kann es zum Rezidiv in Form der **Gürtelrose** kommen. Dabei ist das Exanthem auf ein Hautsegment (entsprechend ein oder zwei Dermatomen), meist im Rumpfbereich, beschränkt. Die Hauterscheinungen sind grundsätzlich als **infektiös** anzusehen, d. h. es kann bei nicht immunen Personen zur Windpockenerkrankung (**nicht** zur Gürtelrose!) kommen.

2.2.2.6 Influenzaviren

Influenza – echte Grippe

Influenzaviren sind die Erreger der **Virusgrippe**. Man unterscheidet drei verschiedene Typen, die mit Großbuchstaben (A, B und C) bezeichnet werden.

Die Übertragung erfolgt durch Tröpfcheninfektion. Nach kurzer Inkubationszeit (1 bis 3 Tage) entwickelt sich das typische Krankheitsbild mit hohem Fieber, Kopf- und Gliederschmerzen. Als Komplikation kann eine Herzmuskelentzündung (Myokarditis), eine Hirnhautentzündung (Meningoenzephalitis) oder eine Lungenentzündung (Pneumonie), entweder durch das Virus selbst oder eine bakterielle Superinfektion entstehen. Bei ansonsten gesunden Erwachsenen, älteren Kindern und Jugendlichen verläuft die Infektion in der Regel komplikationslos.

> **Beachte:** Bei Risikopatienten ergeben sich vermehrt Komplikationen und eine Erhöhung der Mortalitätsrate in Epidemiezeiten (☞ Kapitel 2.6).

2.2.2.7 Papillomviren

Warzen

Papillomviren sind die Erreger der **Dornwarzen**. Ständig werden aktive Viren über die Warzen abgegeben. Bei einer Blutung steigt die abgegebene Virusmenge noch. V. a. zur Bekämpfung dieser Viren ist es erforderlich, den Fußboden eines von mehreren Bewohnern genutzten Badezimmers regelmäßig viruswirksam zu desinfizieren, insbesondere, wenn die Bewohner Warzen haben.

2.2 Eigenschaften verschiedener Gruppen von Mikroorganismen

2.2.2.8 Rotaviren

Diese unbehüllten und damit relativ stabilen Viren gehören zur Familie der Reoviridae. Bemerkenswert ist ihre sehr **niedrige Infektionsdosis** (10 Viren sind für eine Infektion ausreichend) bei gleichzeitig sehr hoher Ausscheidung (10^9 bis 10^{11} Viren pro Gramm Stuhl). Neben der fäkal-oralen Übertragung kommt offenbar auch eine aerogene Übertragung in Frage. Nach einer Inkubationszeit von 1 bis 3 Tagen treten wässrige Durchfälle in Verbindung mit Erbrechen und Fieber auf. In der Regel halten die Symptome 2 bis 6 Tage an. Gelegentlich treten begleitend schnupfenähnliche Symptome auf.

Niedrige Infektionsdosis

2.2.2.9 Noroviren

Diese zur Familie der Caliciviridae gehörenden Viren sind eine der häufigsten Ursachen für akute **Gastroenteritisfälle** in Pflegeeinrichtungen. Die sehr niedrige Infektionsdosis liegt bei 10 bis 100 Viren. Die Infektion erfolgt auf fäkal-oralem Weg oder durch Aerosol, das beim Erbrechen entsteht. Die Übertragung durch kontaminierte Lebensmittel und andere Gegenstände ist ebenfalls möglich. Die Inkubationszeit beträgt 1 bis 3 Tage. Neben Erbrechen und starkem Durchfall fällt ein ausgeprägtes Krankheitsgefühl auf, das durch Bauch-, Kopf- und Muskelschmerzen gekennzeichnet ist. Fieberhafte Temperaturen werden selten beobachtet. Im Normalfall dauert die Erkrankung etwa 12 bis 72 Stunden. Das Virus kann aber noch mindestens 48 Stunden nach Abklingen der Symptomatik ausgeschieden werden.

Virus des Jahres 2002: von ca. 9 000 (2001) auf ca. 50 000 Fälle gestiegen

> **Spezieller Pflegehinweis:** Die Händehygiene mit Alkoholkombinationspräparaten bzw. längerkettigen Alkoholen wirkt hier weniger, daher 2 x anwenden. Sie soll über einen Zeitraum von 2 Wochen nach Abklingen der Symptome fortgeführt werden.

2.2.3 Pilze

2.2.3.1 Sprosspilze

Wie der Name schon andeutet, vermehren sie sich durch Sprossung, d. h. eine kleine Tochterzelle sprosst aus der Mutterzelle. Die Erreger werden auch als Hefepilze bezeichnet. Manchmal ziehen sich die Sprosspilzzellen in die Länge, sog. Pseudomyzel. Sie sind etwa zehnmal so groß wie Staphylokokken. Auch Sprosspilze haben Haftorgane und Endotoxine.

Besiedler und Infektionserreger

Candida albicans und andere Candida-Spezis

In geringeren Mengen sind sie physiologische Bewohner des Verdauungstraktes. Erst ihre durch eine **Störung der normalen Flora**

(Antibiotikabehandlung!) oder der **regionalen Abwehr** hervorgerufene massenhafte Vermehrung führt zu **Candidose** oder **Soor**.
Auf Schleimhäuten (z. B. Mund, Zunge) bildet sich ein weißlicher Belag. Die Candidose des Darms ist symptomarm (eventuell Blähungen, gelegentlich leichte Durchfälle) und wird oft erst bemerkt, wenn die Analhaut oder die Genitalien mit befallen werden.

> **Merke:** Im Pflegebereich treten vor allem Mundsoor und Windeldermatitiden als typische Hefepilzinfektionen auf. Aber auch andere Hautbereiche sowie Zehen- und Fingernägel können befallen sein. Katheter und Implantate können mit Pilzen besiedelt sein.

Zur **systemischen Infektion** (Sepsis mit Absiedelungen in Organen und Augenhintergrund) kommt es nur bei schwerer Grunderkrankung mit Immunsuppression. Charakteristischerweise entwickelt sich ein schleichendes Krankheitsbild mit geringen Temperaturerhöhungen.

2.2.3.2 Schimmelpilze

Überall und feuchteliebend – Schimmelpilze

Die meisten Schimmelpilze sind eher lästige Verunreiniger von Lebensmitteln und Besiedler von feuchten Gegenständen, als dass sie gefährlich für Menschen wären. In der Regel werden nur vorgeschädigte Organe abwehrgeschwächter Personen befallen. Schimmelpilze vermehren sich durch Sporen, die im Gegensatz zu den Bakteriensporen **keine resistenten Dauerformen** sind. Eine typische Schimmelpilzkolonie besteht aus **Substratmyzel** (echtes Myzel, bestehend aus spezialisierten Zellen) zur Ernährung der Kolonie und aus in die Luft gestreckten Myzelien (für Atmung und Vermehrung, daher das „pelzige" Aussehen der Kolonien).
Medizinisch wichtig sind die **Aspergillus-Gruppe** (Gießkannenschimmel) und die **Mucor-Gruppe** (Köpfchenschimmel). Beide Gruppen können verbrannte Haut befallen sowie mit Fremdkörpern in tiefere Hautschichten gelangen. Die Gehörgänge können besiedelt werden. Die Lunge kann nach Einatmen der Sporen infiziert werden, insbesondere vorgeschädigte Bezirke (TBC-Kavernen). Aspergillen können als Allergene für Asthma fungieren. Mucor besitzt eine besondere Affinität zu Blutgefäßen, dies kann zu Thrombosen führen. Aspergillus-Arten können **Aflatoxine** erzeugen, die **lebertoxisch** sind. **Verschimmelte Lebensmittel, vor allem Nüsse, daher immer verwerfen.**

2.2 Eigenschaften verschiedener Gruppen von Mikroorganismen

> **Merke:** Schimmelpilze können Ursache für allergische Beschwerden bis hin zu Asthma sein. Dabei verursachen Stoffwechselprodukte der Pilze in der Luft (MVOCs-microbial volatile organic compounds) die Beschwerden.

2.2.3.3 Dermatophyten

Diese Pilzgruppe ernährt sich von Bestandteilen der menschlichen Haut, Haare und Nägel. Auf häufigsten tritt sie als **„Fußpilz"** in Erscheinung. Wie bei den Schimmelpilzen erfolgt die Vermehrung durch Sporen, die als **Konidien** bezeichnet werden. Prophylaktisch wirkt schonendes Waschen mit tensidhaltigen Waschlösungen, therapeutisch stehen verschiedenste Präparate zur Verfügung. Bei alten Menschen sind Infektionen der Fußnägel mit Dermatophyten häufig. Die Anwendung von Salbenpräparaten ist i. d. R. hierbei nicht erfolgreich. Ist der Nagel noch nicht komplett befallen, kann mit speziellen, gegen Pilze wirksamen Lösungen oder Nagellacken versucht werden, den Nagel zu retten. Haben die Pilze das Nagelbett erreicht, wächst der Nagel fortan bereits pilzbefallen. In diesem Fall ist nur eine systemische Therapie mit Tabletten erfolgversprechend.

Lästige Liebhaber von Haut, Haare und Nägeln

> **Spezieller Pflegehinweis:** Pflegepersonal bzw. Fußpfleger, die Fußpilz und pilzbefallene Nägel behandeln, müssen entsprechende Schutzmaßnahmen treffen. Eine Keimverschleppung ist durch geeignete Desinfektionsmaßnahme und das Tragen von Einmalhandschuhen zu verhindern.

2.2.4 Parasiten

Prinzipiell unterscheidet man **Endo- und Ektoparasiten**. Endoparasiten sind z. B. Spulwürmer, Bandwürmer, Echinokokken, kurz also Parasiten, die im **Inneren** des **menschlichen Körpers** bzw. in seinen **Organen** leben.

Dem gegenüber stehen **Ektoparasiten** wie Läuse, Krätzmilben und Flöhe, also Parasiten, die auf oder in der **Haut** und auf **Haaren** leben. Während Endoparasitosen in Deutschland nicht mehr oft auftreten, sind Ektoparasiten nach wie vor relativ häufig.

Ektoparasiten von Bedeutung sind die **Kopflaus**, die **Kleiderlaus** und die **Filzlaus**.

Unter den achtbeinigen Milben ist die **Krätzmilbe Scabies** zu beachten. Hausstaubmilben können durch ihren Kot Allergikern das Leben schwer machen, den Menschen jedoch nicht direkt besiedeln.

Wo Haustiere gehalten werden, können auch Flöhe auftauchen. V. a. der Katzenfloh weist keine sehr hohe Wirtsspezifität auf und befällt auch mal gerne Menschen. Pulex irritans, der eigentliche **Menschenfloh**, ist sehr selten geworden.

2.2.4.1 Endoparasiten

A Protozoen (Einzeller)

Protozoen sind im Gegensatz zu Bakterien **Eukaryonten**, d. h. sie besitzen einen **Zellkern**, daneben noch **Organellen** und meist Geißeln. Häufig kommen sie bei Mensch und Tier vor, einige werden durch Insekten übertragen. In der Bundesrepublik Deutschland sind im wesentlichen Toxoplasmen, Trichomonaden und seltener Lamblien und Amöben von Bedeutung.

Toxoplasma gondii

Gefährlich für Schwangere – Toxoplasmen

Dieses bananenförmige Protozoon bevorzugt neben dem Menschen noch Katzen, andere Haustiere und Vögel als mögliche Wirte. Die Übertragung auf den Menschen erfolgt durch den Umgang mit Haustieren und durch den Genuss von rohem Fleisch und Salat. Die Infektion bleibt in der Regel symptomarm (Abgeschlagenheit, Lymphknotenschwellung, evtl. leichtes Fieber). Gelegentlich bilden sich kleine, verkalkte Zysten im Gehirn. Die Infektion in der **Schwangerschaft** (2. und 3. Trimenon) ist hingegen für den Embryo gefährlich. Gleichfalls stark bedroht sind AIDS-Patienten.

> **Achtung:** Zu beachten ist, dass auch alte, symptomarm oder symptomlos verlaufene Toxoplasmoseinfektionen bei einer späteren Abwehrschwäche, z. B. bei einer HIV-Infektion reaktiviert werden können. Nachfolgende Komplikationen sind z. B. Netzhaut-, Lungen- oder sogar Hirnschäden.

Trichomonas vaginalis

Trichomonaden

Dieser Flagellat kommt bei Frau und Mann in der Genitalregion vor. Er wird beim **Geschlechtsverkehr** von Mensch zu Mensch übertragen. Bei der Frau ruft er eine **Zervizitis** (Gebärmutterhalsentzündung), beim Mann eine **Harnröhrenentzündung** hervor.

Amöben

Chlorresistent und Legionellentaxi – Amöben

Tatsächlich befinden sich in unserem Trinkwasser verschiedene Amöbenspezies. Das ist darauf zurückzuführen, dass Amöben in der Lage sind, Zysten zu bilden. Diese Zysten sind gegen Chlor, das in Deutschland das gebräuchlichste Wasserdesinfektionsmittel ist, relativ resistent. Als Krankheitserreger spielen sie keine große Rolle, sie sind jedoch als **Transportorganismen für Legionellen** bekannt. In Deutschland heimische Amöben wie **Endolimax nana** können zumindest bei disponierten Menschen leichte Durchfälle hervorrufen. Die Amöbenruhr (Entamoeba histolytica) wird gelegentlich aus dem Ausland eingeschleppt.

Giardia lamblia (Lamblia intestinalis) besiedelt den **oberen Dünndarm** des Menschen, nachdem die Zysten (umweltresistente Form) mit kontaminiertem Wasser (Fäkalien) oder durch Fliegenkot kontaminierten Lebensmitteln aufgenommen wurden. Die Klinik reicht von Beschwerdelosigkeit bis zu schweren wässrigen Durchfällen. Der Nachweis erfolgt im Stuhlnativpräparat (Beweglichkeit der Lamblien oder Zysten).

Lamblien – auch in Europa heimisch

B Helminthen (Eingeweidewürmer)

Die klassischen Bandwürmer wie der **Schweine- und Rinderbandwurm** und der **Fischbandwurm** sind durch die heute üblichen Lebensmittelkontrollen selten geworden. Die Parasiten, die die beachtliche Länge von über zehn Metern erreichen können und z. T. eine hohe Lebenserwartung (mehrere Jahre) haben, werden daher kaum noch gefunden. Bandwürmer erkennt man an der Ausscheidung sog. **Proglottiden** (Bandwurmteile), die den ausgedehnten, verzweigten Uterus der Parasiten enthalten. Diese meist beweglichen, breiten und abgeflachten Wurmteile und der Ei-Nachweis im Stuhl sichern die Diagnose. Eine **Wurmkur** schafft schnell Abhilfe.

Große Würmer – heute selten

Weitaus gefährlicher sind der **Hunde- und der Fuchsbandwurm** (Echinococcus granulosus und Echinococcus alveolaris). Diese Würmer wandern über die Darmwand in das Lebergewebe ein, wo sie sich ähnlich einem Tumor ausbreiten oder große zystische Blasen bilden. Die Therapie erfolgt chirurgisch durch Entfernung der Zysten und der befallenen Leberbezirke. Hunde- und Fuchsbandwurm kann durch Waldbeeren, Fallobst und Pilze übertragen werden. Werden diese Nahrungsmittel gekocht, besteht keine Ansteckungsgefahr.

Echinokokken – eine OP-Indikation

Haustiere können z. B. **Spulwürmer** wie Toxocara canis übertragen. Werden Haustiere in Einrichtung des Gesundheitsdienstes gehalten, oder kommen diese zu Besuch, ist eine regelmäßige Entwurmung nachzuweisen (siehe auch Kapitel 9).

Haustiere entwurmen

In der Bundesrepublik Deutschland sind **Oxyuren** (Enterobius vermicularis) verbreitet. Die Madenwürmer können über Eier, die das Weibchen nachts in der Analregion ablegt, die daraufhin stark zu jucken anfängt, von Mensch zu Mensch weitergegeben werden, aber auch den gleichen Menschen immer wieder infizieren. Der Nachweis der Würmer erfolgt durch den **Klebestreifentest**. In der Analregion wird ein Klebestreifenabklatsch mit klarem Klebefilm vorgenommen; anschließend werden die Eier mikroskopisch nachgewiesen.

Oxyuren – oft bei Kindern

Therapie: Durch die Verabreichung von Vermiziden (Wurmmitteln) werden die Parasiten abgetötet und rasch eine Heilung herbeigeführt.

2.2.4.2 Ektoparasiten

Sarcoptes scabiei (Krätzmilbe)

Bei **Krätzmilbenbefall** unterscheidet man die klassische Krätze von der krustösen Krätze (Scabies norvegica). Die unterschiedlichen Krankheitsbilder werden von der gleichen Milbenspezies ausgelöst. Gemäß § 34 IfSG sind die Erkrankungen in Einrichtungen für Kinder und Jugendliche im Einzelfall, sonst bei Ausbrüchen meldepflichtig. Die Anzahl der Milben pro betroffenem Patienten entscheidet über den Verlauf. Bei der krustösen Krätze ist der Faktor um das 20- bis 100fache höher. Die Milbe, die sich vom Ei über das Larven- und Nymphenstadium zum erwachsenen Tier entwickelt, gräbt Gänge in die oberste Hautschicht (Stratum corneum) des Menschen.

Symptome

Die Betroffenen verspüren einen oft **heftigen Juckreiz**, der weniger durch die Milbe selbst als durch ihren Kot ausgelöst wird. Wenn sie kratzen, kann durch das **Aufkratzen** der Gangmündungen und nachfolgende **bakterielle Infektionen** das Bild so verändert werden, dass die Skabiesdiagnostik stark erschwert wird. Die Milbe verhungert ohne Wirt nach 4 bis 5 Tagen. Die Übertragung der Milben findet durch begattete Weibchen statt. Innerhalb von 30 Minuten haben sie sich in die Hornschicht der Haut eingebohrt. Bei niedrigen Temperaturen (12 °C) und feuchter Luft sind sie sogar bis zu 14 Tage überlebensfähig. Ab 16 °C werden sie immobil. Milben sitzen gelegentlich auf Hautschuppen und werden dann buchstäblich verloren. Dies erklärt, weshalb mögliche Übertragungswege außer dem direkten Kontakt von Mensch zu Mensch auch Matratzen, Handtücher, Waschlappen, ja sogar Polstermöbel oder Hautcreme sein können. (Zur Bekämpfung ☞ Kapitel 4.6.9.6.)

Kopfläuse

Kopfläuse können jedes behaarte Körperteil befallen

Befall mit Kopfläusen ist heute noch relativ häufig, vor allem in Einrichtungen für Kinder und Jugendliche. Die sechsbeinige Kopflaus klebt ihre **Eier**, die sog. **Nissen**, an die Kopfhaare, kann aber auch andere behaarte Körperstellen befallen. Nach 18 bis 21 Tagen ist der **Lebenszyklus Ei – Larve – vermehrungsfähige Laus** abgeschlossen. Mit einer Größe von 2,5 bis 3 mm sind Läuse mit bloßem Auge erkennbar; bei der Suche ist jedoch eine Lupe hilfreich. Untersucht werden müssen Schläfen, Ohren- und Nackengegend, bei starkem Befall oder entsprechenden Hautläsionen auch Barthaar und Brustbehaarung.

Kopfläuse übertragen in Deutschland keine Krankheitserreger, ihr Speichel führt aber zu ausgeprägtem **Juckreiz**. Durch Kratzen mit nachfolgender bakterieller Sekundärinfektion entsteht ein **ekzemähnliches Bild** mit kleinen, **eiternden Wunden**, ggf. mit **Schwellung** der betreffenden regionalen **Lymphknoten**.

Neben der direkten Übertragung „von Kopf zu Kopf" werden Läuse über Kleidung, Kämme, Haarbürsten, Kopfkissen, Decken und Plüschtiere übertragen. (Zur Bekämpfung ☞ Kapitel 4.6.9.7.)

2.3 Wer ist wer in der Welt der Mikroorganismen

2.3.1 Meldepflichtige Krankheiten und ihre Erreger

In der nachfolgenden Tabelle werden verschiedene Krankheitsbezeichnungen genannt und Erreger, Übertragungswege und Leitsymptome angegeben. Diese Tabelle soll die Zuordnung meldepflichtiger Erkrankungen (entsprechender Paragraph des IfSG in Klammern) mit den notwendigen Schutzmaßnahmen erleichtern.

Tab. 2.: Meldepflichtige Erkrankungen

Krankheit (§ IfSG)	Erreger	Übertragungsweg	Leitsymptom
Botulismus (6)	Clostridium botulinum	Lebensmittel	Schluckstörungen, Doppelbilder
Cholera (6, 34)	Vibrio cholerae	Wasser, Lebensmittel	wässriger, heller Durchfall, viele Entleerungen am Tag
Diphtherie (6, 34)	Corynebacterium diphtheriae, toxinbildend	von Mensch zu Mensch über die Luft oder direkten Kontakt	Halsentzündung, membranöse Beläge der Mandeln
Enteritis durch enterohämorrhagische Escherichia coli (EHEC) (6, 34)	EHEC	kontaminierte Lebensmittel, rohes Fleisch, fäkal-oral	Durchfälle, später evtl. Anämie und Nierenversagen im Rahmen des hämolytisch-urämischen Syndroms (HUS)
Virusbedingtes hämorrhagisches Fieber (6, 34)	Marburg-Virus, Ebolavirus, Denguevirus und andere	unterschiedlich, meist Insekten, in Europa nur aerogener Übertragungsweg relevant	hohes Fieber mit Blutungsneigung nach Auslandsaufenthalt
Haemophilus-influenzae-Typ B-Meningitis (34)	Haemophilus influenzae Typ B	von Mensch zu Mensch über die Luft oder durch direkten Kontakt	Fieber, Kopfschmerzen, Nackensteifigkeit, oft nach Erkältung

Krankheit (§ IfSG)	Erreger	Übertragungsweg	Leitsymptom
Hepatitis A oder E (6, 34)	Hepatitisviren	Lebensmittel, Kontakt mit Erkrankten	Müdigkeit, Abgeschlagenheit, Appetitlosigkeit, Gelbfärbung der Augäpfel und der Haut (Ikterus)
Hepatitis B, C, D (6)	Hepatitisviren	Blut, Stuhl	wie Hepatitis A und E, chronische Verlaufsformen möglich
Impetigo contagiosa (ansteckende Borkenflechte) (34)	Staphylococcus aureus, Streptococcus pyogenes	Kontakt (Schmierinfektion)	eitrige Pusteln auf der Haut
Keuchhusten (34)	Bordetella pertussis	aerogen von Mensch zu Mensch	Halsschmerzen, Erkältung, später heftige, vor allem nächtliche Hustenattacken
ansteckungsfähige Lungentuberkulose (6, 34)	Mycobacterium bovis, tuberculosis, africanum, microti	aerogen von Mensch zu Mensch	schleichende Gewichtsabnahme, Müdigkeit, „Depression", Husten
Masern (6, 34)	Morbillivirus	aerogen von Mensch zu Mensch	Halsschmerzen, Fieber, später konfluierende rote Hautflecken
Meningokokken – Meningitis oder – Sepsis	Neisseria meningitidis	aerogen von Mensch zu Mensch	Halsschmerzen, Fieber, später Kopfschmerzen, Nackensteifigkeit
Mumps (34)	Mumpsvirus	aerogen von Mensch zu Mensch	Halsschmerzen, Fieber, Schwellung der Speicheldrüsen (Parotitis)
Paratyphus (6, 34)	Salmonella paratyphi A, B, C	Lebensmittel, fäkal-oral (Ausland)	Fieber, Gelenk- und Kopfschmerzen, inital Obstipation, später Diarrhoe

Krankheit (§ IfSG)	Erreger	Übertragungsweg	Leitsymptom
Pest (6, 34)	Yersinia pestis	Beulenpest (Rattenfloh) Lungenpest (aerogen von Mensch zu Mensch)	Lymphknotenschwellung v. a. im Achsel- und Halsbereich schwere Lungenentzündung, Bluthusten (Hämoptoe)
Poliomyelitis (Kinderlähmung) (6, 34)	Polioviren	aerogen von Mensch zu Mensch	plötzlich auftretende, schlaffe Lähmung oder fieberhafter Verlauf mit Muskelentzündung
Skabies (Krätze), krustöse Krätze (34)	Krätzmilbe Sarcoptes scabiei	von Mensch zu Mensch, Kleidung und Pflegeutensilien	rote, juckende Flecken in den Gelenkbeugen, u. U. am gesamten Rumpf oder Rücken
Scharlach (34)	Streptococcus pyogenes (Streptokokken der serologischen Gruppe A)	Kontakt, aerogen	Halsschmerzen wie bei Angina, später auftretendes, feinflächiges Scharlachexanthem, auch auf Schleimhäuten (Enathem)
Shigellose (6, 34)	Shigella dysenteriae	Lebensmittel, Wasser	Durchfälle, bakterielle Ruhr
spongiforme humane Enzephalopathie (nicht hereditär) (6)	Prionproteine	Transplantate, kontaminierte Instrumente, Lebensmittel	unspezifisch, Depression, Gedächtnisstörung, Ataxie, Demenz
Tollwut (6)	Rabiesvirus	Tierbiss, Tierspeichel	Schluckbeschwerden, später Koma
Typhus abdominalis (6,34)	Salmonella typhi	Lebensmittel	wie Paratyphus, jedoch deutlich schwererer Verlauf
Windpocken (34)	Varizella-Zoster-Virus	aerogen von Mensch zu Mensch, Kontakt mit Gürtelrose-Bläschen	Halsschmerzen, Fieber, wässrige Bläschen, die platzen und dann abheilen

2.3.2 Wer ist wer in der Bakterienwelt?

Mikrobiologische Befunde weisen oft fachlich korrekte Bakteriennamen auf, die man aber leider nicht kennt. Diese Tabelle soll helfen, den Keim richtig zuzuordnen, um dann eine angemessene Risikoabschätzung vornehmen zu können.

Tab. 3: Krankheitserreger und ihre Herkunft

Bakterienname	Umwelt	menschliche Flora	Darmkeim	tierassoziierter Keim	Wasser
Achromobacter	×				×
Acinetobacter	×				
Actinobacillus		×			
Actinomyces		×			
Aerococcus	×				
Aeromonas			×		
Afipia				×	
Agrobacterium	×				
Alcaligenes					×
Arcanobacterium	×			×	
Bacillus	×				
Bacteroides			×		
Bartonella				×	
Bifidobacterium		×			
Borrelia				×	
Brucella				×	
Burkholderia					×
Campylobacter				×	
Capnocytophaga		×		×	
Cedecea			×		
Chryseomonas					×
Citrobacter			×		
Clostridium	×		×		
Coxiella	×			×	
Edwardsiella			×		
Eikenella		×			
Enterobacter			×		
Enterococcus			×		

2.3 Wer ist wer in der Welt der Mikroorganismen

Bakterienname	Herkunft des Erregers				
	Umwelt	menschliche Flora	Darmkeim	tierassoziierter Keim	Wasser
Erysipelothrix				×	
Escherichia			×		
Eubacterium		×			
Ewingella			×		
Flavobacterium					×
Francisella				×	
Fusobacterium		×			
Haemophilus		×			
Hafnia			×		
Johnsonella			×		
Klebsiella			×		
Legionella					×
Leptospira					×
Listeria	×			×	
Micrococcus		×			
Moraxella		×			
Morganella			×		
Neisseria		×			
Oerskovia		×			
Pantoea	×		×		
Pasteurella				×	
Peptococcus			×		
Peptostreptococcus			×		
Plesiomonas					×
Porphyromonas		×			
Prevotella		×			
Propionibacterium		×			
Proteus			×		
Providencia			×		
Pseudomonas					×
Salmonella			×		
Serratia			×		
Shigella			×		

Bakterienname	Herkunft des Erregers				
	Umwelt	menschliche Flora	Darmkeim	tierassoziierter Keim	Wasser
Staphylococcus		x			
Stenotrophomonas	x				
Vibrio					x
Yersinia			x		

2.4 Die Waffen des Körpers

Unwillige Wirte: Abwehrmechanismen

Nach dieser Masse von Erregern mit all ihren Tricks und Kniffen könnte man meinen, wir Menschen stünden auf verlorenem Posten. Weit gefehlt, unsere körpereigene Abwehr ist ein Wunderwerk der Natur, durchaus sehr vielen Herausforderungen gewachsen. Sie besteht aus der:

Barrierefunktion der Haut und Schleimhaut

Begrenzung und Außenweltkontakt

Haut und Schleimhaut grenzen unseren Körper nach außen ab und schützen ihn v. a. mechanisch vor Infektionen. Wird die Haut oder die Schleimhaut verletzt, sorgt eine mehr oder weniger starke **Blutung** dafür, dass Schmutzpartikel aus der Wunde „gespült" werden. Durch die **Blutgerinnung** wird die Wunde rasch verschlossen, um weitere Erreger abzuhalten.
Die Luftwege können durch **Nasenbehaarung** zur Grobfilterung der eingeatmeten Luft sowie **Flimmerepithelien** in der Luftröhre auf mechanischem Wege Erreger aus der physiologischerweise sterilen Lunge fern halten.
Der Gastrointestinaltrakt verfügt über **Kolonisationsresistenz** (siehe unten) und das **lymphatische System**. Das **schleimhautassoziierte Abwehrsystem** kann durch bestimmte Zellen darüber hinaus als „Trainingslager" für die gesamte körpereigene Abwehr dienen.
Die Harnwege sind bis auf die Harnröhrenmündung steril und verfügen gleichfalls über eine Art „Fresszellen", mit denen sie aufsteigende Bakterien abwehren können. Regelmäßige **Spülung** durch den **abfließenden Harn**, besonders, wenn er schwach sauer ist, trägt darüber hinaus zur Aufrechterhaltung der Sterilität in den Harnwegen bei.

Kolonisationsresistenz

> **Definition:** Unter diesem Begriff versteht man die Besiedlung von Haut und Schleimhäuten mit der natürlichen Bakterienflora. Die dabei erzielte Keimdichte ist beträchtlich (☞ „Der Mensch als Wirt für Mikroorganismen", Kap. 2.1). Manche Erreger besiedeln ohne das Auftreten von Infektionszeichen oder Bildung von Antikörpern.

Schutz durch Flora

Die Funktion „Kolonisationsresistenz" kann sehr gut plastisch dargestellt werden, indem man sich einen Parkplatz bei einer Großveranstaltung vorstellt. Überall dort, wo schon ein Auto steht, kann keines mehr abgestellt werden. Das Gleiche gilt für die Standortflora auf menschlicher Haut und Schleimhäuten. Wo sich bereits große Mengen von Bakterien befinden, haben es Eindringlinge schwer, noch einen Platz zu finden. Wiederholt auftretende Infektionen zeigen jedoch, dass es nicht unmöglich ist.

Die „chemischen Waffen" des Blutes

Erreger in der Blutbahn führen nicht zwangsläufig zu einer Infektion. Im Gefäßsystem steht eine „Proteinkaskade" bereit, das sog. **Komplementsystem**. Das normalerweise aus mehreren Proteinkomplementen bestehende System wird durch Erregerstrukturen aktiviert und bildet den sog. **„Membran-Attacke-Komplex"**, der in der Lage ist, die Bakterienzellwand zu durchbrechen. Die Bakterien, die ja nicht über innere Organe verfügen, laufen buchstäblich aus und werden so getötet. **„Chemotaxis"** nennt man das Anlocken von **Makrophagen** (Fresszellen) durch die Spuren der ausgelaufenen Bakteriensubstanz. Die chemische Abwehrfunktion des Blutes wird insgesamt als **„unspezifische humorale Abwehr"** bezeichnet.

Chemische Abwehr

Darüber hinaus kann das Komplementsystem auch in Teilen Erreger für Fresszellen Makrophagen (s.u.) markieren.

Rufbereite Zellen – die unspezifische zelluläre Abwehr

Makrophagen stehen nicht nur im Blutstrom zur Verfügung, sondern auch regional in Organen, zum Beispiel in der Lunge.

Killerzellen

Die sog. **natürlichen Killerzellen** eliminieren virusbefallene Zellen. Von Viren befallene Zellen „verraten" sich durch veränderte Oberflächenstrukturen und werden angegriffen und zerstört.

Natürliche Killerzellen können über Neurotransmitter und Zytokine mit dem zentralen Nervensystem Informationen austauschen. Die relativ neue Wissenschaft der **Psychoneuroimmunologie** beschäftigt sich mit diesen Fragestellungen. Das Wissen unserer Vorfahren, dass der **Zustand der Psyche** die **Infektionsabwehr** mitbestimmt, kann nun biochemisch bewiesen werden.

Den Steckbrief übergeben – die Funktion der antigenpräsentierenden Zellen

Vom Antigen zur spezifischen Abwehr

Die Aufgabe der unspezifischen Abwehr besteht in der Bekämpfung von Mikroorganismen, die in den Körper gelangen. Die spezifische Abwehr dagegen bekämpft bestimmte Erreger, die eine Infektion im Körper auslösen konnten. Die sog. antigenpräsentierenden Zellen vermitteln den **Übergang zur spezifischen Abwehr**. Diese Zellen sind in der Lage, z. B. bakterielle Antigene zusammen mit anderen Proteinen auf ihrer Oberfläche zu präsentieren. Damit gibt die Zelle den „Erregersteckbrief" an Zellen (Lymphozyten aus der sog. B- und T-Reihe) weiter. Diese Zellen sind aufgrund ihrer genetischen Ausstattung befähigt, eine große Zahl von Erregerantigenen zu „bearbeiten" und eine **passende Immunantwort** einzuleiten. Im Falle der B-Zellen wird die Antikörperproduktion aufgenommen, im Falle der **T-Zellen** werden **spezialisierte Helfer- (CD4-) und Effektor- (CD8-) Zellen** entwickelt.

Die Helferzellen unterstützen dabei die **Zusammenarbeit von B-und T-Effektorzellen**, deren Aufgabe das Vernichten von Erregern und virusbefallenen, körpereigenen Zellen ist.

Merke: Wurde die Infektion erfolgreich bekämpft, hinterlassen virale Infektionen und manche Bakterienerkrankungen einen lang anhaltenden **Immunschutz**, der durch sog. **Gedächtniszellen** aufrechterhalten wird. Gedächtniszellen ermöglichen bei erneutem Erregerkontakt eine **rasche Abwehrreaktion**.

Bakterielle Infektionen hinterlassen seltener eine lang dauernde **Immunität**, meist nur dann, wenn das Krankheitsbild nicht durch das Bakterium selbst, sondern z. B. durch sein **Toxin** (wie bei Tetanus oder Keuchhusten) ausgelöst wurde.

Den Effekt der Gedächtniszellen macht man sich auch bei der **Impfung** zu Nutze (☞ Kapitel 2.6).

Wann lässt die Abwehr nach?

Abwehrstörungen

Diese normalerweise gut funktionierenden Abwehrfunktionen sind im Alter, aber auch bei bestimmten Erkrankungen, herabgesetzt. Abwehrschwäche liegt in der Regel vor bei:

- hohem Alter (Nachlassen der Eiweißproduktion, also auch der Antikörperproduktion),
- Immobilität (Nachlassen der Flimmerhärchenaktivität in der Lunge, verminderter Sekretabtransport etc.),
- Nikotin- und Alkoholmissbrauch (Beeinträchtigung des Stoffwechsels),
- Zuckerkrankheit (Diabetes mellitus mit Beeinträchtigung des Stoffwechsels),

- chronischen Erkrankungen (z. B. Asthma, Arthritis, Psoriasis, lokale Abwehrstörungen),
- Krebserkrankungen (Stoffwechselbeeinträchtigung),
- Immunschwächeerkrankungen wie AIDS u. a.,
- nach Transplantationen (abwehrschwächende Therapie zum Schutz des Transplantates),
- Leberschäden (verminderte Eiweißproduktion, reduzierte Stoffwechselleistung),
- offenen chronischen Wunden (gestörte Barrierefunktion, herabgesetzter Allgemeinzustand),
- medikamentöser Therapie mit Kortisonpräparaten, Immunsuppressiva u. a.,
- Depression (Bewegungsmangel, negativer Einfluss psychischer Störungen).

Darüber hinaus erleichtern **akute Virusinfektionen** Bakterien die Infektion. Jeder **„unnatürliche Weg"** im Körper, z. B. **Venenkatheter, Tracheostoma, Harnwegskatheter** etc. führt gleichfalls zu einem erhöhten Risiko, bedingt durch die Wunde an der Eintrittsstelle und das Fremdkörpermaterial, das vor allem Bakterien Schlupfwinkel bietet.

2.5 Infektiologie – vom Kontakt zur Krankheit

Die Infektionswege, auf denen die Erreger zu uns gelangen sind vielgestaltig:

Woher Erreger kommen

- über Lebensmittel und Wasser,
- durch Kontakt von Mensch zu Mensch oder von Tier zu Mensch,
- über Insektenstiche,
- über kontaminierte (mit Erregern behaftete) Gegenstände,
- über die Luft (Einatmen von erregerhaltigem Aerosol).

Der Infektionsablauf ist entsprechend unterschiedlich, kann aber allgemein so dargestellt werden:
Bakterien gelangen in den Körper und heften sich an das Gewebe ihres Wirtes. Mit Hilfe ihrer nach außen abgegebenen Stoffwechselenzyme und Toxine verdauen sie das Gewebe und vermehren sich durch Teilung. Die körpereigene Abwehr des Wirtes beginnt mit Gegenmaßnahmen (chemische Abwehr, Makrophagen, Granulozyten, Fieber). Die Symptome richten sich nach Erreger und Infektionsort. Eventuell unterstützt durch Antibiotika besiegt die Infektionsabwehr schließlich die Erreger, der Wirtsorganismus wird gesund. Nur wenn die Abwehrfunktion nicht ausreichend ist, schreitet die Infektion fort, meist, indem die Keime in die Blutbahn gelangen und sich im ganzen Körper ausbreiten (Sepsis).

Infektionsablauf

Kolonisationsmodell „Biofilm"

Schleimiger Bakterienmix

Als Ursache **chronischer Infektionen** wie z. B. Parodontitis (Zahnfleischentzündung mit Zahnfleischschwund) sowie für die unreine Phase **chronischer Wunden** als Folge eines Dekubitus bzw. venöser oder arterieller Mikrozirkulationsstörungen hat sich das Kolonisationsmodell, von einigen Autoren als „Biofilm" bezeichnet, herausgestellt.

Biofilme entstehen durch die Anlagerung zunächst weniger Bakterien der gleichen Art, die sich mittels ihrer Haftorgane am Wundgrund anlagern. Sie sind in der Lage, sich gegenseitig wahrzunehmen, was wiederum ein Gen einschaltet. Dieses Gen führt – vereinfacht ausgedrückt – zur „Schleimbildung". Wissenschaftlich wird dieser Schleim als Matrix oder Glykokalix bezeichnet und bewirkt dreierlei:
Schutz der Bakterien vor Antibiotikawirkung.
Zusätzlich vor der Einwirkung von Antiseptika und Besiedelung mit weiteren Keimen.

Im Biofilm herrscht ein Sauerstoffgefälle. Auf dem Wundgrund siedeln sich eher **Anaerobier** an, Bakterien, die unter Sauerstoffabschluss leben. Obenauf finden sich **fakultative Anaerobier** oder **obligate Aerobier** wie Pseudomonas aeruginosa.

> **Spezieller Pflegehinweis:** Der Biofilm muss vor der weiterführenden Therapie durch den Einsatz von Antiseptika entfernt werden. Hierzu bieten sich im Wundbereich Detergenzien (Wundreinigungsmittel) an. Wasserstoffperoxid kann durch die Freisetzung von Sauerstoff zur Ablösung des Biofilms beitragen.

Der Biofilm bildet sich auch in flüssigkeitsführenden Systemen wie in Katheterlumina von Harnwegs- wie auch Venenkathetern.

2.5.1 Typische bakterielle Infektionen

Infektionsmuster der Bakterien

Typische bakterielle Infektionen sind:

Abszess

Der Abszess ist eine Eiteransammlung in einer durch Gewebeeinschmelzung entstandenen Höhle. Abszesse können bspw. in der Muskulatur (Spritzenabszess) auftreten. Sie können spontan aufbrechen, wobei der Eiter nach außen abfließt, oder chirurgisch gespalten werden. Eröffnung und Abfluss des Eiters (Drainage). Eine Antibiotikatherapie ist bei Abszessen in der Regel nicht sinnvoll.

Empyem

Als Empyem wird eine Eiteransammlung in bereits vorhandenen Körperhöhlen wie Gelenken, dem Pleuraspalt oder der Kieferhöhle bezeichnet. Die jeweilige Körperhöhle füllt sich dabei ganz oder teilweise mit Eiter.

Phlegmone oder Erysipel

Hier breiten sich Bakterien wie Staphylococcus aureus oder Streptococcus pyogenes (Erysipel) ohne Eiterbildung flächenhaft in der Haut aus. Die betroffenen Hautabschnitte sind hoch gerötet, überwärmt und schmerzempfindlich. Im Gegensatz zu Abszess und Empyem, wo nur eine Drainage Erfolg bringen kann, muss diese Erkrankung auf jeden Fall antibiotisch angegangen werden.

Andere bakterielle Infektionen

> **Merke:** Andere bakterielle Infektionen werden meistens allgemein als Entzündung bezeichnet und mit der Endung „-itis" bedacht.

Sepsis

Eine besondere Form der bakteriellen Infektion, die den ganzen Körper erfasst, ist die Sepsis. Hier sind Keime in großer Anzahl in die Blutbahn eingedrungen und werden in die Organe geschwemmt. Der bakterielle Stoffwechsel kann dabei zu einem **septischen Schock** führen oder **Embolien** auslösen.

Bakterielle Pneumonie

Die Pneumonie (Lungenentzündung) wird meist durch Streptococcus pneumoniae ausgelöst und ist i. d. R. auf **einen Lungenlappen (Lobärpneumonie)** begrenzt. Sie geht mit hohem Fieber, rostbraun-eitrigem Auswurf und typischen Atemgeräuschen einher. Diesem Krankheitsbild steht die sog. **atypische Pneumonie** gegenüber, die i. d. R. nicht auf einen Lungenlappen begrenzt ist, mit mäßigem Fieber, überwiegend trockenem Husten und geringen Rasselgeräuschen beim Abhören einhergeht.

> **Merke:** Bakterielle Infektionen verlaufen häufig akut. Nur wenige verlaufen sehr langwierig wie die Tuberkulose oder chronisch wie z. B. die Endokarditis, wenn sie nicht behandelt wird. Außer dem Abszess und – mit Einschränkung – dem Empyem werden bakterielle Erkrankungen wirkungsvoll durch die Gabe von Antibiotika bekämpft. Entscheidend ist, ob das Bakterium für das entsprechende Antibiotikum sensibel (empfänglich) ist, oder ob sich bereits Resistenzen gebildet haben.

2.5.2 Mögliche Verlaufsformen von Virusinfektionen

Virusinfektionen – nicht immer nach Schema „F"

Fast jeder denkbare Infektionsverlauf durch Viren ist möglich. Prinzipiell kann man folgende Unterteilungen treffen:

Stille Infektion

Nicht immer folgt dem Viruskontakt auch eine Infektion, oder die Infektion verläuft symptomarm bzw. symptomlos. Der Körper setzt sich aber dennoch mit dem Erreger auseinander und bildet Antikörper, die oft noch nach Jahren nachgewiesen werden können.

Akuter Verlauf

Hier wird die Infektion offensichtlich. Die Krankheit klingt jedoch vollständig ab, ohne Spätschäden zu hinterlassen. Zurück bleiben Antikörper, die oft über viele Jahre oder sogar lebenslang nachgewiesen werden können. Ein verzögerter Krankheitsverlauf ist möglich, d. h., nach einer zunächst eintretenden Besserung verschlechtert sich das Krankheitsbild noch einmal, um dann vollständig abzuklingen.

Chronisch rezidivierende Infektion

Nach der initialen und symptomatischen Infektion verlassen die **Viren** den Organismus nicht, sondern **kapseln sich in Zellen ab**, in denen sie gewissermaßen „ruhen" können. Die Infektion kann i. Abh. v. der Abwehrlage des Wirtsorganismus wieder aufflammen.

Chronisch persistierende Infektion

Diese Form der Infektion führt nach Virusbefall des entsprechenden Organs zu einem schleichenden Verlauf. Obwohl die Symptomatik des Krankheitsbildes sehr schwach ausgeprägt oder fast gar nicht vorhanden sein kann, werden ständig neue Viren produziert. Der betroffene **Patient** ist also **dauerhaft infektiös**. Diese Verlaufsform ist z. B. bei **Hepatitis B** und **Hepatitis C** möglich.

Chronisch aggressive Infektion

Die chronisch aggressive Infektion stellt eine Virusinfektion über einen langen Zeitraum dar. Zellen werden dabei permanent geschädigt, das Leben des infizierten Patienten wird durch Organfunktionsstörungen oder -versagen verkürzt. Dauerhaft werden relativ große Mengen an Viren erzeugt, der Betroffene ist bis zu seinem Lebensende infektiös. Beispiele für solche Infektionsabläufe stellen bestimmte Formen der **Hepatitis B-** und die **HIV-Infektion** dar.

2.6 Schutzimpfungen

2.6.1 Prinzip der Impfung

Durch **abgeschwächte, lebende Infektionserreger** wird die körpereigene Abwehr „trainiert". Gegen diese Impfkeime findet eine Antikörperbildung statt, die beim Auftreten der „echten" Krankheitskeime eine schnelle Antikörpervermehrung bewirkt und die eindringenden Mikroorganismen unschädlich macht. Andere Impfstoffe bestehen aus **toten** oder aus **Teilen von Erregern**. Im Falle der Diphtherie- und Tetanusimpfung werden die **Giftstoffe** (Toxine) der jeweiligen Bakterien **chemisch verändert** (**Toxoide**). Die entsprechenden Antikörper bieten Schutz bei einer Infektion.

Impfung – „Training" für die Abwehr

> **Merke:** Schutzimpfungen können die jeweilige Infektion vollständig verhindern oder aber stark abschwächen. Komplikationen und Nebenwirkungen sind bei den öffentlich empfohlenen Impfungen, die im Impfplan der ständigen Impfkommission (STIKO) am Robert-Koch-Institut angegeben sind, relativ selten.

2.6.2 Wann soll nicht geimpft werden?

Die beste Wirkung von Impfungen wird erzielt, wenn der Körper gesund ist.
Impfungen sollten daher nicht durchgeführt werden:

- während akuter Infektionen,
- bei anderen akuten Erkrankungen, z. B. im akuten Schub einer Neurodermitis,
- bei vorbekannten heftigen Impfreaktionen (mit Fieber und Hautreaktionen).

Bei bekannter Allergie sowie während einer hoch dosierten Kortisonbehandlung ist eine Risikoabwägung vor der Entscheidung zur Impfung notwendig.

Kontraindikationen

2.6.3 Wer ist im Betrieb für den Impfschutz zuständig?

Gemäß der BGV C8 (UVV „Gesundheitsdienst", früher VBG 103) ist der Arbeitgeber verpflichtet, den Arbeitnehmer über Schutzimpfungen aufzuklären. Die Impfung ist jedoch freiwillig, da es in Deutschland keine Impfpflicht gibt. Die Kosten für die **Hepatitis-B-Impfung** muss der Arbeitgeber tragen (§ 4 BGV C8). Die Impfungen werden vom **Betriebsarzt** festgelegt, der auch die Voruntersuchung durchführt und die korrekte Durchführung überwacht.

Zuständigkeiten

2.6.4 Empfohlene Schutzimpfungen für das Pflegepersonal

Funktion

Die derzeit von der ständigen Impfkommission des Robert-Koch-Institutes empfohlenen Impfungen haben den Zweck, Pflegepersonal und Bewohner vor schweren Infektionen zu schützen. Unter diesem Gesichtspunkt sind derzeit die im Folgenden aufgeführten Schutzimpfungen sinnvoll.

Hepatitis B-Impfung

Hepatitis B-Impfstoffe haben den Nachteil, dass sie u. U. schlecht wirken und daher nach relativ kurzer Zeit eine Nachimpfung erforderlich sein kann.

> **Beachte:** Dennoch ist die Hepatitis B-Impfung für Pflegepersonal zu empfehlen, da Infektionsgefahr bei Kontakt mit Blut, Körperflüssigkeiten und Stuhl besteht.

Evtl. schlechte Wirkung des Impfstoffes

Die Hepatitis B-Impfung erfolgt durch Applikation der Erstdosis. Vier bis acht Wochen später wird die zweite und nach sechs Monaten die dritte Dosis verabreicht. Nach der dritten Impfung ist eine Titerkontrolle erforderlich, die eine Beurteilung des Impferfolgs und der Antikörperbildung erlaubt. Der ermittelte Titerwert erlaubt eine Abschätzung, wann eine Kontrolluntersuchung bzw. eine Nachimpfung erforderlich ist.

Hepatitis A-Impfung

Zunehmend hat sich die Erkenntnis durchgesetzt, dass eine Hepatitis A-Impfung auch in Deutschland eine sinnvolle Ergänzung ist. Die Hepatitis A wird auf verschiedensten Wegen übertragen und ist dadurch schneller zu akquirieren als die Hepatitis B. Sie wird relativ häufig aus dem Ausland eingeschleppt, und auch in Deutschland werden regelmäßig Neuerkrankungen beobachtet. Die Hepatitis B- und die Hepatitis A-Impfung werden kombiniert in einer Spritze angeboten, können aber auch einzeln verabreicht werden.
Die Hepatitis A-Impfung (zweimalige Gabe) ist fast immer erfolgreich, Titerkontrollen sind daher nicht erforderlich.

Tetanusschutzimpfung

> **Hinweis:** Die Tetanusimpfung wirkt in aller Regel umgehend und schützt vor der spastischen Lähmung nach Infektion. Sie muss alle zehn Jahre aufgefrischt werden, bei ausgedehnten Verletzungen früher. Es ist zweckmäßig, die **Tetanusimpfung** mit einer **Diphtherieimpfung** zu **kombinieren**. Dies kann durch eine Injektion geschehen.

Diphtherieimpfung

Auch gegen Diphtherie besteht normalerweise durch eine Impfung im Kindesalter Impfschutz. Allerdings geht dieser nach zehn Jahren verloren, so dass regelmäßige Auffrischungen erfolgen sollten. Obwohl die Diphtherie in Osteuropa wieder rückläufig ist, sollte der Schutz wieder aufgefrischt werden. Nach Grundimmunisierung und Auffrischungsinjektion besteht der Impfschutz für weitere zehn Jahre.

Bedeutung

Grippeschutzimpfung

Die Grippeschutzimpfung muss jährlich neu durchgeführt werden, da die Grippeerreger dazu neigen, ihre Oberflächenantigene stark zu verändern. Eine einmalige Injektion gewährt ausreichend Schutz für die jeweilige Saison.

Merke: Die Grippeschutzimpfung ist im Altenpflegebereich besonderes empfehlenswert, da die Grippe bei älteren Menschen tödlich verlaufen kann. Jüngere, sonst gesunde Menschen erkranken gleichfalls relativ schwer, und Komplikationen wie eitrige Bronchitis und Lungenentzündung sind nicht selten. Nach Möglichkeit sollten daher Pflegende und Bewohner geimpft werden.

2.6.5 Empfohlene Schutzimpfungen für Bewohner

Auch die Bewohner sollten über ausreichenden Impfschutz verfügen. Neben Tetanus, Diphtherie und Influenza ist die Impfung gegen **Pneumokokken** sinnvoll. Sie richtet sich gegen die Kapsel der Pneumokokken. Die Impfung schwächt den Verlauf der Pneumokokkenpneumonie und verhindert Komplikationen wie die Meningitis.

2.7 Von Proben für die Mikrobiologie und Befunden

Normalerweise ist die Entnahme mikrobiologischer Proben in Pflegeeinrichtungen Arztsache. U. U. müssen Proben aber auch vom Pflegepersonal entnommen und versandt werden.
Folgende mikrobiologische Proben werden in Pflegeeinrichtungen besonders häufig entnommen: Urinproben, Stuhlproben, Wundabstriche, Rachenabstriche, Abstriche auf multiresistente Erreger, besonders MRSA und Trachealsekret.

Das muss das Labor wissen

Um dem Labor eine optimale Interpretation der angezüchteten Keime zu ermöglichen, müssen auf dem Begleitschein folgende Angaben gemacht werden:

- Patientendaten (Name, Vorname, Geburtsdatum, ggf. Geschlecht).
- Art des Untersuchungsmaterials und Entnahmebereich (z. B. Wundabstrich Ulcus cruris re.).
- Angaben zu einer eventuellen antibiotischen Vorbehandlung.
- Angaben zu abwehrschwächenden Grunderkrankungen (z. B. Diabetes, Karzinom).
- Materialbezogene Diagnose (z. B. Wundinfektion oder bei Stuhlproben Diarrhoe).

Lagerung im Kühlschrank

Proben, die nicht sofort verschickt werden können, sollten in o.g. Beispielen zunächst im **Kühlschrank** aufbewahrt werden. I. d. R. bleibt die Keimzahl und das Keimspektrum im Wesentlichen erhalten. Bei Wundabstrichen ist zu beachten, dass Anaerobier absterben. Dies ist jedoch zur Diagnose einer Wundinfektion meist von nachgeordneter Bedeutung.

Merke: Ein schneller Transport der Proben ins Labor gewährleistet ein unverfälschtes Ergebnis und ist daher immer anzustreben!

Keimnachweis im Labor

Im **Labor** wird die Probe bearbeitet. D. h., sie wird auf verschiedene Nährmedien aufgebracht und ggf. mikroskopiert. Das Mikroskop erlaubt eine grobe Zuordnung wie „gramnegative Stäbchen". In der Regel haben sich die Keime nach einer **Bebrütung** über Nacht vermehrt und können differenziert und getestet werden. Die **Differenzierung** ist ein Nachweis verschiedener Stoffwechselfunktionen der Keime und ermöglicht es, den Erreger einer bestimmten Spezies/Erregergruppe zuzuordnen, z. B. „Escherichia coli". Zeitgleich wird eine Kultur angelegt, die es ermöglicht, den angezüchteten Keim auf i. d. R. 12 Antibiotika gleichzeitig zu testen.

Nach weiteren 24 Stunden kann aus den Testergebnissen der **Befund** gestellt werden. Danach erfolgt die Mitteilung der Namen der angezüchteten Keime sowie das dazugehörige **Antibiogramm** oder **Resistogramm**.

Um einen vollständigen Befund liefern zu können, vergehen i. d. R. mindestens 48 Stunden. Im Einzelfall kann die Befunderstellung auch länger dauern, weil bestimmte Keime, wie z. B. Campylobacter, Anaerobier u. a., deutlich mehr Zeit zum Wachsen und zur Vermehrung benötigen.

Die Befundmitteilung enthält außer dem Antibiogramm und den Namen der ermittelten Keime noch eine **semiquantitative Mengenangabe**. Diese wird durch Pluszeichen oder in Textform mitgeteilt und im Allgemeinen in drei Stufen (vereinzelt, reichlich oder massenhaft) angegeben. Der Hinweis „nach Anreicherung" bedeutet, dass so wenige Keime im Abstrichtupfer vorhanden waren, dass ein Erregernachweis erst nach einer Bebrütung über 24 Stunden erbracht werden konnte.

> **Spezieller Pflegehinweis:** Für Hygienebeauftragte sind vor allem die Keimdifferenzierung und das Antibiogramm interessant. Wenn der Verdacht besteht, dass sich ein Keim in der Einrichtung ausbreitet oder mehrere Bewohner mit dem gleichen Keim infiziert sind, müssen Keimnamen und Antibiogramm bzw. Resistogramm verglichen werden. Kommt man zu dem Ergebnis, dass es sich um ein identisches Muster handelt, ist dies ein Indiz (kein Beweis!) für eine Infektkette. Hier kann ggf. Rücksprache mit dem mikrobiologischen Labor genommen werden, das eventuell weitere Hinweise bei der Beurteilung der biochemischen Reaktionen der fraglichen Erreger liefern kann.

Ein sicherer Nachweis für die Identität der bei verschiedenen Bewohnern isolierten Erreger gibt nur der genetische Fingerabdruck. Die Erstellung ist jedoch meist kostenintensiv. Im Allgemeinen ist es ausreichend, davon auszugehen, dass identisch aussehende Keime mit gleichem Antibiogramm auch identisch sein könnten.

3 Juristisches – was man als Hygienebeauftragter wissen sollte

3.1 Kleine Rechtskunde – vom Gesetz bis zur Empfehlung

Differenzierung

Wer sich intensiv mit Fachliteratur beschäftigt, stößt auf eine Fülle von Gesetzen, Verordnungen, Normen, Richtlinien und Empfehlungen. Hierbei stellt sich die Frage, welche Bestimmungen bindend und welche als Empfehlung anzusehen sind, somit also Variationsmöglichkeiten bieten.

Im Folgenden werden die wichtigsten Begriffe anhand unterschiedlicher Beispiele geklärt. Darüber hinaus findet sich eine Zusammenstellung, die eine Übersicht über Rechtsgrundlagen für Hygienebeauftragte gibt. Ab Ziffer 3.2 werden die wichtigsten Details zu den verschiedenen Rechtsgrundlagen dargestellt.

3.1.1 Erläuterung der juristischen Begriffe

Gesetze

Was zu befolgen ist . . .

Gesetze sind zwingend zu beachten. Als Zusatz zu Gesetzen gibt es sog. **Durchführungsbestimmungen,** die den Aufsichtsbehörden mitteilen, wie im Detail vorgegangen werden soll. Bundesinstitute wie das Robert-Koch-Institut sollen Empfehlungen zum Vollzug aussprechen (§§ 4 und 23 Abs. 2 Infektionsschutzgesetz).

> **Merke:** Das wichtigste Gesetz für Hygienebeauftragte ist das Infektionsschutzgesetz (IfSG).

Verordnungen

Verordnungen können Gesetze ergänzen oder bestimmte Fragestellungen regeln. Sie sind wie Gesetze zu behandeln und entsprechend **verbindlich**, also zu beachten. Auch hierfür kann es **Durchführungsbestimmungen** geben. Wichtig sind für Hygienebeauftragte die:

- Deutsche Lebensmittelhygieneverordnung (Küche, HACCP – Konzept),
- Trinkwasserverordnung (TVO, zur Begutachtung von Wasserproben),
- Gefahrstoffverordnung (Gefahrstoffkataster, z. B. Desinfektionsmittelkonzentrate),
- Biostoffverordnung (Umgang mit biologischen Arbeitsstoffen) und die

- Medizinproduktebetreiberverordnung (Aufbereitung von medizinischen Geräten).

Unfallverhütungsvorschriften der Berufsgenossenschaften

Auch diese Veröffentlichungen haben **Gesetzescharakter** und sind zu beachten. Bei Missachtung kann eine Geldstrafe verhängt werden. Die Unfallverhütungsvorschriften befassen sich in erster Linie mit dem **Personalschutz**.

Nicht vom Staat – aber wie Gesetze

> **Beachte:** Nicht nur Arbeitgeber, sondern auch Arbeitnehmer können bestraft werden, wenn sie die Vorschriften missachten.

Unfallverhütungsvorschriften sind daher ein wertvolles Instrument des Hygienebeauftragten zur Durchsetzung **personalhygienischer Maßnahmen**.

Richtlinien und Leitlinien

Richtlinien für den Hygienebereich wurden bis 1998 vom Robert-Koch-Institut (RKI) herausgegeben. Diese waren aber im Gegensatz z. B. zur Arzneimittelrichtlinie **nicht verbindlich**. Allerdings wurden die Empfehlungen des RKI durch § 23 Abs. 2 IfSG aufgewertet (siehe unten). **Leitlinien** können von jeder Fachgesellschaft aufgestellt werden. Sie haben jedoch nur **empfehlenden Charakter**, d. h., wenn sie nicht befolgt werden oder ihre Umsetzung in einem bestimmten Pflegebereich nicht sinnvoll ist, kann man durchaus Alternativen in den Hygieneplan oder ins Hygienemanagement aufnehmen. Allerdings sollte die eigene Lösung das gewünschte Ziel, nämlich Infektionsminimierung bei Patienten und Personal, auch erfüllen. Sie muss eventuell einer externen Begutachtung standhalten.

Empfehlungen des RKI

Normen

Normen spiegeln den Stand der Technik wider. Darüber hinaus dienen sie der Vereinheitlichung von Anforderungen, z. B. an den Bau von Geräten und die Entwicklung von Verfahren, insbesondere Prüfverfahren. Für die Belange des Hygienebeauftragten haben die einschlägigen Normen insbesondere für die Überprüfung von Reinigungs- und Desinfektionsverfahren Bedeutung. Besonders wichtige Anhalte geben sie aber auch bei der Planung von Neubauten bzw. ausgedehnten Sanierungsmaßnahmen.

Normen sind keine Gesetze

Insgesamt gibt es drei verschiedene Normengruppen:

Normengruppen

- die allmählich aussterbenden **DIN-Normen**, die nur für die Bundesrepublik Deutschland gelten,
- die **Europäischen Normen (EN)**, die im Bereich der Europäischen Union gelten,
- die **Weltnormen (ISO)**, die weltweite Gültigkeit haben.

Empfehlungen und persönliche Meinungen verschiedener Institutionen

Nicht alles glauben, was erzählt wird!

Der Hygienebeauftragte sollte nach eingehender Prüfung einer Empfehlung selbst entscheiden, ob die vorgegebene Empfehlung stichhaltig und nachvollziehbar ist. Mitunter erschwert die Argumentation einzelner Hygieniker die Arbeit des Hygienebeauftragten, insbesondere, wenn durch die Empfehlung, erforderliche Hygienemaßnahmen zu unterlassen, ein großes Einsparpotenzial in Aussicht gestellt wird. Häufig halten diese Behauptungen einer kritischen Nachprüfung nicht Stand, und es finden sich gegenteilige Argumentationsstrategien, die es zu berücksichtigen gilt. Man sollte gegenläufige Meinungen zulassen und in die Entscheidungsfindung einfließen lassen. Nach Meinung des Autors regen sie zum Nachdenken an, halten fachspezifische Diskussionen aufrecht und führen zu Innovationen im Fachgebiet.

> **Merke:** Eine wichtige Grundlage für Hygienebeauftragte stellen die Empfehlungen des Robert-Koch-Institutes dar.

Seit 1998 werden die entsprechenden Veröffentlichungen des RKI nicht mehr als Richtlinie, sondern als Empfehlung bezeichnet. Diese Empfehlungen ergehen aufgrund einer umfangreichen Literaturrecherche, sie sind nach Evidenzkategorien (☞ Kap. 3.8) abgestuft.

3.1.2 Weitere relevante Begriffe

Beweislastumkehr

Bedeutung der Dokumentation

Bei rechtlichen Auseinandersetzungen muss i. d. R. der Geschädigte beweisen, dass und wie er geschädigt wurde. Dies gilt meist nicht im medizinischen Bereich, da die Richter davon ausgehen, dass ein Patient die komplexen Vorgänge in einer Pflegeeinrichtung oder einer Arztpraxis nicht durchschauen kann. Daher wird die Beweislast häufig umgekehrt. Dann muss die Einrichtung beweisen, dass der vorliegende Schaden nicht durch Fehlverhalten oder fehlerhafte Maßnahmen entstanden ist. Dies gelingt nur, wenn durch entsprechende Planung, Arbeitsanweisungen und Dokumentation der geforderte Nachweis überzeugend erbracht werden kann.

Organisationsverschulden

Ein Organisationsverschulden liegt immer dann vor, wenn es dem Personal einer Einrichtung durch entsprechende Arbeitsanweisungen und/oder Arbeitsplanung der Leitung unmöglich ist, Maßnahmen korrekt durchzuführen. Dies ist z. B. der Fall, wenn durch Sparmaßnahmen auf notwendige Hygienemaßnahmen verzichtet wird.

Das Medizinprodukterecht kennt diese Form nur im Ausnahmefall, i. d. R. haftet immer der Anwender für die möglichen Folgen durch fehlerhafte Medizinprodukte.

Fahrlässigkeit

> **Definition:** Im Bereich der Hygiene liegt Fahrlässigkeit vor, wenn aus Zeitmangel oder Unachtsamkeit kleinere Punkte des Hygienestandards missachtet werden.

Fahrlässige Handlungen können geschehen, da kein Mitarbeiter ununterbrochen vollkommen konzentriert tätig sein kann. Ablenkung, vermehrter Arbeitsanfall, Stress, Müdigkeit und Überarbeitung begünstigen Fahrlässigkeit. Bei fahrlässigem Handeln besteht Versicherungsschutz.

Grobe Fahrlässigkeit

> **Definition:** Grobe Fahrlässigkeit liegt vor, wenn gegen Gesetze, allgemeine Standards oder Arbeitsanweisungen verstoßen wird. Der Mitarbeiter lässt die erforderliche Sorgfalt außer Acht.

Wird grobe Fahrlässigkeit vermutet oder nachgewiesen, kann die Versicherung, die Betroffene zunächst entschädigt hat, das Geld vom Versicherten zurückfordern.

Vorsatz

Vorsatz liegt vor, wenn bewusst gegen Hygienestandards verstoßen wird mit dem erklärten Ziel, Betreuten oder dem Arbeitgeber Schaden zuzufügen.

3.1.3 Rechtsgrundlagen

Die folgenden Tabellen geben eine Übersicht über Rechtsgrundlagen für Hygienebeauftragte.

Hygienerelevante Gesetze

Tab. 4: Hygienerelevante Gesetze

Gesetz	Wichtige Paragraphen	Inhalte
Infektionsschutzgesetz (IfSG)	§§ 6,7,8,9 § 34	Meldewesen an Gesundheitsamt und Robert-Koch-Institut.
	§ 33–36	Einrichtungen zur Betreuung von Kindern und Jugendlichen, Gemeinschaftseinrichtungen, Hygieneplan, Ausschlusskriterien für Mitarbeiter und Betreute.
	§ 42, 43	Umgang mit Lebensmitteln, Ausschlusskriterien.
Medizinproduktegesetz (MPG)	div. §§	Medizinprodukte müssen mindestens ein CE-Zeichen, sterile und invasive Geräte die Prüfnummer einer benannten Stelle tragen. Der Hersteller muss deutschsprachige, verständliche Gebrauchsanweisungen liefern, ggf. persönliche Einweisung.
Heimgesetz (HeimG), zuletzt geändert durch 3. Gesetz zur Änderung des Heimgesetzes (01.01.02)	§ 11 Abs. 1 Satz 9	Personal benötigt Kenntnisse zum Infektionsschutz der Bewohner.
Gesetz zur Qualitätssicherung und zur Stärkung des Verbraucherschutzes in der Pflege (Pflegequalitätssicherungsgesetz, PQsG)	§ 92a	Internes Qualitätsmanagementsystem. Bundesland- und deutschlandweiter Vergleich von Pflegeeinrichtungen, beinhaltet Änderungen des Sozialgesetzbuches (SGB XI). Hat den Bundesrat nicht vollständig passiert.
Arbeitsschutzgesetz (ArbSchG)	div. §§	Personalschutz allgemein.
Arzneimittelgesetz (AMG)	div. §§	Händedesinfektionsmittel, Schleimhautdesinfektionsmittel.
Lebensmittel- und Bedarfsgegenständegesetz (LMBG)	§§ 1,5,8,10	Lebensmittelhygiene, Grundlagen, Hygieneverordnungen durch Bund und Länder.

Hygienerelevante Verordnungen

Verordnungen	Wichtige Paragraphen	Inhalte
Biostoffverordnung (BiostoffV)	§ 2 §§ 2,7 § 12	Gefährdungsbeurteilung potenzieller Erreger, ungezielte Tätigkeit, Betriebsanweisungen.
Dt. Lebensmittelhygiene-Verordnung (LMHV)	div. §§	Lebensmittelhygiene, HACCP-Konzept.
Gefahrstoffverordnung (GefStoffV)	div. §§ § 20	Erfassung von Gefahrstoffen nach Mengen und Lagerart (Gefahrstoffkataster), Sicherheitsdatenblätter für relevante Produkte, Betriebsanweisungen.
Medizinprodukte-Betreiberverordnung (MPBetreibV)	§ 4 div. §§	Validierte Aufbereitung, Pflichten beim Betrieb von Medizinprodukten.
Heimmindestbauverordnung (HeimMindbauV)	div. §§	Bauliche und räumliche Anforderungen an Heime und Pflegeeinrichtungen für Volljährige.
Arbeitsstättenverordnung (ArbstättV)	div. §§	Bedingungen, z. B. Raumgröße, Temperatur von Arbeitsplätzen.
Trinkwasserverordnung (TVO, TrinkwV)	div. §§	Wasserqualität für Leitungswasser und Trinkbrunnen. Wasserproben

Tab. 5: Hygienerelevante Verordnungen

Technische Regeln

Technische Regeln Gefahrstoffe (TRGS)	TRGS 540	Puderfreie Handschuhe.
	TRGS 525	Desinfektionsmittel.
Technische Regeln Biologische Arbeitsstoffe	TRBA 400 TRBA 250	Vollzug der Biostoffverordnung.

Tab. 6: Technische Regeln

Berufsgenossenschaftliche Veröffentlichungen

Unfallverhütungsvorschriften (UVV)	BGV C8	Personalschutz Gesundheitsdienst.
	VBG 7y	Personalschutz Wäscherei.
	BGV A4	Arbeitsmedizinische Vorsorge.
	BGV A5	Erste Hilfe.
BGR 208		Reinigungsarbeiten bei Infektionsgefahr in medizinischen Bereichen.

Tab. 7: Berufsgenossenschaftliche Veröffentlichungen

Normen

Tab. 8: Normen

DIN (in Deutschland gültige Normen)	1946	Raumlufttechnik im Krankenhaus.
	19 643	Wasser in Schwimmbädern.
EN (europaweit gültige Normen)	div.	Sterilisation und Sterilisationskontrolle.
ISO (weltweit gültige Normen)	9000: 2000 ff.	Qualitätsmanagement.
VDI (Verein Deutscher Ingenieure)	6022	Raumlufttechnik, Lüftungsanlagen.

Richtlinien, Leitlinien und Empfehlungen ohne Gesetzescharakter

Übersicht 4: Richt-, Leitlinien, Empfehlungen

- Richtlinie für Krankenhaushygiene und Infektionsprävention des Robert-Koch-Institutes einschließlich Anlagen, Empfehlungen des RKI.
- Richtlinien und Empfehlungen der Gesundheitsministerien der Länder.
- Merkblätter des ehemaligen Bundesinstitutes für gesundheitlichen Verbraucherschutz und Veterinärmedizin (BgVV), ab November 2002 der Nachfolgeinstitute Bundesinstitut für Risikoabschätzung (BfR) und Bundesinstitut für Verbraucherschutz und Lebensmittelsicherheit (BVL).
- Leitlinie „Hygienebeauftragte in der Pflege" der Deutschen Gesellschaft für Krankenhaushygiene (DGKH).

3.2 Sozialgesetzbücher, Heimgesetz, Pflegequalitätssicherungsgesetz

Die **Sozialgesetzbücher** (SGB) regeln das Vertragswerk zwischen **Leistungserbringern** (Einrichtungen) und **Leistungsträgern** (Kassen). Sowohl Krankenhäuser (SGB V) als auch Pflegeeinrichtungen (medizinische Leistungen SGB V, SGB XI) werden in den entsprechenden Paragraphen zum Etablieren eines Qualitätsmanagementsystems aufgefordert. Hierzu dienen geeignete Prüfungen und Auswertungen der Prüfungsergebnisse mit dem Ziel eines kontinuierlichen Verbesserungsprozesses. Die Unterlassung dieser Maßnahmen kann durch Kürzungen des Pflegesatzes geahndet werden.

Das **Heimgesetz (HeimG)**, ergänzt durch die Heimmindestbauverordnung und die Heimpersonalverordnung, erlaubt das **Betreiben eines Heimes** nur, wenn das Pflegepersonal ausreichende Kenntnisse in der Infektionsverhütung für die Bewohner hat (§ 11, Abs. 1 Satz 9). Die Heimmindestbauverordnung sieht eine bestimmte Ausstattung von Heimen vor, in der Heimpersonalverordnung ist der Personalschlüssel mit den erforderlichen Qualifikationen geregelt.

Das **Pflegequalitätssicherungsgesetz (PQsG)** hat SGB XI dahin gehend verändert, dass jede Pflegeeinrichtung ein **Qualitätsmanagementsystem** aufweisen muss.

3.3 Infektionsschutzgesetz

3.3.1 Meldepflicht bei Infektionen gemäß Infektionsschutzgesetz (IfSG)

Eine Meldung der entsprechenden Erkrankungen muss vom behandelnden und ggf. hinzugezogenen Arzt oder von der Heimleitung binnen 24 Stunden an das zuständige Gesundheitsamt erfolgen. Die Meldung ergeht per Formular (☞ Abb. 6).

Was wird wann gemeldet?

Die Meldung der gemäß Infektionsschutzgesetz meldepflichtigen Erkrankungen kann mit einem standardisierten Meldebogen erfolgen. Alle erforderlichen Daten werden abgefragt.

Das IfSG enthält eine Liste der namentlich zu meldenden Erkrankungen und der Keime (§ 6, Labormeldepflicht § 7). Einrichtungen für Kinder und Jugendliche haben weitere Meldepflichten (§ 34 IfSG ☞ Tab. 2).

Man unterscheidet:
Meldepflicht bei Verdacht auf bzw. **Erkrankung und Tod** an Botulismus, Cholera, Diphtherie, humane spongiforme Enzephalopathie (nicht hereditär), akute Virushepatitis A bis E, hämolytisch-urämisches Syndrom (HUS), virusbedingtes hämorrhagisches Fieber, Masern, Menigokokkenmeningitis oder -sepsis, Milzbrand, Polio, Pest, Tollwut (s.u.), Typhus, Paratyphus.

Unterscheidungen

Meldepflicht bei Erkrankung und Tod an Tuberkulose (auch Behandlungsbeginn ohne Erregernachweis, Behandlungsverweigerung oder -abbruch).

Meldepflicht bei Verdacht oder Nachweis von Enteritis infectiosa bzw. mikrobieller Lebensmittelvergiftung bei Beschäftigten in der Lebensmittelherstellung oder beim Auftreten von zwei oder mehr Fällen, wenn ein Zusammenhang zu vermuten ist.

Meldepflicht bei über das übliche Maß hinausgehenden **Impfreaktionen**.

Meldeformular
Meldepflichtige Krankheiten gemäß §§ 6, 8, 9 IfSG

Vertraulich

....
Gesundheitsamt

....
Straße und Hausnummer

|_|_|_|_|_| ....
PLZ   Ort

....
Telefon   (Fax)

Meldende Person / Einrichtung:

....
Name der Einrichtung

....
Straße und Hausnummer

|_|_|_|_|_| ....
PLZ   Ort

....
Meldender   Telefonnummer

Datum: |_|_|/|_|_|/|_|_|_|_|
         Tag   Monat   Jahr

Patient/in:

Name: .... Vorname: .... ○ Männlich Geburtsdatum: |_|_|/|_|_|/|_|_|_|_|
                                                                        ○ Weiblich   Tag   Monat   Jahr

Hauptwohnsitz: ....
                Straße und Hausnummer

|_|_|_|_|_| ....
PLZ   Ort

Derzeitiger Aufenthaltsort,
falls abweichend: ....
                   Straße und Hausnummer

|_|_|_|_|_| ....
PLZ   Ort

Meldepflichtige Krankheit *(Bitte entsprechend Verdacht, Erkrankung oder Tod ankreuzen)*

Erkrankung	Verdacht	Erkrankung	Tod	Bemerkungen	Erkrankung	Verdacht	Erkrankung	Tod	Bemerkungen
Botulismus	○	○	○		Hämolytisch-urämisches Syndrom, enteropathisches (HUS)	○	○	○	
Cholera	○	○	○						
Diphterie	○	○	○		Hämorrhagisches Fieber, virusbedingt	○	○	○	
Humane spongiforme Enzephalopathie	○	○	○	außer familiär-hereditärer Formen	Masern				außer familiär-hereditärer Formen
Virus Hepatitis, akute (Virus unbekannt)	○	○	○		Meningokokken-Meningitis/Sepsis	○	○	○	
Hepatitis A, akute	○	○	○		Milzbrand	○	○	○	
Hepatitis B, akute	○	○	○		Poliomyelitis	○	○	○	als Verdacht gilt jede schlaffe Lähmung, außer wenn traumatisch bedingt
Hepatitis C, akute	○	○	○						
Hepatitis D, akute	○	○	○		Pest	○	○	○	
Hepatitis E, akute	○	○	○		Typhus abdominalis	○	○	○	
					Paratyphus	○	○	○	

	Verdacht	Erkrankung	Tod	Bemerkungen
Tollwut	○	○	○	auch die Verletzung durch ein tollwutkrankes, -verdächtiges oder -ansteckungsverdächtiges Tier sowie Berührung eines solchen Tieres oder Tierkörpers
Tuberkolose	●	○	○	Meldung auch bei fehlendem bakteriologischen Nachweis, wenn vollständige Antituberkulotika-Therapie indiziert
Mikrobiell bedingte Lebensmittel-Vergiftung oder akute infektiöse Gastroenteritis	○	○	●	nur, wenn entweder bei ≥ 2 Erkrankungen ein epidemiologischer Zusammenhang zu vermuten ist oder eine betroffene Person im Lebensmittelbereich tätig ist (§ 42 Abs. 1 IfSG) Erregername *(falls bekannt):* ....
Andere bedrohliche Krankheit	○	○	○	Erregername *(falls bekannt):* ....
Erkrankungshäufigkeiten	○	○	○	≥ 2 Erkrankungen, bei denen ein epidemiologischer Zusammenhang vermutet wird Erregername *(falls bekannt):* ....
Impfschaden	○	●	●	Zusätzliche Informationen werden über gesonderten Meldebogen, der beim Gesundheitsamt zu beziehen ist, erhoben

○ = bitte Feld ankreuzen, falls zutreffend   ● = diese Meldung ist laut §§ 6, 8, 9 IfSG nicht vorgesehen

Abb. 6: Meldeformular Infektionskrankheiten (Vorderseite)

Symptome/Kriterien, auf die die klinische Diagnose gestützt wird *(bitte die wichtigsten Symptome einzeln aufzählen):*

....

....

Tag der Erkrankung[1]: .... Tag der Diagnose[1]: ....

[1] *wenn genaues Datum nicht bekannt ist, bitte den wahrscheinlichen Zeitraum angeben*

Verstorben: ○ Nein ○ Ja Wenn ja, Todestag: ⊔⊔/⊔⊔/⊔⊔⊔⊔ ○ Nicht bekannt
                                              Tag Monat Jahr

Wahrscheinliche Infektionsquelle: Land: .... Ort: ....

Weitere Angaben zur wahrscheinlichen Infektionsquelle (Person, Produkt, Einrichtung):

....

Blut-/Organ-/Gewebespende in den letzten 6 Monaten[2]: ○ Nein ○ Ja ○ Nicht bekannt

[2] *Angabe nur notwendig bei Krankheiten, die durch Blut oder Gewebespende übertragen werden können*

Wenn ja, nähere Angaben: ....

Aufenthalt/Überweisung/Aufnahme in Krankenhaus oder ander Einrichtung der stationären Pflege *(soweit bekannt)*:

○ Nein ○ Ja Wenn ja, wo: ....
                                Name der Einrichtung   Station/Abteilung

Anschrift: .... ⊔⊔⊔⊔⊔ ....
           Straße und Hausnummer   PLZ   Ort

Aufnahme am: ⊔⊔/⊔⊔/⊔⊔⊔⊔ Entlassung am: ⊔⊔/⊔⊔/⊔⊔⊔⊔
             Tag Monat Jahr   Tag Monat Jahr

Impfstatus zur Erstellung der Diagnose:

Impfstatus in Bezug auf gemeldete Erkrankung, gegen die Impfstoffe zur Verfügung stehen oder standen (z.B. bei Cholera, Diphtherie, FSME, HIB, Hepatitis A oder B, Influenza, Masern, Meningokokken, Poliomyelitis, S. typhi, Tuberkolose)

○ nicht geimpft ○ geimpft Anzahl der erhaltenen Impfdosen: ⊔⊔ Letzte Impfdosis: ⊔⊔/⊔⊔/⊔⊔⊔⊔
○ Impfstatus nicht bekant   Tag Monat Jahr

Tätigkeit oder Betreuung in Gemeinschaftseinrichtungen oder im Lebensmittelbereich:

○ Tätigkeit des/der Erkrankten in medizinischen Bereichen oder Gemeinschaftseinrichtungen (z.B. Schule, Kinderkrippe, Heim, sonstige Massenunterkünfte § 36 Abs. 1 oder 2 IfSG)

○ Tätigkeit des/der Erkrankten im Lebensmittelbereich (nur bei akuter Gastroenteritis, akuter Virushepatitis, Thyphus, Paratyphus, Cholera) (§ 42 Abs. 1 IfSG)

○ Erkrankte/r wird in Gemeinschaftseinrichtung für Kinder oder Jugendliche betreut (z.B. Schule, Kinderkrippe, § 33 IfSG)

.... ⊔⊔⊔⊔⊔ ....
Name der Einrichtung   Straße und Hausnummer   PLZ   Ort

.... ⊔⊔⊔⊔⊔ ....
Name der Einrichtung   Straße und Hausnummer   PLZ   Ort

Labor/Untersuchungsstelle, das/die mit der Erregerdiagnostik beauftragt wurde: ....

....
                                                                    Name des Labors

.... ⊔⊔⊔⊔⊔ ....
Straße und Hausnummer   PLZ   Ort   Telefonnummer

○ = *bitte Feld ankreuzen, falls zutreffend*

Abb. 6: Meldeformular Infektionskrankheiten (Rückseite)

Meldepflicht bei Tollwutexposition

§ 6 Abs. 3 IfSG bestimmt eine nicht namentliche **Meldepflicht** im Falle von **Ausbrüchen nosokomialer Infektionen** (zwei oder mehr) in Einrichtungen (gleich welcher Erreger). Diese Meldung kann gemäß § 8 Abs. 1 Satz 5 IfSG auch von examinierten Pflegekräften abgegeben werden.

Nach § 7 IfSG besteht weiterhin eine namentliche **Meldepflicht für 47 Erreger**, die der **Laborarzt** melden muss. Nicht namentliche Meldung durch das Labor soll weiterhin erfolgen bei Treponema pallidum, HIV, Echinokokken, Malaria, Röteln (konnatal) und Toxoplasma gondii (konnatal).

3.3.2 §§ 33, 34, 35 IfSG

Betreuung von Kindern und Jugendlichen

§ 33 IfSG definiert „Gemeinschaftseinrichtungen" zunächst als Einrichtungen für Kinder und Jugendliche. In § 34 wird eine **Meldepflicht** für Betroffene und ein **Tätigkeitsverbot** für Mitarbeiter mit entsprechenden Erkrankungen (☞ Tabelle 2, S. 55) ausgesprochen. Hinzu kommt Verlausung (Befall mit Läusen).

Dieses Verbot gilt für den Umgang mit den Betreuten so lange, bis eine Ansteckungsgefahr nach ärztlichem Urteil nicht mehr zu befürchten ist. Betreute dürfen Betriebsräume nicht betreten, Einrichtungen nicht benutzen und auch nicht an Gemeinschaftsveranstaltungen teilnehmen.

Dies gilt auch für Personen, in deren Wohngemeinschaft ein Mitglied an einer der oben genannten Erkrankungen **außer** Impetigo contagiosa, Keuchhusten, Skabies, Scharlach oder anderer Streptococcus-pyogenes-Infektion und Windpocken vermutlich (Verdacht) oder tatsächlich erkrankt sind.

In Satz 6 wird eine Mitteilung an das Gesundheitsamt (personenbezogen und krankheitsbezogen) durch die Einrichtungsleitung gefordert, wenn nicht anderweitig eine Meldung erstattet wurde. In § 35 wird eine entsprechende **Belehrung** der Mitarbeiter dieser Einrichtungen bei Arbeitsantritt und mindestens im Abstand von zwei Jahren gefordert. Diese Belehrung ist zu protokollieren, das Protokoll ist drei Jahre beim Arbeitgeber aufzubewahren.

3.3.3 § 36 IfSG

Hygieneplan ist Pflicht!

§ 36 IfSG fordert von Gemeinschaftseinrichtungen, Krankenhäusern, Vorsorge- oder Rehabilitationseinrichtungen, Kliniken für ambulantes Operieren, Dialyseeinrichtungen und anderen Pflegeeinrichtung die **Erstellung von Hygieneplänen**. Die genannten Einrichtungen sollen auch durch das Gesundheitsamt infektionshygienisch überwacht werden; dies kann z. B. durch **Begehungen des Amtsarztes** erfolgen.

Absatz 2 von § 36 IfSG dehnt die **Überwachung** durch das **Gesundheitsamt** aus **infektionshygienischer Sicht** auch auf Arzt- und Zahnarztpraxen, auf Praxen sonstiger Heilberufe, in denen invasive Ein-

griffe vorgenommen werden, und auf sonstige Einrichtungen, in denen bei Tätigkeiten am Menschen Krankheitserreger durch Blut übertragen werden können, aus.
In Absatz 4 wird eine **ärztliche Aufnahmeuntersuchung** auch in Pflegeheime mit eindeutiger Aussage zum Fehlen von Anzeichen des Vorliegens einer **Lungentuberkulose** gefordert.

3.3.4 §§ 42, 43 IfSG

Diese Paragraphen enthalten die Pflicht zur Belehrung von Personen, die mit Lebensmitteln umgehen. § 42 enthält eine Liste der **Lebensmittel**, § 43 die **Pflicht zur Belehrung**. Die Erstbelehrung ist durch das Gesundheitsamt durchzuführen, Folgebelehrungen durch den Arbeitgeber. Die Belehrungen sind entsprechend zu dokumentieren.

Lebensmittel und Belehrung

3.4 Unfallverhütungsvorschriften (mit Auszügen BGV C8)

Für Hygienebeauftragte sind die wichtigsten Vorschriften die Unfallverhütungsvorschrift „Gesundheitsdienst" BGV C8 (früher VBG 103), die Unfallverhütungsvorschrift „Wäscherei" (VBG 7y) und die Unfallverhütungsvorschrift „Arbeitsmedizin".
Unfallverhütungsvorschriften funktionieren zweigleisig:
Der Arbeitgeber stellt Schutzmittel zur Verfügung, der Arbeitnehmer wendet sie an.

UVV – Argumente für Hygienebeauftragte

> **Merke:** Unfallverhütungsvorschriften, die von **Berufsgenossenschaften** veröffentlicht werden, haben **Gesetzescharakter**. Sie müssen also umgesetzt werden.

3.4.1 Allgemeine Bedingungen

Geltungsbereich

§ 1 (1) Diese Unfallverhütungsvorschrift gilt für Unternehmen und Teile von Unternehmen, in denen bestimmungsgemäß

1. Menschen stationär medizinisch untersucht, behandelt oder gepflegt werden,
2. Menschen ambulant medizinisch untersucht oder behandelt werden,

3. Körpergewebe, -flüssigkeiten und -ausscheidungen von Menschen und Tieren untersucht oder Arbeiten mit Krankheitserregern ausgeführt werden,
4. infektiöse oder infektionsverdächtige Gegenstände und Stoffe desinfiziert werden.

Beschäftigungsvoraussetzungen

§ 2 Der Unternehmer darf die in § 1 Abs. 1 und 2 genannten Tätigkeiten nur Personen übertragen, die eine abgeschlossene Ausbildung in Berufen des Gesundheitswesens haben oder die von einer fachlich geeigneten Person unterwiesen sind und beaufsichtigt werden.

Behandlungsgeräte

§ 3 (1) Der Unternehmer darf mit der Bedienung von medizinischen Geräten, die bei ihrer Anwendung zu einer Gefährdung von Beschäftigten oder Patienten führen können, nur Personen beschäftigen, die in der Bedienung des jeweiligen Gerätes unterwiesen und über die dabei möglichen Gefahren und deren Abwendung ausreichend unterrichtet sind.
(2) Der Unternehmer hat dafür zu sorgen, dass die Betriebsanleitungen für die Geräte jederzeit von den Beschäftigten eingesehen werden können.

Immunisierung

§ 4 Der Unternehmer hat sicherzustellen, dass die Beschäftigten über die für sie infrage kommenden Maßnahmen zur Immunisierung bei Aufnahme der Tätigkeit und bei gegebener Veranlassung unterrichtet werden. Die im Einzelfall gebotenen Maßnahmen zur Immunisierung sind im Einvernehmen mit dem Arzt, der die arbeitsmedizinischen Vorsorgeuntersuchungen durchführt, festzulegen. Die Immunisierung ist den Beschäftigten kostenlos zu ermöglichen.

Übertragbare Krankheiten

§ 5 (1) Der Unternehmer hat dafür zu sorgen, dass im Arbeitsbereich aufgetretene übertragbare Krankheiten, die für die Beschäftigten schwerwiegende Folgen haben können, unverzüglich dem Arzt mitgeteilt werden, der die arbeitsmedizinischen Vorsorgeuntersuchungen durchführt.
(2) Der Unternehmer hat bereits bei Verdacht auf eine übertragbare Krankheit nach Absatz 1 durch organisatorische und hygienische Maßnahmen dafür zu sorgen, dass der Kontakt zum Erkrankten auf möglichst wenig Beschäftigte beschränkt wird.

Schutzkleidung

§ 7 (1) Der Unternehmer hat den Beschäftigten bei Tätigkeiten, die in § 1 Abs. 1 und 2 genannt sind, geeignete Schutzkleidung in ausreichender Stückzahl zur Verfügung zu stellen, wenn die Arbeits- oder Berufskleidung der Beschäftigten mit Krankheitskeimen kontaminiert werden kann.
(4) Der Unternehmer hat für die Desinfektion, Reinigung und Instandhaltung der Schutzkleidung zu sorgen.
(5) Der Unternehmer hat die getrennte Aufbewahrung der getragenen Schutzkleidung und der anderen Kleidung zu ermöglichen.
(6) Die Beschäftigten müssen vor dem Betreten ihrer Aufenthaltsräume, insbesondere der Speiseräume, die getragene Schutzkleidung ablegen.

Hygieneplan

§ 9 Der Unternehmer hat für die einzelnen Arbeitsbereiche entsprechend der Infektionsgefährdung Maßnahmen zur Desinfektion, Reinigung und Sterilisation sowie zur Ver- und Entsorgung schriftlich festzulegen und ihre Durchführung zu überwachen.

Reinigung von Instrumenten und Laborgeräten

§ 11 Benutzte Instrumente und Laborgeräte müssen vor einer Reinigung desinfiziert werden, sofern bei der Reinigung die Gefahr von Verletzungen besteht.

Oberflächen von Geräten

§ 12 Oberflächen von Geräten und Geräteteilen, die nicht nur einmal eingesetzt werden, müssen desinfiziert werden.

Abfall

§ 13 Spitze, scharfe und zerbrechliche Gegenstände aus Arbeitsbereichen, in denen Tätigkeiten nach § 1 und 2 durchgeführt werden, dürfen nur sicher umschlossen in den Abfall gegeben werden.

Tragen von Schmuck

§ 22 In Arbeitsbereichen mit erhöhter Infektionsgefährdung dürfen an Händen und Unterarmen keine Schmuckstücke, Uhren und Eheringe getragen werden.

3.4.2 Zusätzliche Bestimmungen für den Wäschebereich

Regeln für die Wäscherei

Zusätzliche Bestimmungen gelten für Wäschereien, die Krankenhauswäsche behandeln (Auszüge VBG 7y „Wäscherei"). Wäsche von Einrichtungen, die der Pflege von Menschen dienen, entspricht „Krankenhauswäsche".

Waschverfahren und Desinfektion

§ 29 (2) Infektiöse Wäsche muss desinfiziert werden.
(3) Infektionsverdächtige Wäsche muss desinfizierend gewaschen werden.

Umgang mit Krankenhauswäsche

§ 30 (1) Krankenhauswäsche (Wäsche aus Pflegeheimen – nicht Altenwohnheimen – ist der Krankenhauswäsche gleichgestellt) darf nur in ausreichend widerstandsfähigen, dichten und verschlossenen Behältnissen angenommen, transportiert und gelagert werden. Werfen und starkes Stauchen der Behältnisse ist zu vermeiden.
(2) Infektiöse Wäsche darf nur in gekennzeichneten Behältnissen angenommen werden.
(3) Bei der Eingabe von Krankenhauswäsche in die Waschmaschine dürfen die Beschäftigten den Einwirkungen von Krankheitskeimen nicht ausgesetzt sein.
(4) Krankenhauswäsche darf nicht sortiert werden.

Hygieneplan

§ 31 Der Unternehmer hat unter Berücksichtigung der Infektionsgefährdung Maßnahmen zur Reinigung und Desinfektion nach Art, Umfang und zeitlichem Abstand je nach Arbeitsbereich schriftlich festzulegen und ihre Durchführung zu regeln und zu überwachen.
§ 32 (1) Der Unternehmer hat den Beschäftigten auf der unreinen Seite Schutzkleidung zur Verfügung zu stellen. Sie muss mindestens wöchentlich gewechselt werden.
(2) Der Unternehmer hat zur Vermeidung von Keimübertragung die getrennte Aufbewahrung der getragenen Schutzkleidung und der anderen Kleidung zu gewährleisten.
(3) Die auf der unreinen Seite zu tragende Schutzkleidung muss gekennzeichnet sein.
(4) Bei Verwendung von Flächen- und Wäschedesinfektionsmitteln, die zu allergischen oder toxischen Reaktionen führen können, sind flüssigkeitsdichte Schutzhandschuhe und Gesichtsschutz zur Verfügung zu stellen.

Verhalten beim Verlassen der unreinen Seite

§ 33 (1) Beschäftigte müssen vor dem Verlassen der unreinen Seite die Schutzkleidung ablegen und die Hände desinfizieren.
(2) Händedesinfektion nach der Schüsselmethode ist unzulässig.

Essen, Trinken, Rauchen

§ 34 Essen, Trinken und Rauchen sind auf der unreinen Seite verboten.

3.5 Medizinprodukterecht

3.5.1 Medizinproduktegesetz (MPG)

> **Definition:** Zweck dieses Gesetzes ist es, den Verkehr mit Medizinprodukten zu regeln und dadurch für die Sicherheit, Eignung und Leistung der Medizinprodukte sowie die Gesundheit und den erforderlichen Schutz der Patienten, Anwender und Dritter zu sorgen (§ 1 MPG).

Keine Medizinprodukte im Sinne des MPG sind Arzneimittel (Arzneimittelgesetz, AMG), kosmetische Mittel (Lebensmittel- und Bedarfsgegenständegesetz, LMBG), menschliches Blut oder dessen Bestandteile davon sowie Blutprodukte. Persönliche Schutzausrüstung im Sinne der Richtlinie 89/686/EWG des Europäischen Rates gehört ebenfalls nicht zu den Medizinprodukten.

Medizinprodukterecht – täglich aktuell

Als **Medizinprodukte** gelten alle einzeln oder miteinander verbunden verwendeten Instrumente, Apparate, Vorrichtungen, Stoffe oder andere Gegenstände einschließlich der für ein einwandfreies Funktionieren des Medizinproduktes eingesetzten Software, die vom Hersteller zur Anwendung für Menschen bspw. folgende Zwecke bestimmt sind:

- Erkennung, Verhütung, Überwachung, Behandlung oder Linderung von Krankheiten.
- Erkennung, Überwachung, Behandlung, Linderung oder Kompensation von Verletzungen oder Behinderungen.
- Untersuchung, Ersatz oder Veränderung des anatomischen Aufbaus oder eines physiologischen Vorgangs.

Merke: Die bestimmungsmäßige Hauptfunktion der Medizinprodukte im oder am menschlichen Körper wird weder durch pharmakologische oder immunologische Mittel noch metabolisch erreicht, ihre Wirkungsweise aber durch solche Mittel unterstützt.

Anwenderhaftung

Zubehör für Medizinprodukte sind Gegenstände, Stoffe, Zubereitungen aus Stoffen sowie Software, die vom Hersteller dazu bestimmt sind, mit einem Medizinprodukt verwendet zu werden, damit dieses entsprechend der von ihm festgelegten Zweckbestimmung des Medizinproduktes angewendet werden kann.

Medizinprodukte dürfen nicht angewendet werden, wenn das vom **Hersteller angegebene Datum** abgelaufen ist, bis zu dem eine gefahrlose Anwendung nachweislich möglich ist (Verfalldatum). Zuwiderhandlung kann mit Geldstrafen bis zu 25.000 € belegt werden (Anwenderhaftung).

Medizinprodukte müssen ein **CE-Zeichen** (☞ Abb. 7) tragen und eine **deutschsprachige Gebrauchsanleitung** haben. Das Symbol steht für „Communauté Européenne = Europäische Gemeinschaft" und muss bei allen Medizinprodukten aufgebracht sein.

Abb. 7: CE-Zeichen auf Medizinprodukten

Bei sterilen Medizinprodukten muss auch die Prüfnummer einer benannten Stelle vorhanden sein (Abb. 8). Bei unsterilen Produkten fehlt die Nummer; der Hersteller hat in diesem Falle die notwendigen Prüfungen selbst durchgeführt. Dies ist jedoch nur bei unsterilen Medizinprodukten der Klassen I und II a zulässig.

Abb. 8: CE-Zeichen auf sterilen Medizinprodukten

CE-Zeichen mit Prüfnummer einer benannten Stelle (0 steht für Deutschland).

3.5.2 Verordnungen

Verordnung über die Erfassung, Bewertung und Abwehr von Risiken bei Medizinprodukten

Diese Verordnung regelt die Verfahren zur Erfassung, Bewertung und Abwehr von Risiken im Verkehr oder im Betrieb befindlicher Medizinprodukte. Ein Vorkommnis im Sinne dieser Verordnung liegt vor, wenn ein Mangel oder eine Fehlfunktion eines Medizinprodukts zum Tode oder einer schwerwiegenden Verschlechterung des Gesundheitszustands eines Patienten, Anwenders oder Dritten geführt hat, führen könnte oder geführt haben könnte. Die Meldung geht an das Bundesinstitut für Arzneimittel und Medizinprodukte (BfArM).

Verordnung über das Errichten, Betreiben und Anwenden von Medizinprodukten (Medizinprodukte-Betreiberverordnung – MPBetreibV)

Diese das Medizinproduktegesetz ergänzende Verordnung hat folgende, auch für Pflegeeinrichtungen gültige Inhalte: — MPBetreibV

Medizinprodukte dürfen nur ihrer **Zweckbestimmung** entsprechend und nach den Vorschriften dieser Verordnung, den allgemein anerkannten Regeln der Technik sowie den Arbeitsschutz- und Unfallverhütungsvorschriften errichtet, betrieben, angewendet und in Stand gehalten werden.

Medizinprodukte dürfen nur von **Personen** errichtet (Fachpersonal des Herstellers oder Händlers), betrieben, angewendet (eingewiesenes Pflegepersonal) und in Stand gehalten (qualifiziertes Wartungspersonal) werden, die die dafür erforderliche **Ausbildung** oder **Kenntnis und Erfahrung** besitzen. — Qualifikation des Personals

Miteinander verbundene Medizinprodukte sowie mit Zubehör einschließlich Software oder mit anderen Gegenständen verbundene Medizinprodukte dürfen nur betrieben und angewendet werden, wenn sie dazu unter Berücksichtigung der Zweckbestimmung und der Sicherheit der Patienten, Anwender, Beschäftigten oder Dritten geeignet sind.

Der Anwender hat sich **vor** der **Anwendung** eines Medizinproduktes von der **Funktionsfähigkeit** und dem **ordnungsgemäßen Zustand** des Medizinproduktes zu überzeugen und die Gebrauchsanweisung sowie die sonstigen beigefügten sicherheitsbezogenen Informationen und Instandhaltungshinweise zu beachten. Dies gilt entsprechend für die mit dem Medizinprodukt zur Anwendung miteinander verbundenen Medizinprodukte sowie Zubehör einschließlich Software und anderen Gegenständen. — Pflichten des Anwenders

Die **Aufbereitung** von bestimmungsgemäß keimarm oder steril zur Anwendung kommenden Medizinprodukten ist unter Berücksichtigung der Angaben des Herstellers mit geeigneten validierten Verfahren so durchzuführen, dass der Erfolg dieser Verfahren nachvollziehbar gewährleistet ist und die Sicherheit und Gesundheit von Patienten, Anwendern oder Dritten nicht gefährdet wird (Siehe Kapitel 4). — Validierte Aufbereitung

Der Betreiber hat bei Medizinprodukten, für die der Hersteller **sicherheitstechnische Kontrollen** vorgeschrieben hat, diese nach den Angaben des Herstellers und den allgemein anerkannten Regeln der Technik sowie in den vom Hersteller angegebenen Fristen durchzuführen oder durchführen zu lassen. — Bestandsverzeichnis

Der Betreiber hat für alle aktiven, nicht implantierbaren Medizinprodukte der jeweiligen Betriebsstätte ein **Bestandsverzeichnis** zu führen. Die Aufnahme in ein Verzeichnis, das aufgrund anderer Vorschriften geführt wird, ist zulässig. In das Bestandsverzeichnis sind folgende Angaben einzutragen:

- Bezeichnung, Art und Typ, Loscode oder Seriennummer sowie Anschaffungsjahr des Medizinproduktes,

- Name oder Firma und Anschrift des für das jeweilige Medizinprodukt Verantwortlichen nach § 5 des Medizinproduktegesetzes,
- die der CE-Kennzeichnung hinzugefügte Kennnummer der „benannten Stelle", soweit diese nach den Vorschriften des Medizinproduktegesetzes angegeben ist,
- soweit vorhanden, betriebliche Identifikationsnummer,
- Standort und betriebliche Zuordnung,
- die vom Hersteller angegebene Frist für die sicherheitstechnische Kontrolle nach § 6 Abs. 1 Satz 1 oder die vom Betreiber nach § 6 Abs. 1 Satz 2 festgelegte Frist für die sicherheitstechnische Kontrolle.

Für das Bestandsverzeichnis sind alle Datenträger zulässig, der zuständigen Behörde ist auf Verlangen jederzeit Einsicht in das Bestandsverzeichnis zu gewähren.

> **Merke:** Die **Gebrauchsanweisungen** und die dem Medizinprodukt beigefügten Hinweise sind so aufzubewahren, dass dem Anwender die für die Anwendung des Medizinproduktes erforderlichen Angaben jederzeit zugänglich sind.

Messtechnische Kontrollen sind bei Medizinprodukten, bei welchen sie erforderlich sind (z. B. Elektrothermometer, Blutdruckmessgeräte) nach Angaben des Herstellers und innerhalb der vorgesehenen Prüfintervalle durchzuführen.

3.6 Lebensmittelrecht

Umgang mit Lebensmitteln

Für Küchen von Gemeinschaftseinrichtungen sind die Verordnung über Lebensmittelhygiene (1997) und das Lebensmittel- und Bedarfsgegenständegesetz (1993) sowie einige Verordnungen, die Detailaspekte regeln, wie z. B. die Hackfleischverordnung, Eiprodukteverordnung und Enteneierverodnung, Kennzeichnungspflicht für Zusatzstoffe auf der Menükarte Rechtsgrundlagen. Von besonderer Bedeutung in Gemeinschaftseinrichtungen ist die Umsetzung der **Lebensmittelhygieneverordnung**.

Der **Hygienebeauftragte** hat normalerweise wenig mit den Vorgängen in der Küche zu tun, die Verantwortung für die korrekte Umsetzung obliegt der **Küchenleitung**. Allerdings endet die Verantwortung der Küchenleitung, wenn die Lebensmittel die Küche verlassen haben. Sie müssen aber dann noch transportiert und z. B. in den Wohnbereichen ausgegeben werden. Auch der Rücktransport des Geschirrs in die Spülküche ist korrekt durchzuführen. Dieser Part der **Lebensmittellogistik** muss im **Hygienekonzept** oder **-management** beschrieben und festgelegt werden (☞ Kap. 4, für die Küche ☞ Kap. 5).

3.7 Gefahr- und Biostoffverordnung

3.7.1 Die Gefahrstoffverordnung

> **Definition:** Die Gefahrstoffverordnung regelt, dass Einrichtungen, in denen mit Gefahrstoffen umgegangen wird, diese mengenmäßig erfassen und ihre Mitarbeiter über die Risiken im Umgang mit diesen Gefahrstoffen informieren müssen.

Gefahrstoffe in Pflegeeinrichtungen sind bspw. Desinfektionsmittelkonzentrate, Sanitärreiniger und auch Händedesinfektionsmittel, da sie leicht entflammbar sind.

> **Beachte:** Gefahrstoffe erkennt man an einen orangefarbenen Quadrat, in der das entsprechende Gefahrstoffsymbol abgebildet ist.

So gekennzeichnete Gefahrstoffe sollten in möglichst kleinen Mengen in der Einrichtung gelagert werden. Es muss erfasst sein, wo und wie viele dieser Gefahrstoffe durchschnittlich übers Jahr verteilt gelagert werden (Gefahrstoffkataster). Zu Gefahrstoffen sollten in der Einrichtung sog. Sicherheitsdatenblätter vorliegen, aus denen hervorgeht, welche Maßnahmen ergriffen werden, wenn der Gefahrstoff ausgelaufen ist oder verspritzt wurde und Personen damit kontaminiert wurden.

Zum Vollzug der Verordnung gehört auch das **Anbringen von Betriebsanweisungen** gemäß § 20 Gefahrstoffverordnung. Diese enthalten **Informationen über** den jeweiligen **Gefahrstoff** und informieren über **Maßnahmen bei Zwischenfällen**. Auch die **sachgerechte Entsorgung** nicht mehr verwendeter Gefahrstoffe ist dort angegeben. Die Betriebsanweisungen werden zweckmäßigerweise dort angebracht, wo Gefahrstoffe gelagert und Desinfektionsmittel angesetzt werden.

Die Umsetzung der Gefahrstoffverordnung ist nicht Aufgabe des Hygienebeauftragten, er sollte jedoch der Fachkraft für Arbeitssicherheit zuarbeiten, indem er z. B. von Desinfektionsmittelherstellern Sicherheitsdatenblätter und die Betriebsanweisung nach § 20 Gefahrstoffverordnung anfordert. Darüber hinaus sollten Hygienebeauftragte dazu beitragen, Gefahrstoffe nach Möglichkeit durch weniger gefährliche Substanzen zu ersetzen, wenn deren Wirkung vergleichbar ist.

Richtiger Umgang mit Gefahrstoffen

3.7.2 Die Biostoffverordnung

Definition: Die Biostoffverordnung, die 1999 in Kraft getreten ist, beschäftigt sich mit biologischen Arbeitsstoffen, d. h. mit Mikroorganismen. Sie beinhaltet auch Anweisungen bzgl. Mikroorganismen, die sich in Material befinden sowie solchen, die die menschliche Haut besiedeln, in menschlichen und tierischen Organismen leben und in Sekreten und Ausscheidungen zu finden sind.

Phasen

Der Vollzug der Biostoffverordnung hat drei Phasen:
- Der Betriebsarzt beurteilt die Gefährdung der Mitarbeiter durch Mikroorganismen (TRBA 250, 400).
- Auf Grund dieser Beurteilung werden geeignete Schutzmaßnahmen festgelegt und in einer Betriebsanweisung gemäß § 12 BiostoffV niedergelegt und ausgehängt.
- Die Mitarbeiter werden belehrt, diese Schulung wird dokumentiert.

In Pflegeeinrichtungen weichen die Maßnahmen nach BiostoffV und dem Hygieneplan nicht voneinander ab.

3.8 Richtlinien und Empfehlungen des Robert-Koch-Institutes

Evidenzbasierte Hygiene

Die Richtlinie für Krankenhaushygiene und Infektionsprävention des Robert-Koch-Institutes wurde von Hygienefachleuten entwickelt. Seit 1998 gibt die entsprechende Kommission am RKI Empfehlungen heraus, die in sog. Evidenzkategorien eingeteilt sind. Diese Kategorien geben wieder, wie gesichert die jeweiligen Empfehlungen sind:

Kategorie I A:
Nachdrückliche Empfehlungen für alle Krankenhäuser bzw. Einrichtungen. Die Empfehlungen basieren auf gut konzipierten experimentellen oder epidemiologischen Studien.

Kategorie I B:
Nachdrückliche Empfehlungen für alle Krankenhäuser. Die Empfehlungen werden von Experten und aufgrund eines Konsensbeschlusses der Krankenhaushygiene-Kommission am Robert-Koch-Institut als effektiv angesehen und basieren auf begründeten Hinweisen für deren Wirksamkeit. Eine Einteilung der entsprechenden Empfehlung in die Kategorie I B kann auch dann erfolgen, wenn wissenschaftliche Studien hierzu nicht durchgeführt wurden.

Kategorie II:
Empfehlungen zur Einführung/Umsetzung in vielen Kliniken. Die Empfehlungen basieren teils auf hinweisenden klinischen oder epide-

miologischen Studien, teils auf nachvollziehbaren theoretischen Begründungen oder Studien, die in einigen, aber nicht allen Kliniken anzuwenden sind.

Kategorie III:
Keine Empfehlungen oder ungelöste Fragen. Maßnahmen, über deren Wirksamkeit nur unzureichende Hinweise vorliegen oder bislang kein Konsens besteht.

Kategorie IV:
Anforderungen, Maßnahmen und Verfahrensweisen in Krankenhäusern, die aufgrund gesetzlicher Bestimmungen, durch autonomes Recht oder Verwaltungsvorschriften vorgeschrieben sind.

Obwohl hier von Krankenhäusern gesprochen wird, gelten die einschlägigen Empfehlungen sinngemäß auch für andere Betreuungs- und Pflegeeinrichtungen. Ihre rechtliche Stellung entspricht deren „Stand der Technik". D. h., wenn ein Hygienemangel zur Anzeige gelangt, wird der beauftragte Gutachter prüfen, ob die Vorgaben der entsprechenden Richtlinie bzw. der RKI – Empfehlung eingehalten wurde. Im nächsten Schritt muss der Gutachter prüfen, ob eventuell abweichende Maßnahmen ebenso geeignet waren, das vorgegebene Ziel zu erreichen.

> **Merke:** Die Empfehlungen des Robert-Koch-Institutes entsprechen dem Stand der aktuellen Technik. Sie müssen nicht buchstabengetreu befolgt werden, wenn es adäquate Alternativlösungen gibt.

3.9 Hygieneverordnungen, Richtlinien und Empfehlungen der Bundesländer (Stand 10/2003)

Übersicht 5: Hygieneverordnungen und -richtlinien der Bundesländer

Baden-Württemberg:	Hygieneverordnung (☞ Kap. 3.10)
Bayern:	Hygieneverordnung, Empfehlung für Hygiene und Infektionsprävention in Pflegeeinrichtungen (EHIP)
Berlin:	Hygieneverordnung
Brandenburg:	Rahmenhygieneplan
Bremen:	Hygieneverordnung (☞ Kap. 3.10)
Hamburg:	Hygieneverordnung (☞ Kap. 3.10)
Hessen:	Hygieneverordnung (☞ Kap. 3.10)

Mecklenburg-Vorpommern:	Richtlinie für Hygiene in der Altenpflege Rahmenhygieneplan
Nordrhein-Westfalen:	Hygieneverordnung (☞ Kap. 3.10)
Niedersachsen:	Hygieneverordnung (☞ Kap. 3.10) MRSA in Alten- und Pflegeeinrichtungen (2/2003)
Rheinland-Pfalz:	Hygieneverordnung (☞ Kap. 3.10)
Saarland:	Hygieneverordnung (☞ Kap. 3.10)
Sachsen:	Rahmenhygieneplan
Sachsen-Anhalt:	Rahmenhygieneplan
Schleswig-Holstein:	Hygieneverordnung (☞ Kap. 3.10)
Thüringen:	Rahmenhygieneplan

3.10 Länderhygieneverordnungen

In Ergänzung zum Infektionsschutzgesetz haben verschiedene Bundesländer zusätzliche Verordnungen erlassen. Diese Hygieneverordnungen beziehen sich meist nicht direkt auf die Pflege. In allen findet sich die Forderung nach Beachtung der allgemein anerkannten Regeln der Hygiene. Dazu gehört u. a. die **Hautdesinfektion** vor der Durchführung von Injektionen, auch bei Subkutaninjektionen im ambulanten Bereich. Ansonsten wird auf die ordnungsgemäße **Entsorgung von Abfällen**, die Verwendung bestimmter **Desinfektionsmittel** und einige andere, auch in diesem Buch dargestellte Details hingewiesen. Die **Aufgaben** und Vollmachten des **Gesundheitsamtes** sowie **Ordnungswidrigkeiten** werden dargestellt. **Rahmenhygienepläne** dagegen stellen Empfehlungen dar, die Hygienebeauftragte zur Erstellung ihres Hygieneplans nutzen sollten.

3.11 Ambulante Pflege und Sozialstationen

Hygienekonzept auch hier sinnvoll

Bezieht man sich auf § 36 des Infektionsschutzgesetzes, brauchen ambulante Pflegedienste eigentlich keinen Hygieneplan nach IfSG. Aber auch hier gelten die Vorschriften nach BGV C8. Das Pflege-

3.11 Ambulante Pflege und Sozialstationen

qualitätssicherungsgesetz fordert auch hier ein Qualitätsmanagement, ein Vergleich der Pflegedienste landes- und bundesweit könnte erfolgen. Das bedeutet, dass Hygienepläne zumindest für die Reinigung, Desinfektion und ggf. Sterilisation erstellt werden müssen. **Qualitätssicherung** ist also auch im ambulanten Pflegebereich erforderlich. Dazu ist ein **Qualitätshandbuch** vonnöten. Die Erstellung eines umfassenden **Hygienekonzeptes** ist in diesem Zusammenhang überlegenswert. Das **Konzept** gliedert sich – im Gegensatz zu stationären Einrichtungen – in **zwei Teile**. Ein Part beinhaltet Hygienemaßnahmen, die die **Sozialstation** betreffen, die u. U. auch eine **Ambulanz** betreibt und Hilfsmittel verleiht. Der zweite Teil besteht aus Anweisungen, die das Verhalten des Pflegepersonals vor Ort, also in den **Wohnungen der Betreuten** regeln.

Gegenüber stationären Einrichtungen gibt es hier naturgemäß Einschränkungen, da bei der Versorgung Pflegebedürftiger im häuslichen Umfeld **Artikel 13 des Grundgesetzes** (Unverletzlichkeit der Wohnung) in besonderem Maße zu berücksichtigen ist. Pflegepersonal muss also, was Hygienemaßnahmen angeht, vor Ort improvisieren oder aber **Überzeugungsarbeit** bei Angehörigen und Betreuten leisten. Hierzu ist eine entsprechende Motivation und Schulung erforderlich. Hygienebeauftragte in der ambulanten Pflege können das Personal dabei unterstützen, indem sie geeignete Argumente liefern, die zur Überzeugung herangezogen werden können.

Häuslicher Bereich

Ebenso wie stationäre Einrichtungen benötigt die Sozialstation den Vollzug der Biostoffverordnung, einen Gefahrstoffkataster mit den dazugehörigen Sicherheitsdatenblättern und Betriebsanleitungen. Auch das Medizinprodukterecht muss vollzogen werden.

Das Betriebshandbuch für die Küche entfällt in der Regel. Bereitet das Pflegepersonal in den Wohnungen der Betreuten Nahrungsmittel zu, ist zu klären, ob eine Belehrung gemäß § 42/43 Infektionsschutzgesetz erforderlich ist. Dies wird in den Bundesländern unterschiedlich gehandhabt. Seit 5/2003 gibt es einen Rahmenhygieneplan.

> **Merke:** Im häuslichen Bereich können einige Hygienevorschriften etwas großzügiger gehandhabt werden, weil die Pflegebedürftigen von ihrer eigenen Keimflora umgeben sind, und das Auftreten von Hospitalkeimen bei entsprechender Hygiene des Pflegepersonals so gut wie ausgeschlossen ist. Hinzu kommt, dass Hygienemaßnahmen im häuslichen Umfeld nicht auf die gleiche Weise durchgeführt werden können, wie es in Pflegeeinrichtungen möglich ist.

Gelegentlich vorherrschende desolate hygienische Verhältnisse mögen in manchem Mitarbeiter die Überlegung wachrufen, das Gesundheitsamt einzuschalten. Man muss aber berücksichtigen, dass diese Behörde nur dann einschreiten darf, wenn extreme Selbstgefährdung oder Gefahr für Dritte gegeben ist. Dies ist jedoch in aller Regel schwer nachzuweisen (zum Hygienekonzept ☞ Kapitel 4.7).

Teil 3: Arbeitsgrundlagen des Hygienebeauftragten

4 Der Hygieneplan

4.1 Wie soll er aussehen?

Hygiene ist ein unverzichtbarer Bestandteil der Qualitätssicherung in der Pflege. Der **Hygieneplan gemäß § 36 IfSG** ist nicht zu verwechseln mit dem **Hygieneplan gemäß § 9 BGV C8**. Die Unfallverhütungsvorschrift fordert ein Konzept für die Entkeimung. Mit einem Desinfektions- und Reinigungsplan sowie ggf. einer Sterilisationsanweisung ist dieser Forderung Genüge getan. Der Hygieneplan nach IfSG ist dagegen eine Summe von Arbeitsanweisungen, deren Stil dem Qualitätshandbuch der Einrichtung angepasst sein sollte.

Hygieneplan – welcher Stil?

Die einzelnen Abschnitte des Hygieneplans, in dem verschiedene Maßnahmen geregelt werden, werden zweckmäßigerweise als Einzeldokumente verfasst. Auf die Weise ist es möglich, dass jeder Bereich nur diejenigen Hygieneplandokumente erhält, die benötigt werden.

Wie der Hygieneplan aussehen soll, ist die Entscheidung der jeweiligen Einrichtung. Verschiedene Varianten bieten sich an:
Beim **Dokumentenstil** werden die einzelnen **Arbeitsläufe** nach einer **einheitlichen**, immer **wiederkehrenden Gliederung** (☞ Kap. 4.4) dargestellt. Für Hygienebeauftragte ist diese Art des Hygieneplans relativ leicht zu erstellen, da einheitliche Formulierungen verwendet werden können. Allerdings sollte man der Versuchung widerstehen, die Texte allzu lang werden zu lassen. Eine kurze, einprägsame Darstellung erleichtert den Zugang für die Mitarbeiter.

Kurze und übersichtliche Darstellung

> **Merke:** Gelingt es, die einzelnen Punkte in der richtigen Abfolge und klar gegliedert darzulegen, wird der Dokumentenaufbau i. d. R. rasch von den Mitarbeitern akzeptiert.

In zertifizierten Einrichtungen wird meist eine Kopfzeile eingefügt, die die Dokumentenüberwachung im Sinne des Qualitätsmanagements erleichtern soll. Eine Fußzeile enthält die Prüf- und Freigabevermerke sowie Unterschriften (☞ Abb. 9, S. 98).

Datum: 00.00.00 Revision: Seite 1	**Qualitätshandbuch**	Mustereinrichtung
Dok.-Nr. 001 – B.01	**Arbeitskleidung, Bereichskleidung, Schutzkleidung**	**Hygienemanagement**

1. Dienstkleidung:

Während der Arbeitszeit sind die Mitarbeiter des pflegerischen, medizinisch-technischen und Reinigungsdienstes verpflichtet, die ihnen vom Arbeitgeber zur Verfügung gestellte Dienstkleidung zu tragen.
Private Dienstkleidung, die nur im Ausnahmefall nach Rücksprache mit der zuständigen Abteilungsleitung getragen werden darf, ist nur dann zulässig, wenn sie ausreichend temperaturbeständig (60° C) ist und wäschereibeständige Knöpfe hat. Private Dienstkleidung darf nicht mit nach Hause genommen werden, sondern muss nach eigenverantwortlicher Kennzeichnung durch die Dienstkleidungszentrale der Hauswäscherei zugeführt werden.
Die Dienstkleidung ist personenbezogen und darf nur in der Einrichtung getragen werden.
Ein Wechsel der Dienstkleidung muss nach zwei Tagen erfolgen oder sofort bei offensichtlicher Verschmutzung. Verschmutzte Dienstkleidung ist der Wäscherei zuzuführen und darf nicht mit nach Hause genommen werden.

2. Schutzkleidung (Schutzkittel mit Bündchen und Einwegschürze):

Sie soll verhindern, dass die Dienstkleidung der Beschäftigten kontaminiert wird und hierdurch Krankheitserreger weiter verbreitet werden.

2.1 Bei speziellen therapeutischen oder pflegerischen Tätigkeiten (z. B. großer Verbandwechsel, Ganzkörperwaschung) ist zusätzlich eine Einwegschürze über die Dienstkleidung zu binden, wenn dies auf Grund einer Besiedlung oder Infektion der Bewohner angeordnet wurde (vergleiche Dokument „Verhalten bei infektiösen oder infektionsverdächtigen Bewohnern"). Der Schutzkittel muss bei Durchnässung oder Kontamination mit erregerhaltigem Material sofort in den vorgesehenen Wäschesack entsorgt werden oder nach Beendigung eines Arbeitstages der Wäscherei zugeführt werden.

2.2 Bei bestimmten Infektionen wird eine Einmalschürze als Schutzkleidung getragen. Die Einmalschürze wird nach Gebrauch verworfen (B-Müll, grauer Sack).

2,3 Das Tragen von sonstiger Schutzkleidung (Mund-Nase-Schutz, Handschuhe, Haube etc.) wird in den AA über hygienisches Verhalten Personalschutzmaßnahmen bzw. Maßnahmen bei bestimmten Erregern geregelt.

3. Schmuck (§ 22 BGV 8):

Bei pflegerischen Tätigkeiten, Umgang mit Lebensmitteln (Herstellung aus Vorprodukten) und bei Verrichtung mit erhöhter Infektionsgefährdung dürfen an Händen und Unterarmen keine Schmuckstücke, Uhren und Eheringe getragen werden.

4. Haare und Ohrringe:

Langes Haar muss in allen Bereichen zusammengebunden oder am Kopf anliegend festgesteckt werden. Beim Tragen von Ohrringen (Nasenringen, Piercing etc.) ist darauf zu achten, dass das Schmuckstück so beschaffen ist, dass weder für das Personal noch für den Patienten eine Verletzungsgefahr entstehen kann.

Erstellt: Hygienebeauftragter	Geprüft: Qualitätsmanager	Freigegeben: Einrichtungsleiter

Abb. 9: Musterdokument einer zertifizierten Einrichtung

Der **tabellarische Hygieneplan** erfreut sich gleichfalls großer Beliebtheit, weil die meisten Mitarbeiter ihn als **sehr übersichtlich** einschätzen. Auch hier gibt es Vorlagen unterschiedlicher Hersteller. Der tabellarische Hygieneplan ist auf den ersten Blick vertrauter, weil er den seit Jahren **bekannten Desinfektionsplänen** ähnlicher sieht.
Hierzu werden die einzelnen Punkte meist im Querformat eines DIN A 4-Blattes in den Spalten vorgegeben und die entsprechenden Anweisungen formuliert. Folgende Punkte sind aufgeführt:

- Was? (Maßnahme, Ziel)
- Wie? (benötigtes Material, Vorbereitung, Durchführung, Beendigung)
- Wann? (Zeitpunkt der Durchführung)
- Wer? (durchführende Mitarbeiter)

Die aus Desinfektionsplänen bekannte Spalte „Womit?" kann meist entfallen, da es ausreichend ist, auf entsprechende Stellen im Reinigungs- bzw. Desinfektionsplan zu verweisen (☞ Abb. 10, S. 100).
Die Vorgabe der Spalten lässt jedoch die freie Formulierung der Inhalte nicht mehr ohne weiteres zu. Egal für welche Version man sich entscheidet, Produktnamen, Konzentration und Einwirkzeiten der empfohlenen Mittel sollten nur im Reinigungs- und Desinfektionsplan erscheinen. Hier ist eine Änderung im Laufe der Zeit am wahrscheinlichsten. Werden die Produktnamen in den Hygieneplan integriert, müssen alle betroffenen Dokumente ausgetauscht werden. Wird dagegen im Hygieneplan diesbezüglich nur auf den Reinigungs- und Desinfektionsplan verwiesen, gilt der Hygieneplan weiter, auch wenn Präparate, Konzentration oder Einwirkzeiten sich geändert haben.

> **Hinweis:** Bei der Darstellung der Rechtsgrundlagen sollten nur die **Paragraphen** und die entsprechenden **Abkürzungen** der Gesetze, Verordnungen, Unfallverhütungsvorschriften oder sonstigen Quellen angegeben werden. Langwierige Zitate aus diesen Quellen vergrößern den Hygieneplan unnötig und sind für viele Mitarbeiter nicht ohne weiteres verständlich.

Sofern auf Pflegestandards verwiesen wird, sind hier die jeweils hausinternen und nicht Expertenstandards im Sinn der Pflegewissenschaft gemeint.

4.2   Woher nehmen, wenn nicht schreiben?

Heutzutage muss eigentlich niemand mehr einen Hygieneplan vollständig neu schreiben. In einigen **Bundesländern** gibt es **Rahmenhygienepläne** oder **Empfehlungen,** in denen wesentliche Inhalte bereits von Experten zusammengestellt wurden (☞ Kapitel 3). Auch

Hygieneplan – Vorlagen

Reinigungs- und Desinfektionsplan gemäß BGV C8

Dokument xx.000 des Hygieneplans gemäß § 36 IfSG, Seite 1

Was?	Womit?	Wann?	Wie?	Wer?
Hände Reinigen	Waschlotion Seifoclean	Vor Arbeitsbeginn und vor und nach Pausen waschen		Alle Mitarbeiter
Desinfizieren	Desinfektionsmittel Bac-killfix	Vor und nach Pflegemaßnahmen sowie nach Ablegen von Handschuhen, bei Bedarf	Desinfektion: Hohlhand mit ca. 3ml Desinfektionsmittel füllen, Hände reiben, Fingerzwischenräume und -spitzen einreiben, Daumen in die jeweils andere Hand nehmen und gründlich einreiben, ca. 30 sec einwirken lassen	
Pflegen	Pflegecreme Schmusalind (siehe Hautschutzplan)	Pflegen: vor Pausen, nach Arbeitsende, zwischendurch nach Bedarf		
Hautdesinfektion	Hautdesinfektionsmittel Fettweg forte (Gebrauchsfertig, 15 sec. Einwirkzeit)	Vor Injektionen	Punktionsstelle einsprühen, mit sterilisiertem Tupfer nachwischen, dann nicht mehr palpieren	Pflegepersonal
Flächen Arbeitsflächen, Inventar, Fußböden	Reiniger Blankneutral	Arbeitstäglich	Wischen, trocknen lassen	Reinigungspersonal
	Sprühdesinfektion Schnapsosterb	Gezielte Desinfektion bei Bedarf	Sprühen, nachwischen! Scheuer-Wisch-Desinfektion	Pflegekräfte
	Desinfizieren mit Glanzotod 0,5 %, Einwirkzeit 1 Stunde	Auf Anordnung der Hygienebeauftragten, Vorsicht bei bewohnereigenem Inventar!		Reinigungspersonal
Sanitärbereich, Toiletten	Saurer Reiniger: Putzblitz Ätz Desinfektion: Glanzotod 0,5 %	Täglich	Scheuer-Wisch-Desinfektion, trocknen lassen	Reinigungspersonal
Steckbecken; Urinflaschen Nierenschalen Waschschüsseln	Spülautomat (thermisch)	Nach Gebrauch	Reinigung und thermische Desinfektion erfolgen automatisch	Pflegepersonal
Instrumente	Viroverreck 4,0 %, 15 min. Einwirkzeit	Täglich einlegen 2x wöchentlich Lösung wechseln bei sichtbarer Verschmutzung sofort	Instrumente offen einlegen, sie müssen vollständig mit dem Präparat bedeckt sein.	Pflegepersonal
Arbeitskleidung	Wird extern gewaschen	Wechsel alle zwei Tage und nach Kontamination oder sichtbarer Verschmutzung	In Wäschesack geben, vorher Taschen vollständig leeren	Alle Mitarbeiter
Schutzkleidung	Wird extern gewaschen	Wechsel nach jeder Schicht	In Wäschesack „infektionsverdächtige Wäsche" geben	Alle Mitarbeiter
Abfall	Müllsack Farbe 1 (A-Müll = Hausmüll) Müllsack Farbe 2 (B-Müll = kontaminierter Hausmüll)	A-Müll nach Bedarf entsorgen, B-Müll täglich	B-Müll bis zur Abholung unzugänglich aufbewahren!	Reinigungspersonal

Abb. 10: Musterdesinfektionsplan (andere Spaltenreihenfolge möglich)

Hersteller bieten Hygienepläne oder Hygieneanweisungen in verschiedensten Varianten an. Diese werden teilweise auf Datenträgern verkauft oder kostenlos angeboten, u. a. als „Download-Dateien" im **Internet**. Auch die Veröffentlichungen der Bundesländer können i. d. R. aus dem Internet bezogen werden. Für Musterdokumente ist das Internet eine etwas unsichere Quelle, da die Anbieter wechseln und oft nur ein Dokument oder eine Seite als Muster gezeigt wird. Jedoch bieten größere und kleinere Firmen auch komplette Hygienepläne zum Verkauf an. Im Kaufpreis ist meist auch die obligate Anpassung an die Bedingungen in der Einrichtung enthalten. „Das Rad neu erfinden" muss also kein Hygienebeauftragter mehr.

Bei jeder Vorlage – gleichgültig ob von staatlichen Institutionen oder von Privatfirmen gilt es, folgende Prüfung zu absolvieren:

Prüfung der Inhalte

- Inwieweit treffen die Inhalte und Themen auf unsere Einrichtung zu?
- Können die darin enthaltenen (oft aus hygienischer Sicht idealen) Vorgaben in unserer Einrichtung verwirklicht werden?
- Sind die beschriebenen Maßnahmen für die Betreuten oder Bewohner in vollem Umfang erforderlich?
- Ist der Text auch für nicht sehr gut informierte und nicht examinierte Mitarbeiter verständlich formuliert?
- Ist die Gliederung und der Umfang des Textes ansprechend oder werden bspw. umfangreiche oder wenig verständliche Gesetzes- und Normenzitate gebracht?
- Ist der dargestellte Arbeitsablauf in den Räumlichkeiten der Einrichtung umsetzbar?
- Inwieweit entsprechen die Vorgaben der den Mitarbeitern vertrauten Arbeitsweise? – Muss die eigene Arbeitsweise korrigiert werden?

Können die Fragen im Großen und Ganzen positiv beantwortet werden, kann sich das Umschreiben lohnen und damit viel Zeit und Arbeit gespart werden.

4.3 Erst mal schauen – die Ist – Erfassung

Gleichgültig ob ein neuer Hygieneplan erstellt, ein fertiger Hygieneplan an die Einrichtung angepasst oder der bereits bestehende Hygieneplan aktualisiert werden soll, stets ist es erforderlich, die Arbeit mit einer „**Ist-Erfassung**" zu beginnen.

Ausgangslage feststellen

> **Merke:** Sinn der Ist-Erfassung ist es, die aktuelle Hygienesituation in der Einrichtung zu erfassen und einen möglichst vollständigen Eindruck über die derzeitige Situation zu bekommen. Natürlich können bei der Gelegenheit auch gleich erste Korrekturmaßnahmen festgelegt werden.

Als Hygienebeauftragter – aus der Pflege oder aus der Hauswirtschaft kommend – kennt man natürlich einen Teil der Abläufe in der Einrichtung. Dabei ist es interessant zu prüfen, ob in allen Wohnbereichen oder Stationen der Einrichtung bei der Durchführung von Maßnahmen in gleicher Weise vorgegangen wird.

Ausführliche Angaben und eine Checkliste ☞ Kap. 6.3 „Ist-Erfassung im Detail".

4.4 Arbeitsanweisungen selbst schreiben

Aufbau von Standards

Der **Aufbau** der einzelnen Anweisungen sollte dem Aufbau der anderen Qualitätsdokumente (wie z. B. Pflegestandards) in der Einrichtung nahe kommen. Die **Anweisungen** müssen **aktuell** sein und die **individuelle Situation** der Einrichtung widerspiegeln. Werden fertige, z. B. von der Industrie bezogene, **allgemeine Hygienepläne** verwendet, müssen diese den Verhältnissen in der Einrichtung **angepasst** werden. Das folgende, dem Qualitätsmanagement entliehene Schema soll helfen, beim Abfassen von Arbeitsanweisungen nichts zu vergessen.

Schema

Ziel

Worum geht es?
Diesen Abschnitt könnte man auch mit „Einleitung" überschreiben. Ziel ist, das erwünschte **Ergebnis** des nachfolgenden Hygieneplandokuments zu **formulieren**. Dabei sind einfache Aussagen, wie z. B. „Die Mitarbeiter bereiten Hilfsmittel wie Gehstützen, Gehwagen und Rollstuhl korrekt auf", völlig ausreichend. Man sollte aber bedenken, dass viele Menschen Tätigkeiten **motivierter** ausführen, wenn sie die **Gründe** für deren **Durchführung** kennen. Daher kann es durchaus sinnvoll sein, **Hintergrundinformationen** zu einzelnen Maßnahmen zu geben. In besonderem Maße trifft dies auf Dokumente zu, die sich mit infektiösen Bewohnern befassen. Hier können Informationen zu den Keimen, deren Übertragungswege und über die Infektionsgefahr für das Personal gegeben werden.

Ansprechpartner

Wen kann ich fragen?
Hier werden besonders qualifizierte Kräfte genannt, etwa der **Hygienebeauftragte**. Zu einem möglichst frühen Zeitpunkt sollte auch ein **Stellvertreter** benannt werden, der nicht unbedingt über eine vollständig abgeschlossene Hygieneweiterbildung verfügt.

Grundlagen

Wo kann ich nachlesen?
Diese Passage gibt Aufschluss, auf welchen **Vorgaben** (z. B. Verordnungen, Gesetze, Normen, Richtlinien, Empfehlungen) die in der Anweisung angeordnete Tätigkeit beruht. Dieser Abschnitt ermöglicht raschen Zugang zu weiterführenden Quellen und beantwortet die häufig gestellte Frage „Wo steht, dass ich diese Tätigkeit ausführen bzw. auf diese Weise vorgehen muss?"

Was muss vorbereitet werden, welches Material wird benötigt?

Dieser Punkt beinhaltet eine **Auflistung des benötigten Materials** und eine Übersicht über die **Vorbereitungen**, die getroffen werden müssen, um die angestrebte Maßnahme korrekt durchführen zu können. Unter diesem Punkt können auch Angaben zur gewünschten **Personalqualifikation** gemacht werden. Eine kleine Checkliste kann z. B. darüber Auskunft geben, welche Schutzkleidung benötigt wird. Diese Hinweise sind besonders wichtig, wenn entsprechende Fälle in der Einrichtung relativ selten vorkommen, die erforderlichen Maßnahmen den Mitarbeitern also aus der täglichen Routine nicht präsent sind. Wichtig sind vor allem Hinweise auf **Gegenstände**, die nicht in jedem Wohnbereich vorhanden sind und erst zentral beschafft werden müssen.

Beschreibung der Voraussetzungen

Wie wird die Maßnahme durchgeführt?

Unter diesem Punkt wird der genaue Ablauf der Maßnahme nach Abschluss der Vorbereitungen beschrieben. Die Beschreibung endet, wenn der Zweck der durchgeführten Maßnahme erreicht ist.

Beschreibung der Tätigkeit, Durchführung

Wann bin ich fertig, wie räume ich auf?

Dieser Punkt enthält Prüfkriterien für das Resultat, abschließende Maßnahmen und Hinweise auf Entsorgungsmöglichkeiten. Hierzu gehören auch die Aufbereitung (Reinigung, ggf. Desinfektion) sowie die korrekte Lagerung des aufbereiteten Materials.

Nachbereitung

Wo und wie protokolliere ich meine Maßnahmen?

Hier werden Angaben gemacht, wie und wo die getroffenen Maßnahmen festzuhalten sind. Wird von der einfachen Regel, dass der Durchführende der Maßnahme diese durch Handzeichen quittiert, abgewichen? Dann muss festgelegt werden, wer die Dokumentation durchführt. Eindeutig geregelt werden muss wo und auf welche Weise zu dokumentieren ist. Bei der Etablierung von **Dokumentationssystemen** wird dringend empfohlen, die **Dokumentation möglichst einfach** und **rasch durchführbar** zu gestalten.

Dokumentation

Wo kann ich noch Informationen finden?

An dieser Stelle werden bei Einrichtungen mit vorhandenem Qualitätsmanagement Hinweise auf ergänzende und weiterführende Arbeitsanweisungen gegeben.

Mitgeltende Anweisungen

Anhang für erläuternde Skizzen und ergänzende Daten

Dieser Teil ist fakultativ; hier können Literaturzitate, ausführliche Erklärungen oder Musterformulare untergebracht werden. Es ist sinnvoll, kleine Skizzen zu reinigender Geräte beizulegen.

Weitere notwendige Angaben:

- Quellenangaben, Angaben zum Verfasser.
- Datum der Erstellung, Stand der verwendeten Quellen.
- Jede Seite der Anweisung muss eine Seitenzahl und den Hinweis auf die Gesamtzahl der Seiten tragen.

Angaben

- Bei Zertifizierung muss jedes Dokument einen Freigabevermerk der Einrichtungsleitung tragen (☞ siehe Kapitel 6.9).

> **Merke:** Je größer die Einrichtung ist, desto detaillierter sollte der Hygieneplan sein, da mit einer größeren Personalfluktuation und vermehrten Anforderungen an das Hygienemanagement zu rechnen ist.

Folgende Übersicht soll Hygienebeauftragte unterstützen, die einen bereits vorhandenen Hygieneplan (z. B. vom Hersteller) auf Vollständigkeit überprüfen möchten.

4.5 Inhalte und Gliederung des Hygieneplans

Was ein Hygieneplan enthalten kann

Die Minimalanforderungen sind z. B. in der Bayerischen EHIP, dem Rahmenhygieneplan verschiedener Bundesländer (☞ Kap. 3) und für Reinigungs- und Desinfektionsverfahren in den Durchführungsanweisungen zu § 9 BGV C8 festgelegt worden.

Checkliste Hygieneplan

Anforderungen an den Hygieneplan

Der Hygieneplan sollte:

- produktneutral sein (außer Reinigungs- und Desinfektionsplan),
- mit gängigen Qualitätssicherungssystemen kompatibel sein,
- als Arbeitsanweisung in Kraft gesetzt sein,
- einrichtungsspezifische Gegebenheiten berücksichtigen,
- Bereiche mit Pflegebedürftigen unterschiedlicher Risikogruppen berücksichtigen.

Inhalte

Personalhygiene

- Arbeitskleidung (Farbe, Waschbarkeit)
- Schutzkleidung (Aussehen, wann anzulegen)
- Händehygiene
- Schmuck
- Haartracht.

Betten

- Intervall Wäschewechsel
- Intervall Matratzenreinigung/-desinfektion
- Matratzenschutzbezüge
- Bettenaufbereitung nach Verlegung.

Injektionen und Infusionen

- Hautdesinfektion
- Vorbereitung Blutentnahme (kapillar/venös)
- Gefäßzugänge
- Vorbereiten von Infusionen
- Subkutan und intramuskulär applizierte Medikamente (Vorbereitung)
- Standzeiten von Mehrdosisbehältern.

Verbandwechsel bei Wunden

- Sterile und unsterile Materialien
- Verbandwechsel bei kolonisierten und infizierten Wunden.

Atemwege

- Absaugen
- Inhalation, Atemtraining, Insufflation
- Anwendung
- Aufbereitung.

Katheterismus der Harnblase

- Korrektes Legen von Kathetern
- Katheterpflege.

Instrumentenaufbereitung

- Validiertes Verfahren (Technik)
- Positivliste (Welches Medizinprodukt wird wie aufbereitet?)
- Instrumentenzyklus
- Entsorgung
- Dekontamination/Desinfektion
- Reinigung
- Pflege/Funktionsprüfung
- Verpackung
- Sterilisation
- Lagerung/Bereitstellung.

Lebensmittel im Wohnbereich und auf Stationen

- Speisenverteilung/Zwischenreinigung
- Zubereitung von Speisen im Wohnbereich/auf der Station
- Lagerung von Lebensmitteln
- Sondenkost.

Kranke oder ansteckungsverdächtige Pflegebedürftige

- MRSA
- Sanierung
- Hepatitis B/Hepatitis C/HIV
- Hepatitis A und E
- Herpes zoster (Gürtelrose)
- Tuberkulose.

- Skabies (Krätze), andere Ektoparasiten
- Enteritis infectiosa
- Influenza, Pneumonie.

Meldewesen

- Einrichtungsinternes Meldewesen (☞ Kap. 6.5)
- Betriebsarzt
- Gesundheitsamt (☞ Kap. 3).

Körperpflege

- Zahnprothesenreinigung
- Waschen, Waschutensilien
- Baden (Voll- und Teilbäder)
- Uro- und Enterostoma.

Aufbereitung von Pflegeutensilien

- Blutdruckmessgerät
- Thermometer
- Stethoskop
- Tablettenmörser
- Instrumente
- Hilfsmittel.

Umgang mit Verstorbenen

Fußpflege

Hauswirtschaft (☞ Kap. 5)

- Berufskleidung/Schutzkleidung
- Händehygiene und Hautschutzplan
- Hausreinigung
- Flächendesinfektion mit Desinfektionsplan
- Stations-, Wohnbereichsbäder und Nasszellen
- Lebensmittellogistik
- Wäschelogistik
- Abfallkonzept (Müllentsorgung, ☞ Kap. 5.10).

Bereich Küche

- Betriebshandbuch und HACCP
- Personalhygiene, Schulungen
- Wareneingangskontrolle
- Lagerung
- Produktionsablauf
- Reinigung, Desinfektion, Schädlingsbekämpfung
- Dokumentation
- Abfallkonzept (☞ Kap. 5.10)
- Küchenwäschelogistik.

Bereich Wäscherei

- Berufskleidung
- Schutzkleidung
- Händehygiene und Hautschutzplan
- Verhalten auf der unreinen und reinen Seite
- Lagerung und Transport der reinen Wäsche.

Bereich technischer Dienst

- Verhalten in Räumen mit infektiösen Heimbewohnern
- Reparatur von Medizinprodukten aus hygienischer Sicht
- Bewegungs- und Therapiebecken (☞ Kap. 5.11)
- Lüftungs- und Klimaanlagen.

Mikrobiologische Untersuchungen zur Dokumentation des Hygienestandards

- Prozesskontrollen (☞ Kapitel 7.5)
- Produktkontrollen (☞ Kapitel 7.5).

4.6 Hygieneempfehlungen für die Pflege

4.6.1 Personalhygiene

4.6.1.1 Kleidung

Arbeitskleidung soll hell sein (Verschmutzung ist leichter erkennbar); sie soll bei mindestens 60 °C waschbar sein.
Schutzkleidung muss in ausreichender Menge vom Arbeitgeber bereitgestellt werden. Dieser sorgt auch für die Reinigung und Desinfektion gebrauchter Schutzkleidung (BGV C8).
Schutzkittel sind zweckmäßigerweise langärmlig mit Bündchen und werden hinten geschlossen. Weitere mögliche Bestandteile der Schutzkleidung sind neben den ohnehin obligaten Handschuhen Mund-Nasenschutz, Haube und Einmalschürze.

Anforderung an Bekleidung

4.6.1.2 Händehygiene

> **Merke:** Noch immer wird ein Großteil der Erreger in Heimen, aber auch in Krankenhäusern durch die Hände des Personals übertragen. Die Händehygiene ist jedoch ohne großen Aufwand durchführbar und leistet einen wichtigen Beitrag zur Unterbindung der Erregerverbreitung. Eine Anweisung zur Händehygiene und ein Hautschutzplan (BGV C8), deren Einhaltung überwacht werden muss, ist daher unverzichtbarer Bestandteil jedes Hygieneplans.

Waschen der Hände

Schonendes Händewaschen

Die Hände werden mit einer geeigneten, einem **Wandspender** zu entnehmenden **Waschlotion** gewaschen. Bei Bedarf werden die kurz geschnittenen Nägel schonend mit einer Bürste gereinigt.

Das Händewaschen dient der Entfernung von „grobem" Schmutz wird durchgeführt:

- bei Arbeitsantritt,
- nach dem Toilettengang,
- vor dem Essen in den Pausen, nach den Pausen,
- vor der Zubereitung und Darreichung von Lebensmitteln,
- bei sichtbarer Verschmutzung (siehe unten).

Natürlich können die Hände auch zwischendurch gewaschen werden, jedoch sollte zur Schonung der Haut generell möglichst wenig gewaschen werden.

Händedesinfektion

Obligat und immer wieder: Handedesinfektion

Händedesinfektion unter Verwendung **alkoholischer Händedesinfektionsmittel** ist zur **Keimreduzierung** und zur **Minimierung des Infektionsrisikos** obligat. Das ausschließliche Waschen vermag die Keime auf den Händen nur um maximal 99 %, also von 100 auf einen zu reduzieren. Ein Milligramm Stuhl, kaum zu sehen, enthält aber über eine Milliarde Bakterien, so dass erst die Desinfektion eine ausreichende Keimelimination gewährleistet. Eine exakte Vorgehensweise beschreibt die vorläufige europäische Norm prEN 1500. Aus dem Wandspender, der mit geeigneten Einmalflaschen bestückt ist, wird eine Hohlhand voll Desinfektionsmittel entnommen. Anschließend wird das Desinfektionsmittel nach folgendem Standard verrieben:

Übersicht 6:
Händedesinfektion nach europäischem Standard

1. Handfläche auf Handfläche.
2. Rechte Handfläche über linken Handrücken und linke Handfläche über rechten Handrücken.
3. Handfläche auf Handfläche mit gespreizten, verschränkten Fingern.
4. Außenseite der Finger auf gegenüberliegende Handfläche mit verschränkten Fingern.
5. Kreisendes Reiben des rechten Daumens in der geschlossenen linken Handfläche und umgekehrt.
6. Kreisendes Hin- und Herreiben mit geschlossenen Fingerkuppen der rechten Hand in der linken Handfläche und umgekehrt.

Händedesinfektionen sind erforderlich:

- nach dem Waschen der Hände auf der Toilette,
- vor und nach Pflegemaßnahmen (auch wenn Handschuhe getragen wurden),

- vor der Zubereitung und Darreichung von Lebensmitteln,
- bei vermuteter oder sichtbarer Kontamination.

Sichtbare Verunreinigungen werden zunächst mit einem **desinfektionsmittelgetränkten Einmalhandtuch**, Zellstoff o. Ä. entfernt. Anschließend werden die Hände gewaschen und gründlich abgetrocknet, abschließend desinfiziert. Kleinste Verschmutzungen werden mit dem desinfektionsmittelgetränkten Tuch vollständig entfernt. Das Waschen der Hände ist dann nicht erforderlich. Nach einer gründlichen Händedesinfektion kann die Arbeit fortgeführt werden.

Pflege nicht vergessen

Schutzhandschuhe

Vor dem Anziehen von **Einmalhandschuhen** müssen die Hände nach der Desinfektion, aber auch nach dem Waschen vollständig getrocknet sein! Sie werden bei vorhersehbarem oder wahrscheinlichem **Erregerkontakt** sowie bei möglicher massiver Verunreinigung mit **Blut**, **Sekreten** und **Exkrementen** getragen. Nach Beendigung der Maßnahme und Ablegen der Schutzhandschuhe ist eine hygienische Händedesinfektion durchzuführen, da sich unsichtbare Handschuhverletzungen bei der Arbeit nicht immer vermeiden lassen.

Handschuhe helfen schützen

Einmalhandschuhe sind angebracht bei:

Indikationen

- der Versorgung von Kathetereintrittstellen, im Umgang mit Magensonden, bei der Katheter-, Drainagenpflege u. Ä.,
- im Umgang mit kontaminierten Geräten, Flächen und Gegenständen,
- Pflegemaßnahmen an Heimbewohnern, die in besonderem Maße vor Infektionen geschützt werden müssen (abwehrgeschwächte Bewohner, tracheostomierte und beatmete Personen),
- Pflegemaßnahmen an Bewohnern, von denen Infektionen ausgehen können,
- beim Absaugen mit offenen Systemen.

Schutzhandschuhe zum **Ausbringen von Flächendesinfektionsmitteln** sollen aus stabilem Material bestehen und mit Stulpen, die wenigstens den halben Unterarm bedecken, versehen sein. Die in der Pflege üblichen Einmalhandschuhe sind hier ungeeignet.
Sterile Handschuhe sind bei **aseptischen Verbandwechseln** (außer Notouch-Technik), **Harnwegskatheterisierung** und **Portpunktion** einzusetzen.

Desinfektion von Einmalhandschuhen

Die Desinfektion von Einmalhandschuhen mit Händedesinfektionsmittel ist **im Einzelfall** möglich, kann jedoch **nicht als Regel** empfohlen werden. Einige Materialien sind nicht gegen Alkohol beständig (Klebeeffekte).

Hinweis: Weitere detaillierte Ausführungen sind der Empfehlung „Händehygiene" der Kommission für Krankenhaushygiene und Infektionsprävention am Robert-Koch-Institut zu entnehmen. Diese kann im Internet unter der Adresse „www.rki.de" nachgelesen werden.

4.6.1.3 Schmuck

Schmuck – ein Sicherheitsrisiko

Die BGV C8 verbietet das Tragen von **Unterarmschmuck** in infektionsgefährdeten Bereichen (§ 22 BGV C8). In der Durchführungsbestimmung zu § 18 BGV C8 werden die infektionsgefährdeten Bereiche aufgezählt und mit dem Hinweis versehen, dass auch andere Bereiche als infektionsgefährdet angesehen werden könnten. Eine Pflegeeinrichtung, in der Senioren hauptsächlich wohnen, hat normalerweise keinen infektionsgefährdeten Bereich.

Merke: Selbstverständlich gibt es in der Pflege auch sonst wichtige Argumente gegen das Tragen von Unterarmschmuck. Das bedeutendste Argument ist der Selbstschutz, z. B. auch gegen Verletzungen.

Ringe, die Steine tragen oder sehr raue Oberflächen aufweisen, können Einmalhandschuhe bereits beim Anziehen beschädigen. Ferner kann es während der Arbeit durch die mechanische Einwirkung des Schmucks zu Beschädigungen kommen. Keime und Hautschuppen, u. U. auch Seifen- und Desinfektionsmittelreste sammeln sich unter Ringen an (☞ Abb. 11, S. 111).

Armbanduhren und **Armbänder** sind nach erfolgter Kontamination schwer zu desinfizieren. Künstliche (aufgeklebte) Fingernägel sind im Pflegebereich gleichfalls abzulehnen. Auch wenn sie vorne abgerundet sind, erhöhen sie das Risiko von Mikroperforationen der Handschuhe und damit von Erregerkontakt.

Das in vielen Hygieneplänen zu findende Verbot des **Lackierens der Fingernägel** ist hygienisch nicht ohne weiteres zu begründen. Natürlich splittert der Nagellack bei entsprechender mechanischer Arbeit schnell ab. Desinfektionsmittel, ordnungsgemäß angewandt, beschleunigen diesen Prozess. Die Vorstellung, dass Nagellacksplitter in Wunden geraten könnten, spielt bei der heutigen Handschuhpflicht bei der Wundversorgung keine Rolle mehr. Dennoch ist das äußere Erscheinungsbild, das die betreffende Pflegeperson bietet, unvorteilhaft. Aus diesem Grund sollte im Pflegebereich auf Nagellack verzichtet werden.

Sog. „**Piercings**" sind Geschmackssache und stellen in aller Regel kein Hygienerisiko dar. Das ändert sich natürlich, wenn die Piercingstelle oder der Piercingschmuck infiziert ist, kein seltenes Ereignis. Die Entzündung führt i. d. R. dazu, dass betroffene Mitarbeiter häufiger

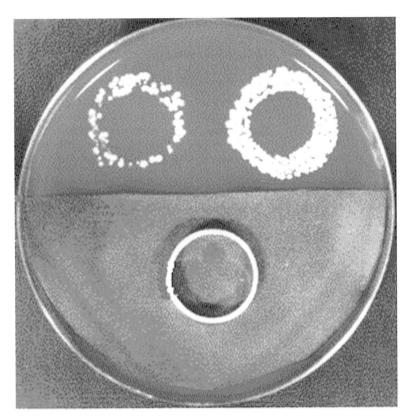

Abb. 11: Ringe und Keime: Unter Ringen sammeln sich Hautschuppen und Bakterien. Diese Ringabklatsche zeigen das eindrucksvoll.

an die juckende und brennende Stelle fassen. Dadurch kontaminieren sie ihre Hände mit den lokalen Erregern. Piercingschmuck mit einer Entzündungsreaktion sollte auch im Interesse des Trägers umgehend entfernt und die Wunde versorgt werden.

Ausladende **Ohrringe** sowie lange **Halsketten** stellen im Wesentlichen ein mechanisches Risiko dar. Verwirrte Pflegebedürftige können danach greifen und auf die Weise den Träger behindern oder ihn verletzen.

4.6.1.4 Haartracht

Bei der Durchführung von Pflegemaßnahmen sollen lange Haare hochgesteckt werden. Neben dem Schutz vor Verletzung durch greifende Bewohner bietet diese Maßnahme auch Schutz vor der Haarflora des Mitarbeiters, die transiente Keime wie Darmbakterien und Eitererreger enthalten kann.

4.6.2 Bettenaufbereitung

Jeder Mensch gibt permanent sehr viele mikroskopisch kleine Hautschuppen ab, die mit Keimen behaftet sind und auch durch das Bettzeug und den Matratzenbezug in die Matratze gelangen können. Bei trockener Matratze und Bettwäsche ist eine Keimvermehrung nicht ohne weiteres möglich. Die Hautschuppen fördern das Wachstum der **Hausstaubmilbe**, die sich in Matratzen einnisten kann. Problematisch wird sie nur, wenn eine Allergie gegen den Kot der Milbe besteht.

> **Merke:** Aus den Ausführungen ergibt sich, dass Bettwäsche im Regelfall, also bei mobilen, nicht bettlägerigen Heimbewohnern, alle zwei Wochen, bei Bettlägerigen spätestens nach einer Woche gewechselt werden sollte. Selbstverständlich muss ein Bettwäschewechsel bei Bedarf sofort erfolgen, d. h., wenn Sekrete oder Exkremente die Bettwäsche kontaminiert haben.

Matratzenreinigung bzw. -desinfektion

Im Regelfall ist ein ausreichender Hygienestandard erreicht, wenn die Matratze **halbjährlich** mit einem starken **Staubsauger** abgesaugt wird. Hierbei werden oberflächliche Hautschuppen aus der Matratze entfernt. Damit findet auch eine Keimreduktion statt, die hier nicht von besonderem Interesse ist, da es sich ja um die eigene Flora des Heimbewohners handelt, und in der Regel auch nur Staphylokokken und Sporenbildner länger unter diesen Bedingungen überleben können.
Bei Verlegung oder Versterben eines Pflegebedürftigen, wenn die Matratze also für einen neuen Heimbewohner verwendet werden soll, ist es sinnvoll, sie zu einer professionellen Matratzenreinigung zu geben. Ist der Betroffene an einer **Infektionskrankheit** gestorben, sind die **entsprechenden Hygienemaßnahmen** zu ergreifen.

> **Spezieller Pflegehinweis:** Bei dauerhaft bettlägerigen und inkontinenten Heimbewohnern empfiehlt es sich, die Matratze von vorneherein mit einem **Schutzbezug** zu versehen. Die heute zur Verfügung stehenden Materialien erlauben einen hohen Liegekomfort (weich, kein Rascheln) und haben den großen Vorteil, nach dem Abziehen des Bettlakens nur desinfizierend abgewischt werden zu müssen. Dabei muss keinesfalls die gesamte Fläche behandelt werden, eine **gezielte Desinfektion** im Bereich der Kontamination mit einem alkoholischen Flächendesinfektionsmittel bzw. vom Hersteller empfohlenen, in der Liste der DGHM gelisteten Präparat ist völlig ausreichend.

Spezielle Maßnahmen

Wurde eine ungeschützte Matratze mit **Exkrementen** oder **Sekreten** kontaminiert, können sehr hohe Keimzahlen entstehen. Ein Absprühen der Matratze mit Sprühdesinfektionsmittel ist nicht nur sinnlos, sondern hinterlässt darüber hinaus chemische Rückstände, die für Allergiker ungünstig sein können. Der kontaminierte Bereich sollte zunächst mit Einmalhandtüchern grob gereinigt, getrocknet und ggf. mit einem mit alkoholischem Desinfektionsmittel getränkten Lappen nachgerieben werden. Damit wird eine Keimreduktion erreicht. Die nachfolgende gründliche Trocknung führt zu einer weiteren Keimreduktion. Bei ausgedehnter Kontamination, z. B. mit dünnflüssigem Stuhl, muss die Matratze **professionell** aufbereitet werden.

Matratzen können mit Dampf desinfiziert werden. Beträgt die **Dampftemperatur über 95 °C**, ist eine gute **thermodesinfizierende Wirkung** (auch bei relativ kurzer Einwirkzeit) zu erwarten. Allerdings können Flecken regelrecht in die Textilien „eingebrannt" werden. Bei der professionellen Matratzenaufbereitung wird daher erst gereinigt, Flecken werden weitgehend entfernt, bevor abschließend die Desinfektion mit Dampf (105 °C) erfolgt.

Dampfdesinfektion

4.6.3 Injektionen und Infusionen

Definitionen:

Injektionen
Im Altenpflegebereich werden im Wesentlichen drei Injektionsformen unterschieden:
- die **subkutane (s. c.-) Injektion** (unter die Haut), die nach ärztlicher Anordnung von qualifiziertem Pflegepersonal durchgeführt wird, z. B. Insulin-, Heparininjektion,
- die **intramuskuläre (i. m.-) Injektion** (in den Muskel), die qualifiziertes Pflegepersonal mit entsprechenden Fachkenntnissen nach Anordnung durchführt, z. B. Injektion von Schmerzmitteln,
- die **intravenöse (i. v.-) Injektion**, die ausschließlich der Arzt vornimmt.

Punktionen
Die **Hautpunktion** (Einstich im Bereich der Haut) wird vom Pflegepersonal mit dem Ziel vorgenommen, Kapillarblut zur Blutzuckerbestimmung zu gewinnen.
Die **Venenpunktion** (Einstich in das venöse Gefäßsystem) obliegt dem Arzt.

Infusionen
Infusionslösungen (Fertiglösung oder aufzulösende Trockensubstanz), die über einen venösen Zugang (Venenkatheter oder Flügelkanüle) in das Venensystem eingebracht bzw. mittels Flügelkanüle subkutan verabreicht werden.

Definitionen Material:

Hautdesinfektionsmittel
Es handelt sich um:
- Alkoholpräparate ohne rückfettende Substanzen zur Anwendung auf der Haut (Einwirkzeit nach Herstellerangaben).
- Ethanol 70 % (Einwirkzeit 30 Sekunden).

Unsterile Tupfer
Vlieskompressen in Großpackungen, die nicht sterilisiert sind.

Sterile Tupfer
Tupfer in Sterilverpackung (einzeln oder in kleinen Mengen), die steril entnommen werden können.

Sterilisierte Tupfer
Sie werden in einmal sterilisierten Großpackungen vom Hersteller geliefert. Werden die Tupfer in Dispenser gefüllt und nach und nach entnommen, sind sie als unsteril zu betrachten.

4.6.3.1 Hygienische Aspekte bei der praktischen Durchführung

Injektionen

Bei der **Vorbereitung** der zu injizierenden Lösung ist die Verpackung vor dem Öffnen zu inspizieren und auf das Mindesthaltbarkeitsdatum zu achten. Beim Entnehmen der Einmalspritzen darf der Spritzenkonus nicht mit den Händen berührt werden.
Beim **Aufziehen** ist darauf zu achten, dass der Spritzenkonus, die Kanüle und der Inhalt der Durchstichflasche oder Ampulle nicht kontaminiert werden. Zum Aufziehen wird eine großlumige, sterile Kanüle verwendet. Zur Injektion soll eine frische Kanüle verwendet werden.

Merke: Medikamente sollten erst unmittelbar vor Gebrauch aufgezogen werden.

Mehrdosisbehälter müssen bei Erstentnahme mit dem Anbruchdatum versehen werden. Die Haltbarkeit konservierter Lösungen in sog. Durchstichflaschen richtet sich nach den Herstellerangaben. Die Packungsbeilage gibt darüber hinaus Aufschluss über die Aufbewahrungsmodalitäten (z. B. Kühllagerung). Fehlen diese Herstellerangaben, handelt es sich nicht um Mehrdosisbehälter im Sinne des Europäischen Arzneimittelbuches. In diesem Falle muss grundsätzlich von unverzüglichen Verbrauch ausgegangen werden.

4.6 Hygieneempfehlungen für die Pflege

> **Merke:** Die **Entnahmekanüle** muss während der Zwischenlagerung aus der Durchstichflasche entfernt oder mit einem geeigneten Stopfen verschlossen werden. Die Kanüle darf keinesfalls offen im Behälter verbleiben. Besonders geeignet sind spezielle Entnahmekanülen mit Filter und Verschlussstopfen.

Vor der Injektion wird die Hauteinstichstelle durch Aufsprühen eines Desinfektionsmittels desinfiziert. Man lässt das Desinfektionsmittel antrocknen; dabei ist die Einwirkzeit zu beachten! Soll das Mittel abgerieben werden, müssen sterilisierte Tupfer verwendet werden. Sprühen und Wischen erhöht die Keimreduktion! **Nach erfolgter Injektion** wird die Injektionsstelle leicht mit einem sterilisierten Tupfer komprimiert, um eine Nachblutung zu vermeiden.

Bei der **Subkutaninjektion** gibt es hinsichtlich der Desinfektion keine einheitliche Vorgehensweise. Im ambulanten Pflegebereich wird, v. a. bei Insulininjektionen mit PEN (Injektionshilfe), meist von einer Desinfektion abgesehen. Die Argumentation, Insulin enthielte ein Desinfektionsmittel oder die Kanülen des PEN seien mit Silikon überzogen und könnten daher mehrfach verwendet werden, ist jedoch falsch und gefährdet den Pflegebedürftigen!

Obgleich Infektionen nach Subkutaninjektionen relativ selten sind, wird nachdrücklich darauf hingewiesen, dass in allen einschlägigen Empfehlungen und Richtlinien sowie in den Hygieneverordnungen der Bundesländer (☞ Kapitel 3) die Desinfektion durch Fachpersonal gefordert wird. Zuwiderhandlung kann als grobe Fahrlässigkeit ausgelegt werden.

Subkutaninjektion – auch desinfizieren

> **Spezieller Pflegehinweis:**
> Verhalten bei Stichverletzungen
> 1. Durch Druck auf die Fingerbeere bzw. das umliegende Gewebe **Blutung anregen**, um das Eindringen von Erregern zu verhindern bzw. diese auszuschwemmen.
> 2. **Desinfektion:** Spülen und Betupfen mit alkoholischem Desinfektionsmittel oder Wunddesinfektionsmittel (z. B. Octenisept®, Betaisodona® o. Ä.).
> 3. **Dokumentation** im sog. Verbandbuch (Bagatellheft).
> 4. **Meldung** als Arbeitsunfall, Vorstellung beim Durchgangsarzt.

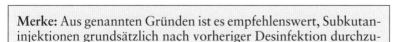

> **Merke:** Aus genannten Gründen ist es empfehlenswert, Subkutaninjektionen grundsätzlich nach vorheriger Desinfektion durchzuführen.

Aus hygienischer Sicht ist die **i. m.-Injektion** riskant. Geringe lokale Abwehrmechanismen werden u. U. durch die ungünstige Beschaffen-

Hohe Infektionsgefahr

heit der Injektionslösung (z. B. bei öligen Substanzen) verstärkt. Dann besteht die Gefahr eines **Spritzenabszesses** (Eiteransammlung im Injektionsbereich), dessen Behandlung langwierig und oft nur durch eine chirurgische Intervention möglich ist.

Bei **i. v.-Injektionen** können Krankheitserreger über die Kanüle direkt in die Blutbahn transportiert werden und sich so über den gesamten Organismus ausbreiten. Normalerweise sind die Abwehrmechanismen des strömenden Blutes ausreichend. Gefährdet sind daher v. a. Pflegebedürftige mit stark **geschwächter Abwehrfunktion**.

Hautdesinfektion mit Händedesinfektionsmittel

Zusammensetzung und Arzneimittelindikation unterschiedlich

Hautdesinfektionsmittel enthalten dieselben Wirkstoffe wie Händedesinfektionsmittel. Letzteren sind darüber hinaus Farb- und Parfümstoffe sowie rückfettende Substanzen zugesetzt. Das Ziel der Hautdesinfektion vor Injektionen ist eine Entfettung und Entkeimung der Hautoberfläche. Rückfettende und andere Zusatzstoffe, die u. U. mit Arzneimitteln reagieren, sind aus diesem Grunde störend.

> **Merke:** Im Ausnahmefall können Händedesinfektionsmittel zur Hautdesinfektion verwendet werden. Sie sollten keinesfalls regelmäßig angewendet werden und unter keinen Umständen als Mittel der Wahl in den Hygieneplan aufgenommen werden.

Punktionen zur Kapillarblutentnahme

Kapillarblut – auch ohne Desinfektion

Vereinzelt weisen Hersteller von Blutzucker-Teststreifen darauf hin, dass die Anwendung alkoholischer Desinfektionsmittel zur Verfälschung der Messwerte führen kann. Das bei der Kapillarblutentnahme austretende Blut schwemmt eingedrungene Erreger aus.

Daher ist es i. d. R. ausreichend, die **Punktionsstelle** mit einem feuchten, **sterilisierten Tupfer abzureiben**. Dadurch wird die Kapillardurchblutung gefördert und die transiente Flora ein wenig reduziert.

Infusionen

Infusionen vor Kontamination schützen

Infusionssysteme können vom Pflegepersonal mit liegenden Venenzugängen konnektiert werden. Vor dem Anlegen der Infusion wird die Verbindungsstelle mit Hautdesinfektionsmittel oder 70 %igem Ethanol abgesprüht. Verunreinigungen werden entfernt und desinfiziert (Einwirkzeit des Desinfektionsmittels beachten!). Anschließend wird die Schraubverbindung gelöst und die Infusion zügig angeschlossen.

Bei **Medikamentenzumischung** zur Standardinfusionslösung (z. B. Elektrolytlösungen, Glukose 5 %) ist darauf zu achten, dass die entsprechende Infusion frühestens eine Stunde, besser unmittelbar vor der Applikation zubereitet wird, um eventuell eingedrungenen Keimen keine Möglichkeit zur Vermehrung zu geben. Die maximalen

Laufzeiten betragen für reine Lipidlösungen 12 Stunden, für andere Ernährungsinfusionen (TPN/TPA) 24 Stunden und für überwiegend anorganische Infusionslösungen 72 Stunden.

„Futtergehalt" definiert Laufzeit

4.6.3.2 Standzeiten von Infusionssystemen

Infusionssysteme von Dauertropfinfusionen müssen alle 72 Stunden ausgetauscht werden. Findet eine parenterale Ernährung einschließlich Lipidlösungen über einen zentralen Venenkatheter statt, muss der Austausch alle 24 Stunden erfolgen, da Lösungen mit Nährbodencharakter die Vermehrung von Keimen, die beim Austausch der Flaschen eingebracht werden, begünstigt.

4.6.3.3 Verbandwechsel bei Venenkathetern

Periphere Katheter im Bereich der Hand-, Arm- oder Beinvenen können so lange liegen, wie sie benötigt werden und keine Komplikationen auftreten. Nach dem Legen durch den Arzt wird die Einstichstelle mit einer sterilen Kompresse abgedeckt und die Kanüle sicher mit Pflasterstreifen fixiert. Transparentverbände sind herkömmlichen Kanülenabdeckungen vorzuziehen (Beobachtungsmöglichkeit). Moderne Folienmaterialien verhindern den früher gefürchteten „Feuchte-Kammer"-Effekt.
Der **Kompressenverband** kann 48 Stunden geschlossen bleiben, sollte jedoch täglich beobachtet werden. Durch sanftes Drücken mit dem Zeigefinger (Verhärtung) kann eine Venenentzündung ausgeschlossen werden. Auch Schmerzangaben des Bewohners sind zu beachten. Im Zweifel Einstichstelle inspizieren! Gibt es Anzeichen für eine Infektion, muss der periphere Katheter entfernt und die Einstichstelle antiseptisch versorgt werden. Bei Pflegebedürftigen, die keine Angaben machen können, sollten Verbände täglich gewechselt werden.
Transparentverbände müssen spätestens nach 7 Tagen gewechselt werden.

Venenkatheter und Verbände

Zentrale Venenkatheter werden nicht routinemäßig gewechselt, sondern werden belassen, bis es Anzeichen für eine Entzündung der Eintrittsstelle bzw. eine Keimbesiedelung des Katheters gibt. Bei **Infektionszeichen** im Bereich der **Einstichstelle** bzw. bei Verdacht auf **Venenkathetersepsis** muss der Katheter entfernt werden, die Katheterspitze sollte in diesen Fällen mikrobiologisch untersucht werden.
Nach Legen des ZVK und Anlegen eines sterilen Verbandes erfolgt alle 24 Stunden eine palpatorische Kontrolle der Einstichstelle. Der **erste Verbandwechsel** erfolgt nach 48 Stunden, dabei wird die Einstichstelle auch optisch kontrolliert. **Transparentverbände**, die eine Sichtkontrolle ohne Verbandwechsel ermöglichen, werden nach spätestens 7 Tagen gewechselt.

ZVK

Bei Pflegebedürftigen, die keine Angaben über Schmerzen machen können, ist bei herkömmlichen Verbänden ein täglicher Verbandwechsel mit Inspektion ratsam.

Ruhende Venenverweilkanülen werden mit sterilem Mandrin oder Verschlussstopfen verschlossen. Das sog. „Anspülen" mit steriler Elektrolytlösung ist umstritten (Einschwemmen von Blutgerinnseln aus dem Kanülenbereich in das Gefäßsystem). Es sollte grundsätzlich nicht mit Heparin gespült werden (Blutungsgefahr)!

4.6.3.4 Ports

Ports schützen

Unter die Haut implantierte Ports werden zunehmend in der Altenpflege eingesetzt. Vor der Punktion mit einer Spezialkanüle erfolgt eine großflächige Desinfektion der darüber liegenden Haut. Muss während der Punktion mit den Händen palpiert oder fixiert werden, sollen sterile Handschuhe getragen werden. „Ruhende" Ports benötigen keinen Verband.

4.6.4 Verbandwechsel bei Wunden

> **Definitionen**
>
> Man unterscheidet:
>
> **Aseptische und diesen gleichzusetzende Wunden:** Diese Wunden sind weder infiziert noch stark mit Erregern besiedelt (z. B. Operationswunden, einfache, saubere Schnittverletzungen).
>
> **Kolonisierte (keimbesiedelte) Wunden:** Hier muss von einer Besiedelung mit einer oder mehreren potenziellen Krankheitserregerarten wie bspw. Umwelt- oder Darmkeimen ausgegangen werden (z. B. Unfallverletzungen, Geschwüre, offene Hautblasen).
>
> **Chronische Wunden:** Sie weisen oft eine sehr ausgedehnte Keimbesiedelung auf (Dekubitalgeschwüre, Ulzera) (☞ Kapitel 2.5 – „Biofilm".)
>
> **Infizierte Wunden:** Die Infektion ist gekennzeichnet durch die klassischen Entzündungszeichen wie Rötung, Schwellung der Wundränder, Schmerzempfinden (soweit möglich), Überwärmung sowie gestörte Wundheilung. Fisteln und Wunden nach Abszessspaltungen können auch als infiziert angesehen werden.

4.6.4.1 Instrumente und Material für Wundverband und Verbandwechsel

Für Wundverband und Verbandwechsel ist das **Set-System** – hierbei sind die für einen Verbandwechsel benötigten Materialien und Instrumente gemeinsam verpackt – praktisch, aber nicht zwingend notwendig. Zu beachten ist allerdings, dass nach Medizinprodukterecht einmal geöffnete Behälter (z. B. sog. „Tupfertrommeln") als unsteril gelten, die Verpackungen also bewohnerbezogen zu verwenden sind. **Verbandwagen** müssen eine ausreichend große, leicht zu reinigende und desinfizierbare Arbeitsfläche aufweisen. Zur **Entsorgung** entfernter Verbände werden undurchsichtige, verschließbare Beutel bzw. Behälter (B-Müll) verwendet. Gebrauchte Instrumente müssen für den Transport zur Aufbereitung in fest verschließbaren Behältern gesammelt werden. Die Arbeitsfläche muss täglich wenigstens gereinigt und nach vermuteter Kontamination desinfiziert werden. Verbandwagen dürfen nur zum **Transport** und zur **Lagerung von Verbandmaterial** sowie der zum Verbandwechsel notwendigen Materialien und zur **Vorbereitung** eines **Verbandwechsels** benutzt werden. Es sollte nur der Vorrat für 48 Stunden im Verbandwagen gelagert werden.

Wundverband – Asepsis ist Pflicht

> **Spezieller Pflegehinweis:** Immer wieder wird diskutiert, ob zur Versorgung stark besiedelter Wunden steriles Verbandmaterial notwendig ist und gelegentlich auf dieses verzichtet. Hierzu ist nachdrücklich anzumerken, dass eine Wundbesiedlung ein sehr instabiles Gleichgewicht zwischen verschiedenen besiedelnden Keimarten und der körpereigenen Abwehr darstellt. Das Aufbringen neuer Keime, z. B. durch unsteriles Instrumentarium oder unsterile Kompressen kann dieses Gleichgewicht zum Entgleisen bringen und zu einer manifesten Wundinfektion führen. Da alle derzeit vorliegenden Empfehlungen und Richtlinien steriles Verbandmaterial fordern, läge bei der Verwendung unsterilen Materials ein Haftungsfall vor, wenn die Ursache für eine Wundinfektion weiterverfolgt und im unsterilen Material erkannt würde.

4.6.4.2 Durchführung des Verbandwechsels

Der Verbandwechsel sollte unter **Zuhilfenahme von Instrumenten** durchgeführt werden (No-touch-Technik). Nach **hygienischer Händedesinfektion** müssen Einmalhandschuhe, falls notwendig, sterile Handschuhe getragen werden. Sollen Wundspülungen durchgeführt werden, empfiehlt sich das Anlegen flüssigkeitsdichter Einmalschürzen.
Gebrauchte **Instrumente** sind umgehend der **Aufbereitung** zuzuführen. Nach dem Verbandwechsel ist eine **hygienische Händedesinfektion** durchzuführen.

No-touch-Technik

Der Verbandwechsel bei mehreren Bewohnern ist so zu planen, dass erst die Verbände **aseptischer** Wunden, dann der **kolonisierten** Wunden und zuletzt der **infizierten Wunden** gewechselt werden.
Einmalhandschuhe werden **gewechselt**, wenn Wunden mit den Handschuhen berührt wurden, und nach jedem Verbandwechsel.

4.6.5 Atemwege

Besiedlung der Atemwege

Mängel in der Hygiene können bei intubierten oder tracheotomierten Pflegebedürftigen (sowohl bei Spontanatmung als auch bei Beatmung) zu Kolonisierung mit nachfolgender Infektionen der Atemwege führen. Häufig sind die Trachealsekrete solcher Patienten auch ohne Infektionszeichen massiv mit Bakterien (Darmbakterien, Wasserkeime, vor allem Pseudomonas aeruginosa, seltener Staphylococcus aureus) oder mit Pilzen (Candida species) besiedelt. Infolgedessen sind, besonders bei Besiedlung mit **multiresistenten Erregern**, angemessene **Schutzmaßnahmen** zu treffen.

4.6.5.1 Beatmete Pflegebedürftige

Beatmungszubehör

Beatmete Pflegebedürftige erhalten **desinfizierte Beatmungsgeräte** bzw. **Beatmungssysteme**. Das entstehende Kondenswasser sollte regelmäßig aus den Schläuchen entfernt werden, die **Wasserfallen** geleert werden. Dabei werden unsterile Einmalhandschuhe getragen und strikte Händehygiene eingehalten. Im Regelfall werden **Beatmungsschläuche** alle sieben Tage gewechselt.
Gewechseltes Beatmungszubehör wird gereinigt und anschließend desinfiziert. Eine **thermische Desinfektion** ist zu bevorzugen. Wo sie nicht möglich ist, wird **chemisch** desinfiziert (Tauchverfahren bei manueller Aufbereitung, das Innere der Schläuche muss vollständig mit Desinfektionsmittel gefüllt sein). Nach chemischer Desinfektion muss mit sterilem Wasser (zur Beseitigung von Desinfektionsmittelrückständen) nachgespült werden. Die desinfizierten Gegenstände müssen bis zum nächsten Einsatz staubgeschützt und trocken gelagert werden.

4.6.5.2 Absaugen

Aerosolbildung beim Absaugen unvermeidlich

Aus hygienischer Sicht ist der Absaugvorgang kritisch, wenn kein geschlossenes Absaugsystem verwendet wird. Jeder (auch technisch korrekt durchgeführte) Absaugvorgang erzeugt einen Ausstoß winziger, erregerhaltiger Sekrettröpfchen (Aerosol), das die Umgebung bis zu 1,6 m Entfernung in jede Richtung kontaminieren kann. Daher wird **Schutzkleidung** (Schürze und Einmalhandschuhe) empfohlen. Ein **Mund-Nase-Schutz** wird bei Besiedlung des Trachealsekretes mit multiresistenten Erregern (hier auch eine Haube) empfohlen. Auch bei chronisch infektiöser Hepatitis B, bei Hepatitis C und bei HIV-Infektion, da Blutbeimischungen im Sekret nicht ausgeschlossen werden können.

Innerhalb des gleichen Absaugvorganges kann der Katheter mehrfach verwendet werden, wenn er mit sterilem Wasser durchgespült wird.

> **Merke:** Die Ansicht, man könne Katheter für mehrere Absaugvorgänge im Laufe des Tages verwenden, da der Pflegebedürftige nur mit den eigenen Keimen konfrontiert wird, ist falsch. Sie lässt eine mögliche Keimvermehrung während der Lagerung des Katheters bei Raumtemperatur, bei Besiedlung mit weiteren Keimen, z. B. durch Staub und eine mögliche Keimverschiebung, wenn eine Mischbesiedlung vorliegt, außer Acht. Eine Aufbewahrung in Desinfektionslösung bzw. in PVP-Jod-versetztem Leitungswasser kann wegen Sekretresten nicht zum gewünschten Erfolg führen und ist zu vermeiden.

Eine sorgfältige Pflege des Mund- und Nasen-Rachen-Raumes ist erforderlich. Zur Mundpflege kann frisch zubereiteter **Tee** oder **Mineralwasser** in spülmaschinensauberen Behältern verwendet werden. Die Standzeit von Tee sollte je nach Leistung der Thermoskanne 4 bis 8 Stunden nicht überschreiten, da Tee nicht keimarm ist und schon bei Raumtemperatur massiv mit Erregern besiedelt werden kann. Zu jedem Pflegevorgang sind **sterilisierte Tupfer** zu verwenden, die in einer **sauberen Klemme** fixiert werden. Nach jedem Gebrauch wird die Klemme desinfiziert. Bei **Pilzbefall** (Soor) wird die verordnete Suspension nach der Mundpflege auf die Schleimhäute appliziert. Die Mundpflege wird so oft als nötig, mindestens jedoch 2x täglich durchgeführt. **Antiseptische Spüllösungen** werden vereinzelt bei Mundgeruch empfohlen, sollten jedoch wegen ihrer schleimhautreizenden Wirkung sparsam und nur nach strenger Indikationsstellung eingesetzt werden. Eine Inspektion hinsichtlich Schleimhautverletzungen und Infektionen ist in diesem Fall vorzunehmen, ggf. eine Vorstellung beim Zahnarzt, wenn der Hausarzt keine Ursache im Nasen-Rachenraum finden konnte.

Mundpflege

Das **Trachealsekret** ist bei Infektionsverdacht (eitriges Aussehen) mikrobiologisch zu untersuchen, ansonsten im Rahmen von Umgebungsuntersuchungen.

Eitriges Trachealsekret

4.6.5.3 Maßnahmen bei der Inhalationstherapie

Verneblertöpfe müssen desinfiziert bzw. sterilisiert sein und sind vor jedem Gebrauch mit sterilem destillierten Wasser zu füllen. Nach jedem Gebrauch sind sie aufzubereiten.

Wasserkeime vermeiden

Es dürfen nur sorgfältig gereinigte (Spülmaschine) und desinfizierte **Ansatzstücke** (speziell Mundstücke) und **Schlauchsysteme** verwendet werden. Die aufbereiteten Schläuche müssen nach dem Trocknen staubgeschützt und trocken gelagert werden.

4.6.5.4 Sauerstoffversorgung

Wechselintervalle beachten

Die **Schlauchsysteme** von Sauerstoffkonzentratoren und die sog. **Nasenbrillen** sollten nach Bedarf, spätestens nach 48 Stunden desinfizierend aufbereitet werden. Wichtig ist, dass die Schläuche vollständig trocknen können.
Die **Sauerstoffbefeuchtung** (steriles Aqua dest.) wird, wenn industriell bezogen, nach Angaben des Herstellers, bei eigener Herstellung täglich gewechselt.
Zuführende Schläuche sollten nach maximal einer Woche und bei Patientenwechsel ausgetauscht werden.

4.6.6 Katheterismus der Harnblase

4.6.6.1 Harnführende Katheter

Infektionsträchtige Technik

Die Versorgung von Harnwegskathetern ist eher ein Thema für Pflegestandards als für den Hygieneplan. Zunehmend wird jedoch über Probleme bei der Durchsetzung der empfohlenen Hygienemaßnahmen berichtet. Daher wurden die aktuellen Empfehlungen des RKI in dieses Buch aufgenommen, um zu informieren und bei Schulungen zu unterstützen.
Mit 30 bis 40 % sind Harnwegsinfekte die häufigste **nosokomiale Infektion**, zu 90 % mit einem Katheter assoziiert. Weiterhin besteht eine Korrelation zur Tragezeit des **Blasenverweilkatheters**. Nach 30 Tagen beträgt die Infektionsrate meist 100 %, wobei die Verweildauer durch Vollsilikonkatheter erheblich verlängert werden kann. Generell ist bei einer Liegedauer von mehr als 5 Tagen ein Vollsilikonkatheter einzusetzen, wenn keine suprapubische Harnableitung vorgenommen werden kann.
Daraus ergibt sich nach Empfehlungen des RKI für den Einsatz von Blasenverweilkathetern:

- Strenge Indikationsstellung bei jeder Form des Harnblasenkatheterismus.
- Katheter schnellstmöglich wieder entfernen. Der Katheterwechsel erfolgt nicht routinemäßig, sondern bei Bedarf.
- Suprapubische Blasenverweilkatheter sind zu bevorzugen, vor allem bei längerfristiger Katheterisierung (> 5 Tage).

Technik der Blasenkatheterisierung (Kurzfassung nach RKI)

Risikominimierung durch einwandfreie Technik

- Hygienische Händedesinfektion.
- Steriles Material (Handschuhe, Abdecktuch, Tupfer, Pinzette, Schleimhautantiseptikum, Gleitmittel etc.) und sonstiges Material wie Urinauffangbeutel etc. vorbereiten.
- Schleimhaut der Urethramündung desinfizieren.
- Gleitmittel anwenden (beim Mann ca. 11 ml), einwirken lassen (anästhesierende Wirkung)!
- Katheter einführen, vorsichtig vorschieben.

- Katheter fixieren (Ballonfüllung mit sterilem Aqua dest. oder einer 8- bis 10 %igen Glyzerin-Wasserlösung), Ballonüberfüllung vermeiden.
- Geschlossenes Ableitungssystem unter sterilen Kautelen anschließen.

4.6.6.2 Harnableitungssysteme

Checkliste: Anforderungen an geschlossene Harnableitungssysteme

- Probeentnahmestelle für bakteriologische Harnuntersuchungen,   *Anforderungen*
- Rückflusssperre,
- Luftausgleichventil,
- Ablassstutzen, Ablassventil,
- keine Erfordernis zur Diskonnektion des Katheters und des Drainageschlauches.

Inkrustationsprophylaxe nach Empfehlung des RKI

- Harnausscheidung 1,5 bis 2 l/24 Std.,
- ggf. Harnansäuerung, optimaler pH-Wert des Urins: 5,8–6,2.

Gewärleisten des Harnabflusses

- Abknicken von Katheter und Ableitungssystem vermeiden.   *Harnabfluss sichern*
- Auffangbeutel stets unter Blasenniveau aufhängen.
- Rechtzeitiges Leeren des Urinauffangbeutels, dabei (unsterile) Einmalhandschuhe tragen.
- Kein intermittierendes Abklemmen der Ableitung, „Blasentraining" begünstigt Komplikationen und ist veraltet.

4.6.6.3 Weitere Maßnahmen

Pflegemaßnahmen bei liegendem Dauerkatheter

- **Reinigung** des **Genitalbereichs** mit Wasser und pH-neutraler Waschlotion ohne Zusatz antiseptischer Substanzen (Normalflora zur Kolonisationsresistenz erhalten).   *Harnkatheterpflege*
- Jeden **Zug** am Katheter und damit verbundene mechanische Irritationen **vermeiden**.
- Unsterile **Einmalhandschuhe** tragen.
- **Inkrustationen** mit H_2O_2 (Wasserstoffperoxid, 3 %ig) und Mullkompressen beseitigen.
- **Katheterwechsel** bei Bedarf nach individuellen Gesichtspunkten.
- **Desinfektion** des **Zubehörs** (Messbecher u. Ä.) nach jedem Einsatz.

Gewinnung von Harnproben zur mikrobiologischen Diagnostik

Urin nach vorheriger Sprüh-/Wischdesinfektion unter sterilen Kautelen am Drainagesystem entnehmen.

Andere Untersuchungen

Urin mit unsterilen Einmalhandschuhen aus dem Ablassstutzen entnehmen.

4.6.7 Instrumentenaufbereitung

Aufbereitung muss vorbildlich sein

Das Robert-Koch-Institut teilt **Medizinprodukte** und damit auch **Pflegeutensilien** und **Instrumente** je nach Anwendung in **unkritisch**, **semikritisch** und **kritisch** ein.

> Definitionen:
> Als **unkritisch** werden **Medizinprodukte** bezeichnet, die nur mit intakter Haut in Berührung kommen, z. B. Manschetten von Blutdruckmessgeräten.
> Als **semikritisch** werden **Medizinprodukte** bezeichnet, die mit Schleimhaut in Berührung kommen, z. B. Klemmen bei der Mundpflege. Semikritische Medizinprodukte sind in der Regel zu desinfizieren, gelegentlich zu sterilisieren.
> **Kritische Medizinprodukte** durchstoßen entweder intakte Haut oder Schleimhaut oder werden bei Hautläsionen eingesetzt. Hierunter fallen im Pflegebereich vor allem Pinzetten, Knopfsonden und Scheren, die zum Verbandwechsel verwendet werden, sofern sie auch mit der Wunde in Berührung kommen können bzw. zum Zuschneiden sterilen Materials verwendet werden. Diese Instrumente müssen **steril** sein.

4.6.7.1 Räumlichkeiten

Die Aufbereitung der Instrumente sollte in einem separaten Zimmer oder wenigstens in einer abgetrennten Nische in einem wenig begangenen Raum (Lagerraum o. Ä.) stattfinden. Die Aufbereitung ist aus hygienischer Sicht in drei Bereiche gegliedert:
– **Unreiner Bereich:**
Die **Grobreinigung** und die **erste Desinfektion** der Instrumente gehören zum **unreinen Bereich**. Hier werden die kontaminierten Instrumente unmittelbar desinfiziert; dies findet meist schon im Wohnbereich bzw. auf der Station statt.
– **Zweite Aufbereitungsstufe:**
Im zweiten Schritt erfolgt – falls erforderlich – eine gründliche **Nachreinigung** der Instrumente, die **Funktionsprüfung** und ggf. **Verpackung** zur Sterilisation in einen zentralen Raum.
– **Sterilisation:**
Im **dritten Schritt** wird der **Sterilisator** bestückt und das entsprechende Sterilisationsprogramm gestartet.

4.6.7.2 Ablauf der Instrumentenaufbereitung

Transport

Am Anfang steht der kontaminationssichere Transport der Instrumente zur Aufbereitung. Am einfachsten erfolgt der Transport „trocken", d. h. ohne Desinfektionsmittelzusatz, in geschlossenen Behältern. Diese müssen durchstichsicher und desinfizierbar sein.

Gutes Ergebnis durch geplante Aufbereitung

Manuelle Grobreinigung

Mit Schutzhandschuhen und geeigneter Schutzkleidung (z. B. Einmalschürze aus Kunststoff) kann das eingewiesene Personal mit desinfektionsmittelgetränkten Einmaltüchern o. Ä. Blut- und Gewebereste vom Instrumentarium entfernen.

Desinfektion

Der nächste Schritt ist die Desinfektion, die häufig bereits im Wohnbereich oder auf den Stationen durch Einlegen der Instrumente in Desinfektionsmittellösung erfolgt. **Behälter** für die Instrumentendesinfektion müssen **Deckel** haben, der Inhalt sowie das **Ablaufdatum** des jeweiligen **Desinfektionsmittelansatzes** müssen auf dem Behältnis vermerkt sein. Die Berechnung der vorgegebenen Standzeit (Ablauffrist) ist erforderlich. Die **Standzeit** ermittelt der Hygienebeauftragte nach Angaben des Herstellers sowie der zu erwartenden Belastung der Desinfektionsmittellösung.

> **Merke:** Einfache Regel: Je mehr Instrumente eingelegt werden, desto kürzer ist die Standzeit. In jedem Fall muss die Lösung klar sein, um Arbeitsunfälle zu vermeiden.

Die Instrumente werden geöffnet in die Desinfektionsmittellösung eingelegt und müssen vollständig von dieser bedeckt sein.

> **Merke:** Die Einwirkzeit der (richtig dosierten) Desinfektionsmittellösung darf nicht unterschritten werden, sollte aber auch nicht stark überschritten werden, da sonst u. U. Materialschäden an Instrumenten entstehen.

Auch nach Einlegen der Instrumente muss die Desinfektionsmittellösung noch klar und durchsichtig sein, um Verletzungen beim Hineingreifen oder der Zugabe und Entnahme von Instrumenten zu vermeiden.

Maschinelle Aufbereitung

Bei der maschinellen Aufbereitung finden Reinigung und Desinfektion im Automaten statt, wobei das richtige Programm zu wählen ist.

Es dürfen nur solche Instrumente in Automaten gegeben werden, die vom Hersteller dafür freigegeben sind.

Neben der **chemischen** kann eine **thermische Desinfektion** durchgeführt werden; hierbei muss eine Temperatur von **93 °C bis zu 10 Minuten** eingehalten werden. Neben dem Personalschutz hat die zeitgemäße vollautomatische, maschinelle Aufbereitung den Vorteil, dass ein angeschlossener Schreiber den Desinfektions- und Reinigungsvorgang dokumentiert. In Pflegeeinrichtungen ist der Steckbeckenspüler oft der einzige Aufbereitungsautomat.

Spülen (Fortsetzung der manuellen Aufbereitung)

Nach Ablauf der Einwirkzeit werden die Instrumente gespült. Dies kann unter fließendem Leitungswasser geschehen. Die Verwendung destillierten Wassers verhindert Kalkflecken, ist jedoch unwirtschaftlich. Anschließend müssen die Instrumente vollständig trocknen.

Funktionsprüfung

Bei der Funktionsprüfung muss kontrolliert werden, ob die Pinzettenschenkel exakt schließen und die Scheren schneiden. Nach Erfordernis können die Instrumente unsteril, aber staubgeschützt gelagert oder für die Sterilisation verpackt werden.

Verpackung

Die Auswahl der Verpackung hängt vom Sterilisationsverfahren ab und ist meist vorgegeben.

> **Merke:** Bei der Verpackung ist zu beachten, dass das Medizinproduktegesetz einmal **geöffnete Behältnisse** für **unsteril** erklärt.

Dies bedeutet, Tupfertrommeln mit Kornzangen, Scheren- oder Pinzettenkästen, aus denen nach Bedarf einzelne Teile entnommen wurden, gehören der Vergangenheit an. Instrumente werden einzeln in Sterilverpackung oder in einem sterilisierten Set für einzelne Bewohner vorgehalten.

Sterilisation

> **Definition:** Sterilisation dient der vollständigen Abtötung aller Mikroorganismen auf Oberflächen oder in flüssigen Materialien. Es wird eine Keimreduktion von einer Million auf einen Keim (Reduktionsfaktor 6) gefordert.

4.6 Hygieneempfehlungen für die Pflege

In Einrichtungen der Pflege werden im Wesentlichen zwei Formen der thermischen Sterilisation angewendet:

Dampfsterilisation

Die Dampfsterilisation mittels gespanntem Dampf und erhöhtem Druck ist das am besten zu dokumentierende Verfahren. Bei einem Druck von 2,05 bar (normaler Atmosphärendruck 1,013 bar) erfolgt die Sterilisation bei einer Temperatur von 121 °C, wobei die reine Abtötungszeit 15 bis 20 Minuten beträgt. Wird der Druck auf 3,04 bar erhöht, beträgt die Abtötungszeit bei einer Temperatur von 134 °C fünf Minuten. Mit **Abtötungszeit** ist dabei die reine Einwirkzeit gemeint, die benötigt wird, um die Mikroorganismen sicher abzutöten. Dazu kommen noch die **Evakuierungszeit**, während der die Luft auf dem Sterilgut und in der Sterilisationskammer abgesaugt und durch gesättigten Wasserdampf ersetzt wird. Dann folgt die **Aufheizzeit**, in der das zu sterilisierende Gut die erforderliche Temperatur erreichen muss. Nach der eigentlichen Sterilisation folgt die **Abkühlzeit**, die Zeitspanne, bis das Sterilgut trocken ist und dem Apparat entnommen werden kann. All diese Zeiten zusammen ergeben die sog. **Chargenzeit**.

Methode der Wahl

> **Merke:** Der Vorteil der Dampfsterilisation ist, dass außer Metall und Glas auch Flüssigkeiten, manche Kunststoffe, Gummi und Textilien sterilisiert werden können.

Heißluftsterilisation

Bei der Heißluftsterilisation wird sehr heiße Luft im Gerät umgewälzt und somit die keimabtötende Wirkung erzielt. Die Abtötungszeit ist temperaturabhängig und beträgt bspw. 30 Minuten bei 180 °C. Auch hier sind Aufheizzeit, Ausgleichszeit und Abkühlzeit zu berücksichtigen. Nachteile bei diesem Verfahren sind, dass nur absolut thermostabile Instrumente desinfiziert werden können, schneidende Instrumente relativ schnell stumpf werden, Textilien sich verfärben und Flüssigkeiten gar nicht sterilisiert werden können. Die Möglichkeiten zur Dokumentation des Verfahrens sind eingeschränkt.

Schlecht zu dokumentieren

Packordnung und Positivliste

Eine **Packordnung** gibt Auskunft, welche **Instrumente** z. B. für einzelne Patienten oder einzelne Eingriffe **zusammenzustellen** sind. Darüber hinaus gibt die Packordnung auch Auskunft darüber, welche **Behältnisse** zusammen in einer Sterilisationskammer sterilisiert werden können, und wie diese zueinander stehen müssen. Werden bspw. Klarsichtverpackungen mit Papierrückseite in der Dampfsterilisation verwendet, ist darauf zu achten, dass stets Folie auf Folie und Papier auf Papier gepackt wird, um eine optimale Dampfdurchdringung zu ermöglichen. Stehen unterschiedliche Sterilisationsverfahren oder unterschiedliche Programme bei gleichem Sterilisationsverfahren zur Verfügung, so ist in einer **Positivliste** festzulegen, welche Instrumente oder Gegenstände mit welchem Programm oder Verfahren sterilisiert werden sollen.

Dokumentation des Sterilisationsprozesses

Dokumentation ist Pflicht

Bei jedem Sterilisationsgang ist ein **Chargenprotokoll** zu führen. Dies kann z. B. in einem Chargenbuch geschehen. Vergeben wird eine **Chargennummer,** bei nur einem Prozess am Tag genügt das Datum. Dokumentiert wird **Datum, Uhrzeit** (bei mehreren Läufen pro Tag), verwendetes **Programm,** ggf. **Art des Sterilguts, Freigabe, Freigebender.** Hinzugefügt werden für jede Charge das **Schreiberprotokoll** (sofern vorhanden). Diejenigen, die die entsprechende Charge freigeben, müssen kontrollieren, ob der Sterilisationsvorgang programmgemäß abgelaufen ist. Dies ist möglich durch **Auswertung des Schreiberprotokolls,** der **Anzeigen** und der **Farbeinstellung von Thermoindikatoren,** die anzeigen, ob die Sterilisationstemperatur erreicht wurde. Weiterhin müssen sie überprüfen, ob das **Sterilgut** am Ende des Sterilisationsablaufs **trocken** ist und die **Verpackungen intakt** geblieben sind. Sind diese Punkte erfüllt, kann das Sterilgut freigegeben und vorschriftsmäßig gelagert werden. Sterilisierte Instrumente haben bei staubgeschützter Lagerung (z. B. einem staubdichten Schrank oder einer Schublade) eine Sterilitätsgewähr von 6 Monaten.

Vom Hersteller bezogenes Sterilgut, z. B. Einmalartikel wie Spritzen, sind meist **strahlensterilisiert** und haben in der Lagerverpackung eine Haltbarkeit von 5 Jahren. Abweichende Angaben der Hersteller sind zu berücksichtigen, da bspw. Kunststoffe bei längerer Lagerung versproden können. Aus der Lagerverpackung können auch einzelne Gebinde entnommen werden. Die Haltbarkeitsfrist bleibt unverändert, wenn die Lagerverpackung anschließend wieder staubdicht verschlossen wird, z. B. durch Klebestreifen.

Turnusmäßige Überprüfung von Sterilisatoren

Kontrollen nicht vergessen

Sterilisatoren werden neben der technischen Wartung auch mikrobiologisch mit sog. **Bioindikatoren** überprüft (☞ Kapitel 7.5).

Validierung und Standardisierung der Aufbereitung

Zumindest Standards, besser Validierung

Das Medizinproduktegesetz fordert für die Sterilisation ein validiertes Verfahren. Es beinhaltet die technische Validierung des Sterilisators sowie Arbeitsanweisungen für eine standardisierte, korrekte Aufbereitung des Instrumentariums.

Während die technische **Validierung größerer Geräte** von deren Bauart und teilweise vom Baujahr abhängig ist, sind **Kleinsterilisatoren,** insbesondere Heißluftsterilisatoren nicht ohne weiteres technisch zu validieren. Allerdings kann in jeder Einrichtung ein **standardisiertes Aufbereitungsverfahren** etabliert werden.

Bei den zu sterilisierenden **Instrumenten** kann die Frage, ob das Sterilisationsverfahren ausreichend ist, mit Hilfe von **Bioindikatoren** geklärt werden. Diese werden entsprechend verpackt und wie die Instrumente sterilisiert. Sind die eingelegten Bioindikatoren nach der Behandlung steril, ist anzunehmen, dass das Verfahren ausreichend ist. **Hohllumige Instrumente**, die ein Problem darstellen könnten, können vorsichtig mit bakterieller Nährstofflösung, physiologischer Kochsalzlösung oder Ringerlösung durchgespült werden. Die **Spüllösung** wird anschließend mikrobiologisch untersucht, was den Hinweis auf ein erfolgreiches Sterilisations- oder auch Desinfektionsverfahren gibt. Darüber hinaus können verschiedene **Verpackungen** oder auch **Packordnungen** für die Sterilisatorkammer ausgewählt werden. Bei entsprechendem Ausfall der Proben kann die erfolgreiche Sterilisation dokumentiert werden, auch wenn eine technische Validierung nicht möglich ist. Eine entsprechende Arbeitsanweisung und Dokumentation ergänzen das standardisierte Verfahren.

> **Empfehlung:** Bei der Neuanschaffung von Geräten sollte die Validierbarkeit berücksichtigt werden. Geräte, die einen Schreiberausdruck liefern, sind von Vorteil, da sie die Dokumentation erleichtern.

4.6.8 Lebensmittel im Wohnbereich und auf den Stationen

Die Verantwortung der Küche endet in der Regel, wenn Lebensmittel ausgegeben werden. Dann werden die Nahrungsmittel durch die Einrichtung zu den Verbrauchern transportiert. In aller Regel befinden sich die Lebensmittel dabei in Thermobehältern. Die Kerntemperatur der Lebensmittel sollte bei Eintreffen im Wohnbereich bzw. auf der Station 60 bis 65 °C betragen. Hier kann das Essen weiter abkühlen. Regelungsbedürftig ist die Situation, dass ein Bewohner nicht umgehend essen kann oder will. Üblich ist, dass das Essen in der Regel etwa zwei Stunden bei Raumtemperatur aufbewahrt werden darf und anschließend noch einmal vollständig erwärmt wird.

Bei der Erwärmung per **Mikrowelle** ist zu beachten, dass in einigen Lebensmitteln sog. Kälteinseln entstehen, d. h., das Lebensmittel ist außen schon sehr heiß, innen jedoch teilweise noch nicht erwärmt. Ursache ist die unterschiedliche Wasserverteilung in den Lebensmitteln. Eine relativ gleichmäßige Erwärmung kann durch **Zerkleinern von Fleisch** und **Umrühren von Kartoffeln, Brei, Gemüse** etc. mit erneuter kurzer Erwärmung in der Mirkowelle erreicht werden.

Korrekter Umgang mit Lebensmitteln

4.6.8.1 Verteiler- bzw. Bereichsküchen

Für reine Verteiler- bzw. Bereichsküchen (früher auch als Teeküchen bezeichnet) braucht man kein vollständiges HACCP-Konzept. Dennoch sind die **Temperaturen der Kühlschränke** (außerhalb der bewohnereigenen Kühlschränke in den Zimmern) arbeitstäglich zu kontrollieren, wenn dort Lebensmittel der Einrichtung oder der Bewohner gelagert werden. Bewohnereigene Lebensmittel sollen nicht zusammen mit einrichtungseigenen Lebensmitteln gelagert werden.

> **Merke:** Selbstverständlich werden Lebensmittel auch nicht mit Arzneimitteln oder anderem Kühlgut gelagert.

Im **Reinigungsplan** der Station sind angemessene Reinigungs- und Abtauintervalle für die Kühleinrichtungen vorzugeben.
Für alle **Flächen** und **Inventarteile** der Stationsküchen sind gleichfalls **Reinigungsintervalle** festzulegen. In aller Regel reicht in einer Verteiler- oder Wohnbereichsküche die gründliche Reinigung aus, eine Desinfektion ist nicht erforderlich. Dabei ist auf die **vollständige Entfernung von Lebensmittelresten** zu achten, die verwendeten Wischtücher werden anschließend zur Wäsche gegeben. Tücher, die in einer Verteilerküche verwendet werden, sollten nicht anderweitig eingesetzt werden.

4.6.8.2 Personalhygiene in Speisesaal, Wohnbereich und auf Station

Personal, dass Essen portioniert oder Bewohnern Essen reicht, muss die Hände **waschen**, bei Abwehrgeschwächten **desinfizieren** und sollte die Berufskleidung, z. B. durch eine Schürze, schützen. Pflegepersonal, das auf der Station Lebensmittel portioniert, in kleinen Mengen herstellt oder darreicht, benötigt in einigen Bundesländern (z. B. Bayern) keine Belehrung gemäß § 43 IfSG, in anderen hingegen schon. Dies kann mit dem zuständigen Gesundheitsamt geklärt werden, das auch den Text für die Wiederbelehrung zur Verfügung stellt.

4.6.8.3 Therapeutisches Kochen

Wie zu Hause Wird mit Bewohnern gemeinsam gekocht, gilt dies als häusliche Tätigkeit, vor allem, wenn die betreffenden Bewohner die Lebensmittel anschließend selbst verzehren. Dasselbe gilt für Gebäck. Werden die Lebensmittel an Dritte ausgegeben, z. B. an nicht mitkochende Bewohner der Einrichtung, sollte zumindest das Überwachungspersonal eine **Belehrung gemäß §§ 42, 43 Infektionsschutzgesetz** erhalten haben (in einigen Bundesländern ist es ausreichend, wenn es sich um eine examinierte Pflegekraft handelt). Die teilnehmenden Bewohner sollten saubere Schürzen erhalten, sich die Hände waschen und frei von Infektionskrankheiten sein, insbesondere Durchfallerkrankungen.

4.6.8.4 Sondenkost

Gleich, ob es sich um eine naso- oder orogastrale Sonde, eine doppel- oder einlumige Sonde, eine PEG oder FKJ (Feinnadelkatheterjejunostomie) handelt, die Bildung eines Biofilms in der Sonde ist möglich. Als Sondennahrung steht zum einen **gebrauchsfertige Flaschenkost** zur Verfügung, die von vornherein sehr keimarm ist. **Pulverisierte Sondenkost**, die mit abgekochtem Wasser zubereitet wird, enthält etwa 10^2 Keime pro Milliliter. Durch Pürieren von Nahrungsmitteln **selbst hergestellte Sondenkost** enthält höhere Keimzahlen, da bereits die rohen Lebensmittel mit Keimen besiedelt sind, die während des Kochprozesses nicht völlig beseitigt werden. Die Aufbewahrung und Verarbeitung (Pürieren) der zubereiteten Lebensmittel führt zu einer weiteren Keimvermehrung. Daher empfiehlt sich die Verwendung gebrauchsfertiger Kost zur Sondenernährung.

Sonderkost erfordert Sorgfalt

Merke: Überleitungssysteme zur Verabreichung der Sondenkost werden nach Angaben der Hersteller, in der Regel nach 24 Stunden, gewechselt.

4.6.9 Kranke oder ansteckungsverdächtige Bewohner

4.6.9.1 Allgemeine Maßnahmen

Werden Infektionskrankheiten vermutet oder diagnostiziert, sind bei leicht übertragbaren Infektionen grundsätzlich folgende Maßnahmen sinnvoll:

Das schützt immer

- **Betreuung** der betroffenen Bewohner durch möglichst **wenige Pflegekräfte**.
- Tragen geeigneter **Schutzkleidung**.
- **Beschränkung des Kontaktes** zu den übrigen Bewohnern.
- **Überwachung** bzw. Information von Personen, die **Kontakt** zu dem betroffenen Bewohner hatten oder haben (internes Meldewesen ☞ Kap. 6.5).

4.6.9.2 Multiresistente Keime (MRE und MRSA)

Durch die Einführung des Fallpauschalensystems in Krankenhäusern kann nicht ausgeschlossen werden, dass Patienten, die mit multiresistenten Erregern und MRSA besiedelt sind, frühzeitig in Pflegeeinrichtungen zurückverlegt werden. Bei der Versorgung dieser Pflege-

Multiresistente stoppen

bedürftigen ist zu berücksichtigen, dass aufgrund Artikel 13 des Grundgesetzes Isolierungsmaßnahmen in Pflegeeinrichtungen, die gleichzeitig Wohnung der Betreuten sind, **rechtlich schwer durchsetzbar** sind. Dazu kommen erhebliche **Probleme** bei der **praktischen Durchführung**. Diese werden verstärkt, wenn der Bewohner und/oder seine Angehörigen nicht kooperativ sind.

Die **Risikoeinschätzung durch Hygienebeauftragte** wird dadurch erschwert, dass die meisten bisher bekannten multiresistenten Erreger eher zur **Kolonisation** als zur Infektion neigen. Es lässt sich nicht sicher voraussagen, welche Bewohner eine Infektion bekommen werden. Dennoch lassen sich gewisse **Wahrscheinlichkeiten** ableiten. Die meisten multiresistenten Keime sind ohne weiteres in der Lage, das Trachealsekret von Beatmeten und Tracheostomaträgern, chronische Wunden, Eintrittsstellen von Kathetern (Venenkatheter, ZVK, PEG, CAPD) sowie zumindest zeitweilig Schleimhäute oder die Haut (hier vor allem MRSA) zu besiedeln.

Von der Gesamtpathogenität des Erregers, der Virulenz des einzelnen Erregerstamms und der Abwehrlage des Patienten ist es abhängig, ob eine Infektion zustande kommt.

> **Merke:** Ganz allgemein kann gesagt werden: Je pflegebedürftiger ein Mensch ist, desto wahrscheinlicher ist eine Keimbesiedlung. Ob eine Infektion stattfindet, hängt von der individuellen Abwehrlage ab.

Art und Lokalisation der Grunderkrankung spielen für eine mögliche Keimbesiedelung eine entscheidende Rolle.
In Einrichtungen der Altenpflege gilt es, vor allem Bewohner mit

- abwehrschwächenden Grunderkrankungen (z. B. Krebs),
- chronisch gestörter Organfunktion, v. a. im Bereich der Lunge (Lungenemphysem),
- chronischer Emphysembronchitis oder
- ausgedehnten Barrierestörungen (z. B. ausgedehnte Hautulzera),

die das größte Infektionsrisiko tragen, vor Kolonisationen zu schützen.

Pflegepersonal trägt in aller Regel kein oder nur ein sehr geringes Risiko für Infektionen mit multiresistenten Erregern. Die Bewohner mögen im Einzelfall ein höheres Risiko tragen.

> **Merke:** Der Sinn der Maßnahmen besteht also in erster Linie darin, das jeweils zuständige Krankenhaus vor der Ausbreitung multiresistenter Erreger zu schützen.

Krankenhäuser, die MRSA-Patienten und Patienten mit anderen multiresistenten Erregern ohne entsprechenden Hinweis in Pflegeeinrichtungen verlegen, sollten sich darüber im Klaren sein, dass sich die Krankheitserreger in der Pflegeeinrichtung ausbreiten und über neu infizierte Heimbewohner wieder ins Krankenhaus gebracht werden können.

> **Spezieller Pflegehinweis:** Berücksichtigt man die Tatsache, dass die meisten multiresistenten Erreger primär durch die Hände übertragen werden, wird klar, dass bereits durch sorgfältige Händehygiene ein wesentlicher Übertragungsweg wirkungsvoll unterbunden werden kann.

In neueren Publikationen wird immer wieder darauf hingewiesen, dass insbesondere bei Besiedlung der Atemwege eine Verkeimung des Inventars, also der **Kontakt mit kontaminierten Möbelstücken und Gegenständen**, eine zusätzliche Kontaminationsquelle darstellt. Die **direkte aerogene Übertragung** wird als vergleichsweise unwahrscheinlich angesehen, kann jedoch im Einzelfall durch Aerosolbildung (ausgeprägtes Husten, Erbrechen, Absaugen von Trachealsekret) verursacht werden.

Weitgehend Einigkeit besteht darüber, dass es ausreichend ist, Wäsche von Heimbewohnern mit multiresistenten Erregern bei 60 °C zu waschen. Von der gewerblichen Wäscherei wird sie gemäß VBG 7y als infektionsverdächtige Wäsche eingestuft.

Nachdem Heimbewohner in der Regel nicht im Zimmer nicht isoliert werden können, ist eine wesentliche Strategie, die Keimbelastung im Raum so gering wie möglich zu halten. Hierzu sind **tägliche Reinigungsmaßnahmen**, besser **Desinfektionsmaßnahmen** geeignet.

Keimlast reduzieren

Beispiel Arbeitsanweisung MRSA und MRE

1. Ziel
Durch korrektes Verhalten und fachgerechte Pflege der Bewohner reduzieren die Mitarbeiter das Risiko, dass sich MRSA oder MRE in der Einrichtung ausbreitet.

2. Erreger
Beispiele:
Methicillin-resistente Staphylococcus aureus
- Generationszeit ca. 30 Minuten, relative Resistenz gegen Trockenheit,
- starkes Kolonisationsvermögen,
- Übertragungswege: Hände, Wundsekret, Blut, Haut, aerogen (über die Luft von Mensch zu Mensch), Inventar.

Pseudomonas und andere Wasserkeime
- feuchtes Milieu, geringeres Kolonisationsvermögen, jedoch häufig in Trachealsekret,

---

Übersicht 7:
Arbeitsanweisung

- in wasserführenden Systemen, Verbreitung durch Aerosolbildung möglich,
- Übertragungswege: Hände, Wundsekret, Haut bei Infektion, Wasser, aerogen (über die Luft durch Aerosol), Inventar.

3. Kolonisation und Infektion
Kolonisation bedeutet Besiedlung. Die Keime befinden sich auf Haut und Schleimhaut, ohne Krankheitszeichen auszulösen.
Die **Infektion** geht dagegen mit typischen Krankheitszeichen (Rötung, Überwärmung, Schmerz, Eiterbildung, Fieber...) einher.

4. Rechtsgrundlagen
- Infektionsschutzgesetz,
- Richtlinie für Krankenhaushygiene und Infektionsprävention des Robert-Koch-Institutes, Empfehlung E 6,
- Heimgesetz § 11 Absatz 1 Satz 9,
- Unfallverhütungsvorschrift „Gesundheitsdienst" (BGV C8).

5. Bewohner mit besonderem Infektionsrisiko
- Abwehrschwäche (Immobilität, Krebs, Kortisontherapie ...),
- akute Atemwegsinfektionen,
- chronische Wunden, offene Wunden,
- chronische Atemwegsinfektionen,
- chronische Hauterkrankungen wie Neurodermitis, Psoriasis, chronische Ekzeme,
- Katheter, PEG – Eintrittstellen, ...
- Tracheostoma, Beatmung.

6. Bewohner, die eine Einzelunterbringung benötigen
MRSA-positive Heimbewohner/Patienten, die offene Wunden haben, Katheter oder Sondenzugänge haben oder Tracheostomaträger sind, sollten ein Einzelzimmer bekommen. Eine eigene Nasszelle ist vorteilhaft. Alle Einrichtungsgegenstände sollten möglichst desinfizierbar sein.
Ein Zusammenlegen mehrerer MRSA- bzw. MRE-Träger (gleiche Spezies) ist möglich.

7. Allgemeine Maßnahmen
Das Personal und die behandelnden Ärzte müssen über MRSA/MRE informiert sein. Zur sicheren Kommunikation und Information aller an der Versorgung des Patienten Beteiligter sowie zur Dokumentation des fortlaufenden Vorgehens ist zweckmäßig, einen Dokumentationsbogen anzulegen (siehe Kap. 6.5).

Vorbereitende Maßnahmen zur Aufnahme eines MRSA-/MRE-Infizierten
Prinzipiell ist eine Isolierung von Bewohnern/Patienten mit MRSA/MRE wie in einem Krankenhaus nicht erforderlich und

rechtlich nicht möglich. Dennoch ist eine Risikoabschätzung für die Mitbewohner (siehe Punkt 5) vorzunehmen.

Vorbereiten des Materials
Schutzkleidung für das Personal:
- Langärmliger Schutzkittel, möglichst mit Bündchen
- Einmalhandschuhe
- Mund-Nase-Schutz (Findet sich in aktuellen Publikationen des RKI nicht; zu bedenken ist jedoch, dass seit Erscheinen der RKI-Empfehlung E6 im Jahr 1999 MRSA in Krankenhäusern um 5 %, in Heimen um mindestens 2 % zugenommen haben. Der Autor zieht daraus den Schluss, dass diese Empfehlungen heute nicht mehr ausreichend sind).
- Ggf. Haube (nicht vom RKI, jedoch vom Autoren empfohlen, v. a., wenn Patienten oder Bewohner abgesaugt werden müssen oder häufig husten).

Organisatorische Maßnahmen
- Maßnahmen zur Unterhaltsdesinfektion mit der Hauswirtschaftsleitung besprechen und diese veranlassen.
- Flächen im Bewohnerzimmer abräumen, möglichst viele Utensilien in geschlossenen Schränken unterbringen. Maßnahme vorher mit dem Heimbewohner oder seinen Angehörigen abklären.
- Ggf. Mitbewohner (Doppelzimmer) informieren.
- Organisationsablauf ändern: Zimmer mit MRSA-Trägern werden stets zuletzt versorgt, sowohl bei der Pflege als auch bei der Reinigung!

8. Hygieneregeln während der Durchführung der Maßnahme
- Pflegeutensilien möglichst patienten-/bewohnerbezogen verwenden.
- Pflegewagen nicht mit ins Zimmer nehmen!
- Alle Mitarbeiter müssen sich strikt an die Grundregeln der Hygiene halten. Die **Händedesinfektion** ist die wichtigste Maßnahme!

Händedesinfektion
Eine **hygienische Händedesinfektion** ist vor und nach jeder Tätigkeit mit engem körperlichen Kontakt, möglichst bei allen Bewohnern/Patienten, unbedingt aber bei bekannten MRSA-/MRE-Trägern nach möglicher Kontamination mit Körpersekreten, Ausscheidungen und nach dem Ausziehen von Einmalhandschuhen sowie vor dem Verlassen des Zimmers durchzuführen.

Schutzkleidung
Einmalhandschuhe sind bei der Versorgung von Wunden, Tracheostomata und Kathetern bzw. Sonden anzulegen. Sie werden

danach sofort – vor weiteren Tätigkeiten im Zimmer – ausgezogen und entsorgt. Anschließend ist eine hygienische Händedesinfektion durchzuführen.
Schutzkittel oder Einmalschürzen sind bewohner-/patientengebunden bei der Wundversorgung, bei der Verweilkatheter- bzw. Sonden- und Tracheostomapflege sowie bei Kontakt mit Körpersekreten und Exkrementen anzulegen. Schutzkleidung wird vor dem Verlassen des Zimmers ausgezogen; sie verbleibt im Zimmer. Anschließend ist eine hygienische Händedesinfektion durchzuführen. Schutzkleidung wird täglich – besser nach jeder Schicht – gewechselt. Bei sichtbarer Kontamination ist sie sofort zu wechseln. Hauben werden bei Aerosolentwicklung (stärkerem Husten und Absaugen) empfohlen.

9. Umgang mit mobilen Bewohnern
Mobile Bewohner können am Gemeinschaftsleben teilnehmen, wenn Hautläsionen/offene Wunden abgedeckt und mit einem Wundverband versehen sind. Eine rasche Sanierung ist anzustreben, jedoch nur bei MRSA nach Ziffer 9 durchzuführen. Die Harnableitung muss über geschlossene Systeme erfolgen.

10. Sanierung
Eine im Krankenhaus begonnene Therapie oder eine Sanierung mit Nasensalbe soll nach genauer Anweisung des Krankenhauses unter ärztlicher Kontrolle zu Ende geführt werden.
Sanierungsmaßnahmen wie ein fünftägiger Sanierungszyklus, z. B. mit Mupirocin-Nasensalbe (Turixin®), Mundspülungen mit einem Rachendesinfiziens oder die Körperreinigung mit Dekontaminationslotion sind nach Rücksprache mit dem behandelnden Arzt im Hinblick auf eine spätere Krankenhauseinweisung und die Verbreitungsgefahr im Heim empfehlenswert. Abstrichkontrollen nicht vergessen!
Wäsche (möglichst „Flügelhemd") und Bettwäsche täglich wechseln. Nach Abschluss der Behandlung mit Nasensalbe Schlussdesinfektion und Wechsel von Rasierzeug, Zahnbürsten etc.
Routinemäßige Abstrichkontrollen von Bewohnern/Patienten oder Personal auf MRSA/MRE sind nach derzeitiger Einschätzung nicht nötig, es sei denn, klinische Gründe sprächen dafür, z. B. gehäuft und neu auftretende Wundinfektionen.
Bei gehäuftem Auftreten von MRSA-Infektionen in Alten-/Pflegeeinrichtungen sollten weiterführende Untersuchungen von Bewohnern und Personal veranlasst werden.
Mitarbeiter mit chronischen Hauterkrankungen (Ekzeme, Psoriasis oder andere Hautläsionen) sollen keine MRSA-/MRE-positiven Bewohner/Patienten betreuen, möglichst auch keine Mitarbeiter mit Asthma und während einer Therapie mit Kortison-Spray.
Sollte sich ein Mitarbeiter als MRSA-/MRE-Träger erweisen, darf

er keine pflegerischen Tätigkeiten wie z. B. Wundversorgung, Katheterpflege u. a.m. bei Bewohnern/Patienten durchführen, bis eine Sanierungsbehandlung mit anschließender mikrobiologischer Kontrolluntersuchung nach Rücksprache mit dem behandelnden Arzt abgeschlossen ist.

Musterbrief für MRSA-kolonisierte oder -infizierte Bewohner und deren Angehörige

Musterbrief MRSA

Name des Bewohners:
Datum der Aushändigung:

Sehr geehrte Heimbewohnerin,
sehr geehrter Heimbewohner,

durch eine mikrobiologische Untersuchung wurde festgestellt, dass Sie mit einem multiresistenten Erreger, den man MRSA nennt, besiedelt sind. Dieser stellt für Ihre Gesundheit keine ernsthafte Bedrohung dar, lässt sich jedoch relativ leicht über die Haut oder die Atemluft auf andere Menschen übertragen. Bitte haben Sie Verständnis, dass wir durch Schutzmaßnahmen, die das Personal betreffen, Ihre Mitbewohner, die vielleicht anfälliger für eine Infektion sind, schützen müssen. Wir werden daher spezielle Schutzkleidung tragen, wenn wir länger in Ihrem Zimmer zu tun haben.

Wir bemühen uns, Sie so schnell wie möglich von diesem Bakterium zu befreien. Hierzu werden Präparate verwendet, die Sie nach Anweisungen des Pflegepersonals in die Nasenvorhöfe einbringen sollten. Außerdem erhalten Sie eine Waschlotion. Wir bitten Sie, sich damit jeden Tag den ganzen Körper (einschließlich Kopfhaut) zu waschen. Darüber hinaus erhalten Sie täglich frische Bett- und Leibwäsche. Bitte wählen Sie eigene Kleidung so, dass sie bei 60 °C bis 95 °C waschbar ist. Diese Maßnahmen sind für mindestens 3, maximal 7 Tage erforderlich. Wir bitten Sie, in dieser Zeit möglichst nicht an Gemeinschaftsveranstaltungen der Einrichtung teilzunehmen. Sie sollten in diesem Zeitraum nach Möglichkeit in Ihrem Zimmer verweilen. Danach werden wir Ihr Zimmer gründlich reinigen und Sie bitten, eine neue Zahnbürste zu verwenden. Eine mikrobiologische Kontrolle nach 3 weiteren Tagen wird zeigen, ob die Maßnahme erfolgreich war. Wenn ja, werden wir keine Schutzkleidung mehr benötigen.

Wenn Sie das Zimmer verlassen, waschen Sie sich bitte vorher gründlich die Hände. Vermeiden Sie engen Kontakt zu Ihren Mitbewohnern, um diese zu schützen.

Hinweis für Angehörige:
Während eines Besuches kann das Bakterium auch auf Angehörige übertragen werden, ohne unbedingt Krankheitsfolgen auszulösen. Schutzmaßnahmen sollten dann ergriffen werden, wenn kranke Angehörige zu Hause gepflegt werden, Menschen mit chronischen Erkrankungen der oberen Luftwege betreut werden, und wenn Angehörige selbst Pflegepersonal in

> Einrichtungen des Gesundheitsdienstes sind. Auf jeden Fall bitten wir Sie, sich nach Ihrem Besuch die Hände zu waschen.
>
> Wir danken für Ihr Verständnis und stehen Ihnen für weitere Fragen zur Verfügung.
>
> Mit freundlichen Grüßen   Ihr Pflegeteam

4.6.9.3 Infektiöse Gastroenteritis

Durchfall und Erbrechen

Infektiöse Gastroenteritiden können je nach Ursache verschiedene Verläufe nehmen und erfordern entsprechend unterschiedliche Schutzmaßnahmen. Es ist, v. a. in der Frühphase, nicht ganz leicht, die einzelnen Krankheitsbilder zu unterscheiden. Die nachfolgenden Ausführungen stellen eine kleine Hilfe für das Pflegepersonal dar:

Lebensmittelintoxikation

Typische Krankheitsbilder

Bei der Lebensmittelintoxikation ist weniger der Erreger selbst entscheidend als das von ihm produzierte und im Lebensmittel zurückbleibende Toxin. Typische Toxinbildner sind bspw. einige Stämme von **Staphylococcus aureus**, **Bacillus cereus** und **Clostridium perfringens**. Nach einer sehr kurzen Inkubationszeit (wenige Stunden) beginnt ein Brechdurchfall, der meist ohne Temperaturerhöhung oder andere Beleitsymptome einhergeht und nach 24 bis 48 Stunden nachlässt. Lebensmittelintoxikationen sind nicht von Mensch zu Mensch übertragbar, als Schutzkleidung reichen daher Handschuhe.

Eine Sonderform stellt der **Botulismus** dar. Die Neurotoxine von **Clostridium botulinum** verursachen initial Schluckbeschwerden und Doppelbilder durch Beeinflussung der Augenmuskulatur. Darmsymptome treten entweder nicht auf, oder sie stehen im Hintergrund. Auch Botulismus kann nicht von Mensch zu Mensch übertragen werden.

Lebensmittelinfektion

Im Gegensatz zur Lebensmittelintoxikation muss bei der Lebensmittelinfektion eine ausreichende Zahl lebender Erreger aufgenommen werden. Typische Erreger von Lebensmittelinfektionen sind in Deutschland Salmonellen, Campylobacter, eher selten enterohämorrhagische Escherichia coli (EHEC), aber auch Shigellen und Yersinien. Die Inkubationszeit ist meist länger (bis zu mehreren Tagen), der Durchfall kann mit Erbrechen einhergehen. Begleitend tritt eine Temperaturerhöhung oder sogar Fieber auf; weitere Beschwerden wie Kopf- und Gelenkschmerzen werden gelegentlich beklagt.

Lebensmittelinfektionen können von Mensch zu Mensch weitergegeben werden und zwar auf dem sog. **fäkal-oralen Übertragungsweg**.

Eine aerogene Übertragung erfolgt jedoch nicht, so dass hier Einmalschürze und Schutzhandschuhe ausreichend sind. Bei ausgedehnter Kontamination ist das Tragen eines Schutzkittels sinnvoll.

Virale Gastroenteritis

In letzter Zeit nehmen virale Gastroenteritiden, z. B. durch Rota- oder Noroviren (Norwalk-like Viren) stark zu. Im Gegensatz zu bakteriellen Lebensmittelinfektionen kann hier ein aerogener Übertragungsweg nicht ausgeschlossen werden oder ist sogar sehr wahrscheinlich. Virale Gastroenteritiden weisen gelegentlich Begleitsymptome wie Erkältung auf, haben eine Inkubationszeit von 1 bis 3 Tagen und beginnen mit einem sehr heftigen Brechdurchfall. Dabei werden in sehr kurzer Zeit große Mengen an Flüssigkeit über den Darm ausgeschieden. Da die Infektionsdosis dieser Viren sehr niedrig ist (10 bis 100 Stück) und ein Einatmen offensichtlich möglich ist, empfiehlt sich die gleiche **Schutzkleidung wie bei MRSA**.

Da die Symptome von Mensch zu Mensch verschieden verlaufen können, und eine mikrobiologische Diagnostik in der Regel zunächst nicht zur Verfügung steht, ist es für Hygienebeauftragte nicht immer einfach, die richtigen Maßnahmen abzuschätzen. Bei der Lebensmittelintoxikation und bei der bakteriellen Infektion gibt es meist mehrere Betroffene, die das gleiche Lebensmittel konsumiert haben. Es empfiehlt sich, bei Angehörigen nachzufragen, wenn die Bewohner außer Haus waren oder mitgebrachte Lebensmittel gegessen haben.

Maßnahmen nicht immer einfach abzuschätzen

Durch Lebensmittel übertragene Infektionen

Listeria monocytogenes, ein meist in Rohmilchprodukten, Käse und Rohfleisch sowie Salat nachgewiesener Erreger von Hirnhautentzündungen machte Ende der 80ger Jahre immer wieder Schlagzeilen.
Der für Schwangere gefährliche Parasit **Toxoplama gondii** kann durch rohes Schweinefleisch verbreitet werden. **Echinokokken** gehören zu den Bandwürmern, nisten sich aber in der Leber ein. Sie werden z. B. durch Waldbeeren oder Pilze, die von Tieren kontaminiert wurden, übertragen. Eiweißmoleküle, die die **bovine spongiforme Enzephalitis** (BSE) auslösen, werden vermutlich auf den Menschen übertragen und lösen dort unter bestimmten Voraussetzungen die neue Variante der **Creutzfeld-Jakob-Erkrankung** aus. Die Folgen sind Gedächtnisverlust, Schlafstörungen, Depressionen bis hin zum Tod. **Hepatitis A- und** (im außereuropäischen Ausland) **Hepatitis** E-Viren können über Lebensmittel aufgenommen werden.

4.6.9.4 Hepatitis und HIV

Während die Infektion mit Hepatitis A oder E meist fäkal-oral durch Schmierinfektionen oder über Lebensmittel erfolgt, wird in Pflegeeinrichtungen Hepatitis B, C und D vor allem über Blut übertragen.

Oft ganz diskret – Hepatitis

Hepatitis A oder -E-Erkrankte müssen nicht zwingend in Krankenhäuser verlegt werden. Die Hauptvirusausscheidung findet oft noch vor Auftreten der Gelbsucht statt. Entwickelt sich der Ikterus (Gelbsucht), besteht meist noch eine Woche lang Infektiosität. Allerdings gibt es Verläufe ohne Gelbsucht, die dennoch ansteckend sein können. Als Schutzkleidung für das Personal sind Handschuhe und ggf. eine Einmalschürze ausreichend, wenn Gefahr einer Kontamination mit Stuhl besteht. Bei den Desinfektionsmaßnahmen wirksame Präparate nehmen, Anweisungen des Gesundheitsamts beachten.

HIV – Hygiene wie bei Hepatitis B

Bei **Hepatitis B, C, D** und **HIV** ist die Übertragung auf dem Blutwege am wahrscheinlichsten. Hier genügen winzige Erregermengen. Das **Risiko**, sich nach einem **Stich** einer **infizierten Kanüle** selbst zu infizieren, beträgt bei Ungeimpften für Hepatitis B etwa 30 %, bei Hepatitis C etwa 3 % und bei HIV etwa 0,3 % (☞ Kapitel 2.2.2).

Merke: Werden bei Pflegemaßnahmen konsequent Handschuhe getragen, ist als weitere Schutzmaßnahme höchstens das Tragen von Einmalschürzen bei der Entfernung von Stuhl sinnvoll.

Hinweis: Aktuelle Informationen und Hinweise zur Postexpositionsprophylaxe, dem prophylaktischen Einsatz HIV-wirksamer Medikamente bei Pflegepersonal, das sich mit infizierten Kanülen oder Instrumenten verletzt hat, sind der Webseite des RKI „www.rki.de" zu entnehmen. Auf dieser Seite wird die Rubrik „Gesundheit und Krankheiten", danach „Infektionskrankheiten (A bis Z)" geöffnet, um zu den gewünschten Informationen zu gelangen.

4.6.9.5 Tuberkulose

Tb – immer noch aktuell

Normalerweise sollten Altenpflegeeinrichtungen keine infektiösen Tuberkulosekranken betreuen. Es kann jedoch vorkommen, dass an Tuberkulose Erkrankte über einen längeren Zeitraum unerkannt in einer Pflegeeinrichtung leben. Wird die Diagnose gestellt, werden diese Patienten normalerweise unverzüglich in ein geeignetes Krankenhaus eingewiesen und eine Therapie begonnen. In der Regel können die Patienten in ihre Pflegeeinrichtungen zurückkehren, wenn die Therapie 3 bis 6 Wochen erfolgreich angelaufen ist. Sie muss dann allerdings noch mindestens 6 Monate fortgeführt werden. Der Betroffene gilt dann aber nicht mehr als infektiös und kann am Gemeinschaftsleben der Einrichtung meist uneingeschränkt teilnehmen. Das Gesundheitsamt veranlasst die Feststellung und Überwachung von Kontaktpersonen und ordnet geeignete Desinfektionsmaßnahmen an.

4.6.9.6 Skabies (Krätze)

Übertragungswege

- Körperkontakt (auch Stillen), insbesondere durch die Krusten bei S. norvegica,
- Kleidung,
- Bettwäsche, Matratzen, Decken, Kissen,
- Handtücher, Bettvorleger, Plüschtiere u. Ä.,
- Thermometer, Blutdruckmanschetten.

Erreger auf acht Beinen

Therapie:

Vollbad, Haut sorgfältig abtrocknen und auf normale Hauttemperatur abkühlen lassen. Das Therapeutikum S-Bioallethrin (z. B. Spregal® zum Aufsprühen auf die Haut) kann eingesetzt werden, wenn nicht gebadet werden kann. Bei Scabies norvegica vorherige Behandlung zur Erweichung der Hornschicht.
Arzneimittel vor dem Zubettgehen auf alle befallenen Stellen und potenziellen Befallsstellen auftragen. Stets ist der ganze Körper mit Ausnahme von Gesicht und behaartem Kopf in die Behandlung einzubeziehen. Personen mit direktem Hautkontakt zum Patienten sind als potenzielle Milbenträger – auch ohne Zeichen – mitzubehandeln.
Die Behandlung muss in der folgenden Nacht, nach ärztlicher Anordnung auch in weiteren Nächten wiederholt werden. Frühestens 12 bis 24 Stunden nach der Applikation des Arzneimittels sollte gebadet werden.

Andere Präparate:
- Lindan (z. B. Jacutin® Emulsion und Gel) steht in unterschiedlichen Konzentrationen zur Verfügung (0,3 %ig für Erwachsene). Das Mittel wird an drei aufeinander folgenden Abenden eingerieben und am folgenden Morgen abgeduscht. Gegen nachschlüpfende Larven sollte die Therapie nach etwa einer Woche wiederholt werden. Bei 1 %igen Präparaten ist die Wiederholung im Allgemeinen nicht notwendig, bei diesen Mitteln ist die absorbierte Wirkstoffmenge meist deutlich höher als bei 0,3 %igen.
- Permethrin-Lösung (Infectopedicul) 5 %, bei Kindern 2,5 %.
- Crotamiton (Crotamitex®) als Wirkstoff gegen knotige Krätze wird z. B. 10 %ig über 2 bis 5 aufeinander folgende Nächte eingesetzt. Gleichzeitig wirkt die Lösung juckreizmindernd, irritiert allerdings vorgeschädigte Haut und Schleimhäute.
- Piperonylbutoxid und S-Bioallethrin (Jacutin N® – Spray, Spregal®).
- 10- bis 25 %iges Benzylbenzoat (Antiscabiosum) zeigt bisher wenig Resistenzen, wirkt aber stark reizend auf vorgeschädigte Haut und auf Schleimhäute; auch der Geruch wird als unange-

> nehm empfunden. Die Einwirkzeit beträgt 5 bis 15 Minuten, danach muss das Mittel abgewaschen werden.
>
> Bei bestehender Toleranz sind noch folgende Mittel in Deutschland zugelassen:
> - 2,7-Dimethylthianthren, ölig, flüssig oder als Shampoo,
> - 2 %iges Disulfiram
>
> Ivermectin kann derzeit nur über Auslandsapotheken beschafft werden. Tödliche Nebenwirkungen sind bei älteren Patienten vereinzelt beschrieben, in Deutschland ist bisher kein Fall bekannt. Die Gabe erfolgt ein- bis maximal zweimal und im Abstand von 1 bis 8 Tagen (je nach Präparat) und einer Dosis von je 200 bis 250 µg pro Kilogramm Körpergewicht.
>
> Eine Allergie vom Spättyp, die auch nach Sanierung noch zu Ekzemen führen kann, wird zweckmäßigerweise mit Ölbädern, 2 %iger Zinkpaste oder mit kortikoidhaltigen Salben therapiert. Aktuelle Empfehlungen: www.rki.de

Hygienemaßnahmen

Ausbreitung vermeiden

Wechsel der Körper- und Unterbekleidung (Tageskleidung) sowie der **Bettwäsche** und ggf. der Bettdecke alle 12 bis 24 Stunden. Handtücher zweimal täglich wechseln. Der **Wechsel** der durch die Arzneimittellösung „imprägnierten" **Nachtwäsche** ist erst nach einigen Tagen angezeigt, bei Lindan-haltigen Mitteln in der Regel nach 4 Tagen. Die Restwirkung des Mittels macht die Milben befallsunfähig.

Oberbekleidung nur in Ausnahmefällen entwesen, z. B. durch siebentägiges Durchlüften oder chemische Reinigung. Bettwäsche, Unterwäsche, Bezüge von Blutdruckmanschetten und Handtücher können bei 60 °C gewaschen werden. Ein bis zu 14-tägiges Aufbewahren der Textilien in dicht schließenden Kunststoffsäcken schädigt die Milben so, dass sie nicht mehr befallsfähig sind.

Möbel, wie z. B. Betten und Sessel, sowie Fußbodenbeläge sind durch den Einsatz eines starken **Staubsaugers** von Milben befreibar. Ein wiederholtes Absaugen ist im Falle von Scabies norvegica unverzichtbar. Plüschtiere und Schuhe können durch Einfrieren milbenfrei gemacht werden. Der Einsatz chemischer Mittel zur Entwesung ist in der Regel nicht erforderlich.

Abschließende Hygienemaßnahmen:

- Nach Abschluss der Behandlung Leintücher, Kissenüberzüge, Unterwäsche und Socken bei mindestens 60 °C waschen, am besten zur Kochwäsche geben.
- Restliche Textilien und nicht waschbare Gegenstände werden in Plastiksäcke gegeben und bis zu 14 Tage trocken gelagert.
- Ungeschützte Matratzen und Bettdecken: Desinfektion des Bettes mit einem Milbenpulver, Thermodesinfektion, Waschen bei 60 °C.

- Gleichzeitige Behandlung aller Personen (auch asymptomatischer), die im gleichen Zimmer oder in der gleichen Wohnung wohnen.

Hygienemaßnahmen bei Scabies norvegica

- Tragen von Handschuhen und Schutzkitteln.
- Dekontamination der Wäsche vor dem Waschen in der Wäscherei (mindestens 60 °C über einen Zeitraum von 60 Minuten). Eindeutig gekennzeichnete Wäschesäcke verwenden.
- Isolierung der Betroffenen.
- Hautkontakt vermeiden, gleichzeitige Behandlung aller Personen mit Expositionsrisiko.

Mehr Milben – größere Vorsicht

Die Patienten gelten – ohne Behandlung – während der gesamten Krankheitsdauer (durchschnittlich 8 Wochen) als ansteckend. Bei entsprechender Behandlung erfolgt nach der zweiten Behandlungsserie die klinische Beobachtung.
Zur Benutzung der Gemeinschaftseinrichtungen ist nach Behandlung und klinischer Abheilung der befallenen Hautareale ein schriftliches ärztliches Attest erforderlich.

4.6.9.7 Läusebefall

Betroffene Bewohner werden gebeten, im Zimmer zu bleiben, bei Kindern und Jugendlichen § 34 IfSG beachten (☞ Kap. 3). Nach Vorstellung beim Arzt Einleitung von Behandlungs- und Bekämpfungsmaßnahmen. Läusekamm und Läuseshampoo einsetzen, trotz Thermosensibilität der Läuse vor allem bei Kindern langes Föhnen vermeiden.
Wäsche wechseln, Handtücher, Leib- und Bettwäsche bei mind. 60 °C waschen. Ist dies nicht möglich, wird die Aufbewahrung der Textilien in einem dichten Plastiksack für mindestens 3 (Kopfläuse) bzw. 6 Wochen (Kleiderläuse) bei Zimmertemperatur empfohlen.
Bei Kopf- und Filzlausbefall sind Kontaktpersonen – auch Angehörige – auf Befall zu untersuchen und ggf. zu behandeln. Da sich Läuse bevorzugt in Fasern einnisten, ist ein gründliches Staubsaugen von Böden und gepolsterten Möbeln in betroffenen Wohnbereichen oder Stationen sinnvoll.

4.6.9.8 Andere Infektionen

Gelegentlich können auch andere Erreger als die hier vorgestellten als Ursache für eine Infektion in der Einrichtung auftauchen. Dann gilt es, möglichst schnell Informationen zu den Übertragungswegen zu bekommen (z. B. von www.rki.de/Gesundheit und Krankheiten Infektionserreger von A–Z). Im Zweifel werden erst einmal Handschuhe, Kittel und Mund-Nase-Schutz angelegt, bis völlig klar ist, um welchen Erreger es sich handelt. Auch das Gesundheitsamt kann hier helfen, der Rahmenhygieneplan einiger Bundesländer (☞ Kapitel 3)

Erreger unbekannt

fordert ausdrücklich dazu auf, Maßnahmen mit dem Gesundheitsamt abzustimmen.

4.6.10 Meldewesen

Wichtig: internes Meldewesen

Hygienebeauftragte sind gut beraten, so schnell wie möglich ein **einrichtungsinternes Meldewesen** zu etablieren. In Kap. 6.5 ist dargestellt, wie es umgesetzt werden kann. Natürlich können auch andere Wege beschritten werden, dabei ist wichtig, dass der Hygienebeauftragte von möglichst allen Infektionskrankheiten in der Einrichtung erfährt. Besonders sorgfältig müssen die Kommunikationswege abgesprochen werden, wenn ein Hygienebeauftragter mehrere räumlich getrennte Einrichtungen betreut.

Gemäß § 5 BGV C8 ist der **Betriebsarzt** in das Meldewesen einzubinden, wenn eine **Infektionskrankheit** auftritt, die auch für das **Personal** gefährlich ist. Dieses Ereignis ist in Pflegeeinrichtungen selten, hierzu gehören z. B. **infektiöse Hirnhautentzündung** (z. B. durch Neisseria meningitidis, Menigokokken), die **Tuberkulose**, aber natürlich auch **Hepatitis A**. Vom Betriebsarzt können dann weitere Maßnahmen erwogen werden. Da nahezu alle in Frage kommenden Erkrankungen auch bei Verdacht, Erkrankungen und Tod meldepflichtig sind, wird man auch auf die Unterstützung des Gesundheitsamtes zurückgreifen können.

Meldepflichtig an das **Gesundheitsamt** sind bei entsprechenden Fällen (☞ Kap. 3) neben den behandelnden Ärzten u. U. auch die **Einrichtungsleitung**, wenn kein Arzt für die **Meldung** zur Verfügung steht. Die Meldebogen stellt das Gesundheitsamt kostenlos zur Verfügung.

Hinweis: Die Meldung an das Gesundheitsamt soll in einem Zeitraum von 24 Stunden nach Erkennung erfolgen. Am **Wochenende** stehen hierfür auch **Notrufnummern** zur Verfügung, die bei Rettungsleitstellen oder der Feuerwehr erfragt werden können.

4.6.11 Körperpflege

Dieser Teil des Hygieneplans ist meistens weitgehend durch Pflegestandards abgedeckt. Im Hygieneplan kann daher auf diese verwiesen werden.

4.6.11.1 Körperpflege der Bewohner

Ganzkörperwaschung

Die Körperpflege unselbstständiger Heimbewohner übernimmt das Pflegepersonal. Nach der hygienischen Händedesinfektion wird ggf. eine Einmalschürze angelegt. Bei Hauterkrankungen ist das Tragen von Einmalhandschuhen erforderlich. Die Körperreinigung erfolgt mit sauberen Pflegeutensilien. Bei der Ganzkörperwäsche wird zunächst das Gesicht gereinigt, danach Oberkörper, Rücken und Arme, schließlich Beine und Füße. Die gewaschenen Körperareale werden umgehend abgetrocknet. Danach wird das Wasser erneuert und ein frischer Waschlappen verwendet. Nach dem Reinigen des Genitalbereichs und des Gesäßes wird die Haut sorgfältig abgetrocknet. Um die Verschleppung von Darmkeimen zu verhindern, empfiehlt sich bei der Reinigung des Analbereichs die Verwendung von Einmaltüchern. Nach dem Waschen wird der Pflegebedürftige mit frischer Leibwäsche versorgt.

> **Spezieller Pflegehinweis:** Pilzbefallene Körperregionen werden zuletzt gewaschen, anschließend ist der Waschlappen – sofern keine Einmalartikel zur Verfügung stehen – in die Wäsche zu geben.

Der Wechselintervall der Waschutensilien (Waschlappen und Handtücher) ist bei unselbstständigen Pflegebedürftigen vorzugeben. Sollen Waschlappen und Handtücher mehr als einmal verwendet werden, müssen sie nach der Körperpflege vollständig trocknen. Im Falle der Mehrfachnutzung ist ein gesonderter Waschlappen für den Intimbereich einzusetzen.

Wechselintervalle

Außerdem sind Angaben zu machen, wie mit gebrauchten Waschschüsseln zu verfahren ist. Möglich ist die Reinigung (bewohnerbezogene Waschschüssel) oder die Desinfektion (eine Waschschüssel für mehrere Bewohner). Zur Desinfektion kann ein Flächendesinfektionsmittel verwendet werden. In diesem Fall wird die Waschschüssel ausgewischt oder in Desinfektionslösung eingelegt (Einwirkzeit beachten). Anschließend lässt man das Desinfektionsmittel antrocknen. Vor der nächsten Benutzung wird sie kurz mit Leitungswasser ausgespült, um Desinfektionsmittelrückstände zu beseitigen.

> **Merke:** Das Personal führt nach der Körperpflege eine abschließende hygienische Händedesinfektion durch.

4.6.11.2 Haar-, Nagelpflege und Rasur

Das **Waschen des Kopfhaares** sollte mindestens einmal wöchentlich erfolgen.

Vorgehensweise und Frequenz

Die **Nagelpflege** durch das Pflegepersonal beinhaltet die Entfernung sichtbaren Schmutzes sowie die sorgfältige Inspektion des Nagelfalzes und der Nagelhaut. Ggf. wird abgeschilferte Haut entfernt. Die Nägel werden so geschnitten, dass sie etwas überstehen; Fingernägel werden rund, Fußnägel gerade geschnitten. Nagelscheren, Feilen und Hautscheren werden bei Pilzbefall und Blutkontakt desinfiziert, v. a., wenn sie nicht bewohnerbezogen verwendet werden können. I. d. R.

– insbesondere bei Diabetikern – sollte das Schneiden der Finger- und Fußnägel von einer professionellen Hand-/Fußpflegeperson übernommen werden.

Das **Rasieren** erfolgt einmal täglich, ggf. ein zweites Mal, mit bewohnereigenem Rasierzeug oder Einmalklingen. Die Haut wird anschließend mit geeigneten Hautpflegepräparaten behandelt, da gepflegte Haut einen optimalen Schutz gegen Infektionen bietet.

4.6.11.3 Baden im Stationsbad

Badetag — Neben wöchentlichem Duschen wird im Rahmenhygieneplan einiger Bundesländer (☞ Kap. 3) alle 2 Wochen ein Wannenbad empfohlen. Im Hygieneplan wird die **Reihenfolge** beim Baden festgelegt, zunächst werden **Pflegebedürftige** gebadet, die **weder infektionsverdächtig noch infektiös** sind, am **Ende** die **Infektionsverdächtigen** bzw. **Infektiösen**. Zwischen den einzelnen Badenden ist eine gründliche **Reinigung**, besser eine **Desinfektion der Badewanne** durchzuführen. Hierzu empfiehlt sich modernes Granulat, das die Vorteile der schonenden Oberflächenspannung (Schonung der Badewanne) mit denen einer schnellen Einwirkzeit verbindet. Zur Vermeidung der Übertragung von Fußpilz oder Papillomviren (Dornwarzen) wird der Fußboden des Bades arbeitstäglich desinfiziert. Das Gleiche gilt für Bademarten, die verwendet werden, um erhöhte Rutschsicherheit herzustellen.

Im Hygieneplan wird auch die Aufbereitung des im Badezimmer verwendeten Patientenlifters beschrieben. Bezüglich der Reinigung und Desinfektion muss man sich mit der Gebrauchsanleitung vertraut machen und ggf. mit dem Hersteller Rücksprache halten.

4.6.11.4 Mundpflege

Mund und Rachen — Neben speziellen **Mundpflegeflüssigkeiten** kommt **Tee** in Frage, der aber wegen der Verkeimungsgefahr einmal pro Schicht gewechselt werden sollte. Dies gilt auch für **stilles Mineralwasser**. Wasser- bzw. Vorratsbehälter werden geschlossen gehalten. Vor der Mundpflege wird die benötigte Menge Flüssigkeit in einen offenen Becher umgefüllt. Ein sterilisierter Tupfer wird mit einer desinfizierten Klemme eingetaucht und die Mundpflege durchgeführt. Nach Gebrauch wird der Tupfer verworfen und die Klemme desinfiziert. Bei strikter bewohnergebundener Nutzung wird die Klemme abgespült und täglich – bei Blutkontamination und bestehender Infektion (Soor) nach jedem Gebrauch – desinfiziert.

4.6.11.5 Spezielle Augenpflege

Augen — Bei Augenerkrankungen (Sekretion, Verklebungen ...) werden die geschlossenen Augen von außen nach innen mit feuchten, sterilen Tupfern ausgewischt. Gebrauchte Tupfer werden entsorgt. Auf ärztliche Anordnung kann eine Augensalbe verabreicht werden. Diese Artikel dürfen nur bewohnergebunden verwendet werden! Haltbarkeit nach Anbruch beachten!

4.6.11.6 Versorgung von Augenprothesen

Augenprothese und Augenhöhle sollten wenigstens einmal täglich versorgt werden. Die Prothese wird entnommen, indem man den Bewohner nach oben blicken lässt und das Unterlid nach unten zieht. Dabei wird die Prothese vorsichtig entnommen. Prothese und Augenhöhle werden mit sterilen Baumwollkompressen und physiologischer Kochsalzlösung gereinigt.
Nach der Reinigung blickt der Bewohner nach unten, das Oberlid wird nach oben gezogen und die Prothese wieder eingesetzt. Abschließend wird eine hygienische Händedesinfektion durchgeführt, auch dann, wenn Einmalhandschuhe getragen wurden.

4.6.11.7 Spezielle Nasenpflege

Nasenpflege ist nur bei verstärkter Sekretion und Schleimhautreizungen/-erkrankungen erforderlich. Nach Möglichkeit sollte sich der Pflegebedürftige selbst die Nase putzen. Danach werden die Nasenöffnungen vorsichtig mit angefeuchteten Wattestäbchen gereinigt. Zur Reinigung kommt physiologische Kochsalzlösung oder Wasser in Frage. Abschließend wird bei Bedarf weiche Nasensalbe angewendet. Das Wundwerden im Bereich der Nasenöffnungen kann durch Auftragen von Wundheilsalbe oder pflegender Öle verhindert werden. Nasenhaare stellen einen Schutzmechanismus dar, können aber auf Wunsch gekürzt werden.
Nasensonden regelmäßig reinigen (z. B. mit 3 %igem H_2O_2). **Sauerstoffsonden** abwechselnd in linkes und rechtes Nasenloch legen.

Nase

4.6.11.8 Reinigung der Zahnprothese

Bei der Prothesenreinigung werden neben bewohnereigenen Reinigungsprodukten heimeigene verwendet, wenn z. B. die Vorräte des Pflegebedürftigen erschöpft sind und nicht gleich ersetzt werden können. Die häufig verwendeten Sprudeltabletten haben bereits die richtige Konzentration, die Einwirkzeit beträgt in aller Regel 8 Std. (über Nacht). Speisereste sollten mit der bewohnereigenen Zahnbürste vor dem Einlegen der Prothese entfernt werden. Dabei sind Schutzhandschuhe zu tragen. Der Prothesenbehälter sollte täglich unter fließendem Leitungswasser ausgespült werden. Bei Bedarf und einmal wöchentlich sollte er mit einem geeigneten Reinigungsmittel von allen Rückständen befreit werden.

Gebiss

4.6.11.9 Uro- und Enterostomapflege

Mobile Bewohner können in einem gesonderten Raum (z. B. im Bad) versorgt werden, wenn sie in einem Doppelzimmer untergebracht sind. Müssen sie im Bett versorgt werden, ist eine Einmalunterlage zweckmäßig. Das Pflegepersonal trägt bei der Stomapflege eine Einmalschürze und Einmalhandschuhe.

Stomata

Spezieller Pflegehinweis: Die sorgfältige Pflege der peristomalen Haut und die Rasur evtl. vorhandener Haare unterstützt die Abwehr der Haut und hilft, Entzündungen zu verhindern.

Stomasysteme sind staubgeschützt zu lagern, gebrauchte Materialien sind B-Müll.

4.6.12 Aufbereitung von Pflegeutensilien

4.6.12.1 Hilfsmittel

Handgriffe öfters reinigen

Von Bewohnern benutzte Hilfsmitteln wie Gehstützen, Gehwagen, Rollstühle u. a. sollten in festgelegten Intervallen, z. B. wöchentlich, gereinigt werden. Die Griffe von Gehwagen und Gehstützen sollten bei Bewohnern, die sie viel nutzen, alle zwei Tage mit herkömmlichen Mitteln gereinigt werden.

4.6.12.2 Toilettenstühle

Toilettenstühle, die von einzelnen Bewohnern genutzt werden, werden wie Nasszellen einmal am Tag mit Neutralreiniger gereinigt. Dies setzt allerdings voraus, dass Exkremente auf den Berührungsflächen durch gezielte Desinfektion, z. B. mit einem alkoholischen Flächendesinfektionsmittel, beseitigt werden. Bei jedem Bewohnerwechsel wird der Toilettenstuhl vollständig mit einem Flächendesinfektionsmittel desinfiziert.

4.6.12.3 Blutdruckmessgeräte

Blutdruckmanschetten sollten desinfiziert sein

Blutdruckmessgeräte stehen teilweise für einzelne Bewohner zur Verfügung. Wenn nicht, sollten sie **desinfizerbare Manschetten** haben. Diese lassen sich bei Bedarf schnell und rückstandsarm mit einem **alkoholischen Flächendesinfektionsmittel** absprühen. Bei Allergikern kann der Einsatz von 70 %igem Ethanol erwogen werden, wogegen meist keine Allergie besteht. Die Desinfektion ist eigentlich nur bei **Bewohnern, die infektiös** oder **mit Erregern besiedelt** sind, durchzuführen. Ansonsten reicht das Abwischen mit Wasser und z. B. Neutralreiniger, um eine Übertragung von Keimen ausreichend zu verhindern (unkritisches Medizinprodukt gemäß RKI – Empfehlung).

4.6.12.4 Tropfenbecher und Tablettenmörser

Medikamentenbehälter

Bei der Reinigung der Geräte (Mörser und Schale) und der Wochen- oder Tagesdosisbehälter die Entfernung von Medikamentenresten im Vordergrund. Eine gründliche **Reinigung**, am besten in der **Spülma-**

schine, gewährleistet daher ausreichende hygienische Sauberkeit. Eine **Desinfektion** von Tropfenbechern oder Tablettenbehältern ist nur erforderlich, wenn die Gegenstände im Zimmer eines **Pflegebedürftigen** waren, der als **infektiös** oder **besiedelt** gilt. In diesem Fall werden die Gegenstände in ein Tauchbad mit Instrumentendesinfektionsmittel gelegt und nach Ende der Einwirkzeit gespült. Dieser Desinfektionsgang kann entfallen, wenn ein geschlossener Transport und das Abspülen in einer desinfizierend reinigenden Geschirrspülmaschine gewährleistet werden kann.

4.6.12.5 Fieberthermometer (ohne Einmalhüllen)

Wurde axillar oder sublingual gemessen, reicht in aller Regel die **Desinfektion** mit einem **alkoholischen Flächendesinfektionsmittel** aus. Hierzu wird das Thermometer satt eingesprüht oder in Desinfektionslösung eingelegt und nach Ende der Einwirkzeit mit einem sauberen Einmalhandtuch abgewischt. Das nachfolgende Abspülen mit Leitungswasser und Abtrocknen stellt die Einsatzbereitschaft wieder her.

Axillare und sublinguale Messung

Nach rektaler Messung ist mit deutlich höherer Verkeimung, u. a. mit Sporenbildnern, zu rechnen. Alkoholische Flächendesinfektionsmittel können in diesem Fall nicht empfohlen werden, schon gar nicht Händedesinfektionsmittel, die wegen der Rückfetter zudem eine Trübung des Glases verursachen können. Sofern also nicht Einmalthermometer oder Thermometer mit Schutzhüllen, die Einmalmaterial sind, verwendet werden, sollte hier ein Einlegen in **Instrumentendesinfektionsmittel** erfolgen und die Einwirkzeit beachtet werden. Pflegepersonen in der ambulanten Pflege reinigen nach rektaler Messung mit Toilettenpapier, Wasser und Spülmittel (Schutzhandschuhe!).

Rektale Messung

4.6.13 Fußpflege

Können Utensilien wie Nagelschere und Feile nicht bewohnergebunden verwendet werden, muss zwischen den einzelnen Benutzern zumindest eine gründliche Reinigung, bei Pilzinfektion und Blutkontamination eine Desinfektion (mit Instrumentendesinfektionsmittel) durchgeführt werden.

4.6.14 Umgang mit Verstorbenen

Der Körper des Menschen stellt nach Eintritt des Todes kein größeres Hygienerisiko dar als zu Lebzeiten. Bspw. sind Exkrete von Verstorbenen aus mikrobiologischer Sicht bzgl. des Risikos Fäkalien etwa gleichzusetzen. Hatte der oder die Betreffende eine Besiedlung oder Infektion, sind natürlich entsprechende Schutzmaßnahmen i. Abh. v. Erreger zu treffen. Bei der Versorgung von Verstorbenen, die auch das Entfernen von Kathetern und Sonden beinhalten kann, können als

Verstorbene – kein erhöhtes Hygienerisiko

Schutzkleidung Handschuhe und Einmalschürze getragen werden. Leib- und Bettwäsche werden üblicherweise als infektionsverdächtige Wäsche gemäß VBG 7y gehandhabt. Eine besondere Kennzeichnung ist nicht erforderlich.

Im Falle einer Infektion oder Besiedlung mit multiresistenten Erregern sollten auch die Mitarbeiter des Bestattungsunternehmens zumindest eine **Einmalschürze** als **Schutzkleidung** erhalten. Ein Mund-Nase-Schutz und eine Haube ist auch bei MRSA nicht erforderlich.

Matratze und Bettgestell werden wie üblich aufbereitet, bei Infektionsverdacht, Besiedlung oder Infektion desinfizierend. In diesem Fall wird auch die Platte zur Aufbahrung bzw. die Kühlkammer abschließend desinfizierend gereinigt.

4.7 Das Hygienekonzept des ambulanten Pflegedienstes

Unterschiedliche Anforderungen

Hygienepläne in der ambulanten Pflege beinhalten zum einen Maßnahmen des Pflegepersonals in den Wohnungen der Pflegebedürftigen, zum anderen Maßnahmen in der Station, die u. U. auch eine ambulante Versorgung der Pflegebedürftigen mit Hilfsmitteln beinhaltet.

4.7.1 Inventar von Sozialstationen

Gleiche Anforderung wie stationär

Das **Inventar** von Sozialstationen, ganz besonders **Gegenstände** zur ambulanten Versorgung Pflegebedürftiger, muss so beschaffen sein, dass es problemlos gereinigt werden und mit geeigneten Präparaten aus den Listen der Deutschen Gesellschaft für Hygiene und Mikrobiologie und des Robert-Koch-Institutes desinfiziert werden kann. Die Oberflächen von **Einrichtungsgegenständen** müssen intakt sein, sie sollen möglichst fugendicht sein. **Schränke** und **Schubladen** sollten staubdicht schließen. Dies ist insbesondere erforderlich, wenn Arzneimittel, Verbandmittel oder Sterilgut gelagert werden. Bei Ambulanzbetrieb mit Verbandwechsel wird eine arbeitstägliche Desinfektion empfohlen.

4.7.2 Einrichtungen zum Waschen und Baden von Pflegebedürftigen

Fußboden und Wände sollten mit geeigneten Fliesen ausgestattet sein, d. h. sie sollten leicht abzuwischen und zu desinfizieren, zugleich aber rutschsicher sein. Badewannen, Waschschüsseln, Fußbadewannen zur Anwendung bei chronischen Wunden müssen gut zu desinfizieren sein.

4.7.3 Räume zur Aufbereitung von Instrumentarium und Hilfsmitteln

Die Räume sollten so konzipiert sein, dass ausreichend Platz zur Durchführung der einzelnen Arbeitsgänge vorhanden ist. Die Arbeiten sollten möglichst im „Kreis herum" durchgeführt werden. Dabei sollte die Reihenfolge Grobreinigung, falls erforderlich Desinfektion, ggf. Nachreinigung, Inspektion und Prüfung, evtl. Verpackung, Sterilisation (bei Erfordernis) und Lagerung eingehalten werden. Lagerräume müssen trocken sein, Sterilgut ist staubgeschützt aufzubewahren.

4.7.4 Hygieneplan

Nachfolgend sind die wichtigsten Anhaltspunkte zur Erstellung eines Hygieneplans aufgeführt. Details zum Aufbau einzelner Dokumente ☞ Kapitel 4.

Wichtige Orientierungspunkte

Die **Gliederung** der einzelnen Anweisungen soll der der anderen Arbeitsanweisungen und der Pflegestandards des Pflegedienstes ähnlich sein. Die Anweisungen müssen aktuell sein und die individuelle Situation des Pflegedienstes wiederspiegeln. Diese Forderung beinhaltet die Notwendigkeit einer Anpassung, z. B. an die Bedingungen einer Sozialstation, wenn vorgefertigte oder allgemein gefasste Hygienepläne verwendet werden sollen.

Mögliche Themen für den Hygieneplan sind in Tabelle 9 (☞ S. 152) gelistet. Im Folgenden werden die einzelnen Punkte kurz kommentiert. Seit 5/2003 ist ein Rahmenhygieneplan erhältlich.

4.7.4.1 Personalhygiene

Genau wie im stationären Bereich gelten die BGV C8 und die Richtlinien und Empfehlungen des Robert-Koch-Institutes.

Die Dienstkleidung kann privat beschafft oder durch den Arbeitgeber im Sinne einer „Corporate identity" gestellt werden. Folgende Anforderungen sind zu stellen: helle Farbe, fusselfreies Material, möglichst glatte Stoffe, Waschbarkeit bei mindestens 60, besser 90 °C. Ein kurzärmliges Oberteil, lange Hose, vorne geschlossene Schuhe mit Fersenriemen (zur Unfallverhütung) empfehlen sich und werden meist gewählt.

Die **Schutzkleidung** wird auch im häuslichen Bereich nach Bedarf und Information der Pflegebedürftigen und der Angehörigen angelegt und kann bestehen aus

- einer Einmalschürze aus Plastik (Kontaktschutz bei Arbeiten in feuchtem Milieu),
- einem Schutzkittel (Einmalmaterial oder mehrfach verwendbar, langärmlig mit Bündchen),
- Handschuhe (unsteril, für bestimmte Tätigkeiten steril),

- Mund-Nase-Schutz (nur bei aerogen übertragbaren Infektionen, z. B. MRSA).

Tabelle 9: Vorschlag zur Gliederung und den Inhalten eines Hygieneplans in der ambulanten und häuslichen Pflege

Dokumente	Inhalte	Bezug
1. Personalhygiene	Berufskleidung, Schutzkleidung Tragen von Schmuck Händehygiene hygienische Händedesinfektion	BGV C8 RL-RKI
2. Meldepflicht	Adresse Gesundheitsamt interner Informationsplan	IfSG BGV C8
3. Infektionen	Maßnahmen bei Besiedelung/Infektion	RL-RKI IfSG
4. Injektionen und Infusionen	tätigkeitsbezogene Hygieneanweisungen	RL-RKI
5. Geräte und Instrumente	Aufbereitung, Desinfektion, Sterilisation, Bereitstellung, Lagerung	DIN-Normen RL-RKI
6. Reinigungsplan	Anweisungen für das Reinigungspersonal, Schutzkleidung	RL-RKI
7. Desinfektionsplan	Zuständigkeitsbereiche, Zeitpunkt der Durchführung, Vorgehensweise bei Desinfektionsmaßnahmen, Desinfektionsmittel und deren Anwendungsbereiche	RL-RKI DGHM-Liste
8. Wäsche	Ver- und Entsorgung, Behälter	BGV C8
9. Fahrzeug, Transportbehälter	Reinigungsplan, ggf. Desinfektion	RL-RKI
10. Abfallentsorgung		Kommunale Regelungen LAGA-Mitteilung
11. Lebensmittel		LMHV

Merke: Schutzkleidung dient neben dem Schutz des Pflegepersonals v. a. dem Schutz der nachfolgend betreuten Pflegebedürftigen.

Umgang mit Schutzkleidung

Schutzkleidung ist zweckmäßigerweise zusammengefaltet in einer Plastiktüte zu transportieren. Bei potenziell infektiösen Betreuten wird sie in der Diele der Wohnung angelegt, da dort die Kontaminationsgefahr am geringsten ist. Nach Durchführung der Pflegemaßnahmen wird sie dort auch wieder ausgezogen. Einmalkleidung wird in den Hausmüll, wiederverwendbare Schutzkleidung wird in die Plastiktüte gegeben. Kann die Schutzkleidung in der Wohnung des Pflegebedürftigen aufbewahrt werden, darf sie mehrfach verwendet werden. Sie sollte an einem Ort gelagert werden, an dem sie weder mit dem Pflegebedürftigen noch mit Angehörigen in Kontakt kommt.

Zur Händedesinfektion steht das **Desinfektionsmittel** in sog. **Taschenbehältern** zur Verfügung. Dabei ist zu beachten, dass die Flaschen auch bei korrekter Anwendung außen kontaminiert werden können. Sie sollten daher regelmäßig außen desinfiziert werden.

4.7.4.2 Internes Meldewesen

Hier muss festgelegt werden, auf welche Weise Informationen über die **Infektion** eines Betreuten bzw. einer Besiedlung mit **multiresistenten Erregern** an alle betroffenen Mitarbeiter weitergegeben werden können. Im Allgemeinen können solche Angaben während der **Übergabebesprechung** oder über das **Tourenbuch** weitergeben werden. Kleine Checklisten können den Mitarbeitern helfen, die erforderliche Schutzkleidung zusammenzustellen.

4.7.4.3 Verhalten bei besiedelten oder infizierten Betreuten

Maßnahmen im häuslichen Umfeld

Maßnahmen in den Wohnungen richten sich nach der Kooperativität des Betreuten und seiner Angehörigen. In der Regel sind für das Pflegepersonal Maßnahmen zum Selbstschutz vollkommen ausreichend. Die Versorgung der Betroffenen wird, wenn möglich und erforderlich, an den Schluss der Tour gelegt.

Wenig desinfizieren

Desinfektionsmaßnahmen sollten im häuslichen Bereich auf ein Minimum beschränkt werden. Meist ist keine Desinfektion erforderlich. Sinnvoll ist sie, wenn die Wohnung von **mehreren Personen** bewohnt wird, wobei eine Person an **infektiöser Gastroenteritis** erkrankt ist. In diesem Falle werden die Toilettenbrille und die Spültaste nach jeder Benutzung durch den Betroffenen desinfiziert.
Im Rahmen einer **MRSA-Sanierung** kann, wo möglich, Inventar desinfiziert werden. Im Allgemeinen ist eine gründliche Reinigung sowie die 60 °C-Wäsche der getragenen Kleidung ausreichend. Der Zeitpunkt dieser Maßnahmen hängt vom Gesamtverlauf der Sanierung ab (☞ 4.6.9.2).

> **Merke:** Oberstes Gebot ist auch im häuslichen Bereich eine tadellose Händehygiene. Sie wird durch die Verwendung von Desinfektionsmittel-Taschenbehältern erschwert. Daher sollte nach einem Einsatz in Wohnungen mit potenziellen Infektionserregern die Außenseite der Flasche desinfiziert werden, z. B. mit einem desinfektionsmittelgetränkten Einmaltuch o. Ä.

Maßnahmen im Bereich der Sozialstation/im Pflegestützpunkt

Größere Sozialstationen unterhalten einen sog. Ambulanzbetrieb, in dem Pflegebedürftige ambulant betreut werden, d. h. Verbände gewechselt bekommen oder gebadet werden. Auch hier werden infizierte oder keimbesiedelte Patienten nach Möglichkeit zuletzt versorgt. Abschließend wird der Behandlungsraum oder das Bad desinfiziert.

4.7.4.4 Injektionen und Infusionen

Hygiene wie stationär

Im Rahmen der Vorbereitung von Injektionen und Infusionen wird eine **hygienische Händedesinfektion** durchgeführt. Die Haut des Pflegebedürftigen wird mit **geeigneten Hautdesinfektionsmitteln** und ggf. unter Verwendung sterilisierter Tupfer desinfiziert (Näheres ☞ 4.6.3).

4.7.4.5 Aufbereitung von Geräten und Instrumenten

Medizinprodukte

Der Transport in Folien verpackter, **steriler Instrumente** muss so erfolgen, dass die **mechanische Einwirkung** auf die **Folienverpackung** möglichst **gering** ist und ein **Staubschutz** besteht. Der Rücktransport **gebrauchter Instrumente** sollte in **durchstichsicheren Behältern**, z. B. Gefrierdosen, erfolgen. Die Behälter müssen gut zu reinigen und desinfizierbar sein. Eine Grobreinigung, z. B. mit Zellstoff oder Einmaltüchern kann bereits vor Ort erfolgen. Abschließend werden die Instrumente trocken in den Behälter gelegt. Dieser wird dicht verschlossen. Im Bereich der Station werden die Instrumente sterilisiert, wobei dieselben Vorgaben wie für stationäre Einrichtungen gelten.

4.7.4.6 Harnwegskatheter

Hier gelten die gleichen Vorgaben wie für stationäre Einrichtungen (☞ 4.6.6.1 und 4.6.6.2).

4.7.4.7 Reinigungsplan

Der Reinigungsplan legt Reinigungsintervalle für Inventar (innen und außen) und Fußböden der Sozialstation fest.

4.7.4.8 Flächendesinfektion/Desinfektion von Pflegehilfsmitteln

Zur Desinfektion und Reinigung müssen Handschuhe mit Stulpen (wiederverwendbare Artikel) getragen werden.
Folgende **Räume** bzw. Flächen sollten routinemäßig desinfiziert werden:

- Öffentliche Toiletten,
- Ambulanzraum,
- Badezimmer,
- Aufbereitungsraum nach abgeschlossener Aufbereitung.

Pflegehilfsmittel, die gebraucht auf die Station zurückkommen, z. B. Gehstützen, Nachtstühle, Steckbecken, Flaschen, Nierenschalen,

Rollstühle u. a. mit Desinfektionsmittellösung abreiben, evtl. in Desinfektionslösung einlegen.
Badewanne und Badelifter in der Sozialstation werden nach jeder Benutzung desinfizierend gereinigt.

Beachte: Keine Sprühdesinfektion ohne Nachwischen durchführen.

4.7.4.9 Entsorgung

Spitze, scharfe und zerbrechliche Gegenstände wie bspw. Kanülen oder „Blutzuckerlanzetten" dürfen nur sicher umschlossen in den Hausmüll gegeben werden. Dazu eigenen sich z. B. Hartplastikbehälter mit Verschlussmöglichkeit oder Schraubverschlussgläser bzw. speziell dafür vorgesehene Kanülenabwurfbehälter. Nach Möglichkeit sollte in der Pflegeeinrichtung und im Haushalt der Pflegebedürftigen auf Mülltrennung geachtet werden.

Mülleimer meist ausreichend

4.7.4.10 Haushaltsreinigung

Einige Pflegedienste bieten hauswirtschaftliche Leistungen an. Dabei werden i. d. R. Putzutensilien und Reiniger in der Wohnung des Pflegebedürftigen benutzt. Als Schutzkleidung für das hauswirtschaftliche Personal sind Handschuhe mit Stulpen und ggf. Einmalschürzen vorgesehen (BGV C8).

4.7.4.11 Wäschereinigung

Wäsche, die durch Ausscheidungen oder Wundsekrete verunreinigt ist, muss mindestens bei 60 °C, besser bei 90 °C gewaschen werden. Sichtbar kontaminierte Wäsche mit Handschuhen in die Maschine geben oder anschließend die Hände waschen, besser desinfizieren.

4.7.4.12 Lebensmittelhygiene

Lebensmittel nach Verpackungsangabe lagern. Abgelaufene und angebrochene Lebensmittel in fraglichem Zustand aus dem Kühlschrank entfernen. Das Einverständnis des Pflegebedürftigen oder Angehörigen muss vorliegen. Die Temperatur im Kühlschrank soll 4 bis 8 °C betragen. Auf **Schädlingsbefall** in der Küche achten (☞ Kapitel 5.12).
Vor dem Umgang mit Lebensmitteln werden die Hände gewaschen, ggf. desinfiziert. Kleinere Handverletzungen werden mit flüssigkeitsabweisendem Pflaster abgedeckt oder durch Einmalhandschuhe geschützt. Arbeitsflächen eventuell vor Gebrauch, stets aber nach Gebrauch gründlich reinigen. Optische Sauberkeit wird im häuslichen Bereich meist als ausreichend hygienische Sauberkeit betrachtet.

Absprache mit Betreuten oder Angehörigen

5 Empfehlungen für die Hauswirtschaft

5.1 Personalhygiene in der Hauswirtschaft

Für die **Arbeitskleidung** gelten grundsätzlich die gleichen Bedingungen wie beim Pflegepersonal. Sie sollte von heller Farbe und bei 60 °C waschbar sein.

Schutzkleidung für das Hauswirtschaftspersonal besteht gemäß BGV C8 aus Handschuhen mit Stulpen, wenn Reinigungs- oder Desinfektionsarbeiten durchgeführt werden. Ggf. kann eine flüssigkeitsdichte Schürze (auch Einmalschürze) angelegt werden.

Schutzkleidung

Weitere Schutzkleidung kann im Vollzug der **Gefahrstoffverordnung** beim Ansetzen von Desinfektionsmittellösungen erforderlich sein. Ob bspw. eine Schutzbrille angelegt werden muss, geht aus den Sicherheitsdatenblättern bzw. Betriebsanweisungen nach § 20 Gefahrstoffverordnung zum jeweiligen Präparat hervor.

Beim Auftreten von **Besiedlungen** oder **Infektionen**, bei denen seitens der Hygienebeauftragten besondere Schutzkleidung angeordnet wurde, erhalten auch die Reinigungskräfte eine entsprechende Ausstattung. Allerdings tragen sie weiter ihre Handschuhe mit Stulpen, die desinfiziert werden können und mehrfach verwendbar sind.

5.2 Gebäudereinigung – Organisation und Methoden

Zur korrekten Durchführung der Gebäudereinigung wird der sog. **Reinigungsplan** erstellt. Dieser Reinigungsplan wird üblicherweise einfach und übersichtlich in Tabellenform erstellt. Als Format bietet sich „DIN A4 quer" oder ein größeres Format an. Im Allgemeinen müssen die aufgrund § 9 BGV C8 bereits vorhandenen Reinigungspläne lediglich überprüft und ggf. aktualisiert werden.

Reinigung meist ausreichend

Die Reinigung hat das primäre Ziel, Flächen **optisch sauber** zu halten. Die nach einer Reinigung festgestellte **Keimreduzierung** beruht auf der Entfernung keimbehafteter Partikel wie Hautschuppen, Lebensmittelreste und Staub. Daher können bereits frisch gewaschene Wischtücher, die mit Leitungswasser befeuchtet wurden, einen auf die Fläche bezogenen keimreduzierenden Effekt haben. Eine Keimabtötung findet – wenn überhaupt – zufällig statt, v. a., wenn fettlösende, saure oder alkalische Reiniger benutzt werden. Die erreichbare Keimreduktion liegt bei etwa 50 bis 80 %, bei intensiver mechanischer Bearbeitung mit fettlösendem Reiniger und feuchten Tüchern auf sehr glatten Flächen bei maximal 99 %. Keime überleben teilweise auf den Putzutensilien und in der Reinigungsflüssigkeit. Auch die auf der Fläche verbliebenen Keime bleiben größtenteils aktiv.

Reinigung tötet nicht alle Keime

> **Merke:** Normalerweise ist die herkömmliche Reinigung in Altenpflegeeinrichtungen völlig ausreichend, der haushaltsähnliche Charakter mit der entsprechenden Keimflora sollte erhalten bleiben. Bei besonders infektionsanfälligen oder mit multiresistenten Keimen besiedelten sowie infektiösen Heimbewohnern ist eine Desinfektion der Flächen im Hauptaufenthaltsbereich – soweit von den Inventareigenschaften her möglich – sinnvoll und angemessen.

In diesen Fällen wird das **Zimmer** der betroffenen Bewohner an den **Schluss der Reinigungsarbeiten** im Wohnbereich bzw. auf der Station gesetzt, um ausreichend Zeit für das korrekte Anlegen der Schutzkleidung zu haben und die Krankheitserreger nicht in andere Räume zu tragen. Die daran unmittelbar anschließende Aufbereitung der Reinigungsutensilien hilft zusätzlich, eine **Keimverschleppung** innerhalb der Einrichtung zu **vermeiden**.

Reinigungspläne

Reinigungspläne erstellen

Sinnvoll ist für die einzelnen Bereiche der Einrichtung, soweit nicht bereits vorhanden, Reinigungspläne aufzustellen. Solche Bereiche sind bspw.:

- Verwaltungsräume (Büros),
- Verkehrsflächen wie Korridore, Vorhalle u. Ä.,
- Zimmer in den Wohnbereichen (mit Nasszellen),
- Wohnbereichs- bzw. Stationsbäder,
- Wohnbereichsküchen,
- Pflegeraum unrein und Entsorgung,
- Pflegeraum rein, Wäschelager, Einbauschränke,
- Gemeinschaftsräume,
- öffentlich zugängliche Toiletten,
- Außenanlagen.

Hier werden jeweils Maßnahmen, Intervalle, Methoden und benötigte Präparate sowie die Ausführenden festgelegt. Für die **Gebäudereinigung** stehen unterschiedliche **Methoden** zur Verfügung, die nachfolgend alphabetisch aufgelistet sind.

5.2.1 Innenreinigung, Fußböden

Einpflege oder Grundpflege

Reinigungsmethoden

Hier werden Pflegemittel auf Oberflächen gebracht, die diese vor mechanischer Beanspruchung schützen (Werterhaltung) und die nachfolgende Unterhaltsreinigung erleichtern (z. B. Versiegelung von Fußböden, Wachsen von Holzflächen).

Pflegefilme unterstützen Optik und Trittsicherheit des Fußbodens. Eingesetzte Reiniger und ggf. erforderliche Desinfektionsmittel müssen sich chemisch mit dem Pflegefilm vertragen. Die Entfernung abgenutzter Pflegefilme sollte möglich sein.

Feuchtwischen

Staubbindendes, einmaliges Wischen glatter Bodenbeläge mit leicht feuchten Wischtüchern oder mit ölig präparierten Reinigungstüchern. Beseitigt Staub, Staubflaum („Wollmäuse", „Fusselballen") und trockenen Grobschmutz (Zigarettenstummel, Splitsteine, Bonbonpapier etc.).
Fett- oder zuckerhaltige Verschmutzungen (Getränkeflecken, Straßenschmutz, Absatzstriche) können noch auf der Oberfläche vorhanden sein.

Hochdruckreinigung

Entfernung fetthaltiger Verschmutzungen mit einem **Hochdruckreinigungsgerät**. Diese Methode kann z. B. in Toiletten, Waschräumen, Bädern etc. zum Einsatz kommen. Wird heißer Dampf (80 bis 100 °C) benutzt, kann auch eine sehr gute keimreduzierende Wirkung erzielt werden.

Merke: Zu beachten ist, dass ein Aufwirbeln und Verteilen keimhaltigen Schmutzes, z. B. vom Fußboden auf Inventar vermieden werden muss.

Kehren

Trockene, mechanische (manuelle oder maschinelle) Entfernung von aufliegendem, d. h. gering fetthaltigem Schmutz wie Staub, Sand, Laub, Papierknäueln, Split, Zigarettenkippen u. Ä.
Mit geringen Staubrückständen und Keimen auf dem Fußboden ist dennoch zu rechnen. Für Innenräume eignen sich staubbindende Verfahren, z. B. mit entsprechend imprägnierten Tüchern.

Kehrsaugen

Maschinelle Kombination aus Kehren (durch Bürsten an der Maschine) und Aufsaugen von Staub und Schmutz. Im Gegensatz zum Kehren ist der Boden völlig staubfrei, die Keimreduktion beträgt etwa 80 %.

Nasswischen

Manuelle Nassreinigung mit Wischmopp oder -tuch zur Beseitigung von fett- und zuckerhaltigen Verschmutzungen (Getränkeflecken, Straßenschmutz etc.).

Dem Wischwasser kann Reiniger, Wischpflege (für Glanz) oder Desinfektionsmittel beigefügt werden.

Nasswischen einstufig

Der Belag wird in einem Arbeitsgang mit mehr oder weniger feuchten Reinigungstextilien (Mop, Wischbezug, Scheuer- oder Wischtuch, Vliestuch) gewischt. Restflüssigkeit lässt man abtrocknen. Der Erfolg ist begrenzt, daher nur bei leichter Verschmutzung einsetzbar, die Keimreduktion ist abhängig von den verwendeten Zusätzen.

Nasswischen zweistufig

Die Zweistufenmethode stellt das klassische Nasswischverfahren dar. Im ersten Arbeitsgang wird mit sehr feuchten Reinigungstextilien so viel Reinigungsflüssigkeit ausgebracht, dass wasserlösliche Verschmutzungen aufgeweicht und angelöst werden. Im zweiten Arbeitsgang wird die Restflüssigkeit mit einem frischen Mopp wieder aufgenommen.

Merke:
Der Reinigungseffekt ist wesentlich besser als beim einstufigen Nasswischen, die geringe Restfeuchte trocknet rasch. Eine sichere Keimabtötung findet jedoch nicht statt.

Nassscheuern

Ausgiebige, ggf. maschinelle Fußbodenreinigung mit Bürsten oder Reinigungspads und Reinigungslösung zur Beseitigung hartnäckiger Verschmutzungen.

Polieren

Entspricht dem bekannteren „Bohnern". Maschinelle Behandlung mit Bürsten oder Pads (Bodenreinigungsscheiben) auf unbehandelten oder mit Pflegemittel behandelten Fußbodenbelägen. Je nach Art der Pflegesubstanz kann ein Glanzeffekt erzielt werden. Die Trittsicherheit darf dabei nicht eingeschränkt werden.

Routinereinigung

Laufende Reinigung/ Unterhaltsreinigung

Routinereinigungen sind sich wiederholende Reinigungsarbeiten in festgelegten Zeitabständen, z. B. arbeitstäglich. Analog wird für die tägliche Desinfektion von bewohnernahen Flächen der Begriff „Routinedesinfektion" gewählt.
Häufiger gebrauchte Synonyme sind **„Laufende Reinigung"** und **„Unterhaltsreinigung"**.

Saugen

Entfernung trockener, nicht klebender Verschmutzungen mittels Staubsauger.
In den Teppichflor eingedrungene Substanzen, z. B. Getränkeflecken, Kaffee, Obstsaft können noch auf der Oberfläche vorhanden sein. Hautschuppen mit anhaftenden Keimen werden gut entfernt, daher Keimreduktion ohne Abtötung.

Shampoonierung

Reinigen des Teppichs mit Bürstenmaschinen, die Shampoolösung ausbringen und den entstandenen Schaum mit dem gebundenen Schmutz wieder absaugen. Je nach Shampoo wird unterschieden in:

Nass- und Trockenshampoonierung

- **Nassshampoonierung:** Das Aufbringen nassen Schaums ist die reinigungsaktivste Methode. Sie kommt im Rahmen der Grundreinigung aufgeklebter oder gespannter Teppiche zum Einsatz. Bevor der Teppich wieder begangen werden kann, muss er vollständig trocknen. Keimreduktion, bei verlängertem Trocknungsprozess sekundäre Keimvermehrung denkbar, darunter eventuell Schimmelpilze.
- **Trockenshampoonierung:** Hier wird relativ trockener Schaum verwendet. Die Methode ist zur Zwischenreinigung oder bei feuchtigkeitsempfindlichen Teppichen geeignet. Der Reinigungseffekt ist geringer als bei der Nassshampoonierung.

Sonderreinigung

Reinigungen, die über den Rahmen der Unterhalts- und Zwischenreinigung hinausgehen, z. B. bei starker punktueller Verschmutzung. Sonderreinigungen sind als sog. **Regiearbeiten** bei den meisten Firmen separat zu bezahlen.

Sprühextraktion

Einsprühen der Reinigungslösung unter Druck, ggf. mit Bürsten, bei gleichzeitigem Absaugen der verschmutzten Lösung. Diese Methode ist zur Grundreinigung geeignet. Keimreduktion etwa 80 %, keine sichere Keimabtötung.

Zwischenreinigung

Die Zwischenreinigung ist eine **Intensivreinigung** mit dem Ziel, den Zeitpunkt der Grundreinigung möglichst weit hinauszuschieben und das Aussehen des Bodenbelags zu verbessern.

5.2.2 Reinigung von Inventar, Decken und Wänden

Bestücken (Befüllen)

Das Auffüllen der Einmalhandtuch-, Seifen-, Desinfektionsmittel- und Hautpflegemittelspender gehört zu den Aufgaben externer Dienstleister und/oder des hauswirtschaftlichen Personals.

> **Hinweis:** Bei der Erstellung von **Leistungsverzeichnissen für externe Dienstleister** und **Arbeitsanweisungen für internes Reinigungspersonal** ist darauf hinzuweisen, dass die Spender beim Befüllen auch gereinigt werden.

Entstauben (Abstauben)

Staubentfernung mit Staublappen oder mit Staubsauger (effektiver). Spinnweben werden mit einem geeigneten Besen oder dem Staubsauger entfernt.

Feuchtreinigung

Verschmutzungen werden manuell mit einem feuchten Lappen oder Schwammtuch entfernt. Statt Wasser kann auch eine fettlösende und reinigende Substanz (Glasreiniger, Möbelpolitur) verwendet werden.

Glasreinigung

Reinigung von Glasflächen unter Verwendung eines geeigneten Glasreinigungsmittels. Durch die Fettentfernung (Fingerabdrücke!) wird auch ein Teil der aufgelagerten Keime entfernt.

Griffspuren/Spritzer/Flecken entfernen

Griffspuren, Spritzer oder hartnäckige Flecken werden punktuell und gezielt durch Feucht- oder Nassreinigung mit geeigneten Lösungsmitteln entfernt. Ggf. ist das Nachtrocknen und Polieren erforderlich. Mit der Entfernung fetthaltiger Griffspuren werden auch Keime (Hautflora und transiente Flora, wie z. B. Darmkeime) von Oberflächen entfernt.

Nassreinigung

Reinigungs- oder Schwammtuch werden nass verwendet. Ggf. wird nachgetrocknet, dabei wird ein frisches Tuch oder ein Leder eingesetzt.

Polieren

Saubere Gegenstände werden mit weichen Tüchern nachpoliert, um Glanz zu erzeugen.

> **Merke:** Soll die Gebäudereinigung fremd vergeben werden, sollten sich Hauswirtschaftsleitung und Hygienebeauftragte gemeinsam überlegen, welche Aufgaben den Mitarbeitern des Dienstleisters übertragen werden sollen. Die Aufbereitung von Medizingeräten obliegt dabei in aller Regel dem Pflegepersonal.

5.3 Gebäudereinigung – relevante Keime

Bezüglich der Keimbelastung kann der Wohnbereich in verschiedene Kategorien eingeteilt werden.
Es ist sinnvoll, die entsprechenden Bereiche mit verschiedenfarbigen Wischtüchern zu reinigen. Verwendet werden können zum Beispiel blaue Tücher für Zimmerinventar, gelbe für den Sanitärbereich und rote für die Toilette. Entsprechende Reinigungslösungen befinden sich in gleichfarbigen Eimern.

5.3.1 Zimmer, Gemeinschaftsräume

Im unmittelbaren Wohnbereich bzw. Hauptaufenthaltsbereich der Heimbewohner ist hinsichtlich des Keimvorkommens mit Hautkeimen und Bakterien aus dem Nasen-Rachenbereich der Bewohner zu rechnen. Normalerweise können sich die Erreger aufgrund der Trockenheit nicht mehr vermehren, jedoch gewisse Zeit auf Flächen und Stoffen überleben. Eine Ausnahme bilden Speisereste, die einen guten Nährboden für Keime (Nahrung und Feuchtigkeit) bieten.
Das Überleben der Keime hängt von Umwelteinflüssen wie Luftfeuchtigkeit und Sonneneinstrahlung ab. Wichtig ist zudem, wie die Keime auf die Fläche kommen, z. B. durch Hautschuppen, in Speicheltröpfchen, durch Kotspuren oder Blut.

Haut- und Rachenflora

> **Merke:** Wegen des hohen Erregergehaltes von Exkrementen und den potenziell gefährlichen Viren im Blut sind die Flächen bei diesen Kontaminationen gezielt zu desinfizieren.

5.3.2 Sanitärbereich

Im Sanitärbereich finden sich außer den Keimen der Haut- und Rachenflora die transiente Hautflora (nicht zur Hautflora gehörende, mit den Händen aufgenommene Erreger) und natürlich Wasser- und Darmkeime. Die Keimzahl ist hier aufgrund der erhöhten Feuchtigkeit meist höher als im Wohnbereich. Kalkablagerungen von hartem

Darmkeime
Wasserkeime

Wasser, verkrustete Seifenreste und Zahnpastaspuren sind zusätzliche „Verstecke" für Keime.

Wichtig – Pflege der Armaturen

In Gegenden mit hartem Wasser ist es daher ratsam, dass Perlatoren (im Wasserhahn eingebaute „Siebe", die den Strahl „voll" werden lassen) regelmäßig entkalkt werden oder aber durch sog. Strahlregler, die weniger anfällig für Verkalkungen sind, ersetzt werden. Auf eine regelmäßige Entkalkung ist auch bei den Ducharmaturen zu achten. Hier genügt meist schon ein Blick auf den Brausekopf. Sind die kleinen Öffnungen mit Krusten umgeben, und werden Wasserstrahlen nach der Seite abgelenkt, ist die Entkalkung dringend erforderlich.

> **Spezieller Pflegehinweis:** Wird der Sanitärbereich von mehreren Heimbewohnern benutzt, und leidet eine der Personen an Dornwarzen oder einer Fußpilzinfektion, muss eine Desinfektion erfolgen. Dies gilt v. a. für den Fußboden des Sanitärbereichs, das Duschbecken und die Badewanne.

Stückseifen sind oft keimbelastet

Die von älteren Menschen häufig bevorzugten **Stückseifen** können trotz ihrer reinigenden Wirkung **keimbelastet** sein. Dies ist von Relevanz, wenn ein mit multiresistenten Keimen besiedelter oder infizierter Bewohner die Seife gemeinsam mit anderen Heimbewohnern benutzt. Nach Abschluss der Dekontamination bzw. Sanierung sollte daher auch die Seife ausgetauscht werden.

5.3.3 Toiletten

Toilettenbereich – größtes Keimspektrum im Wohnbereich

Im Toilettenbereich – v. a. in Toilettenbecken und deren unmittelbarer Umgebung – finden sich das größte Keimspektrum und die höchsten Keimzahlen im gesamten Wohnbereich. Die Betätigung der Spülung bei offenem Toilettendeckel setzt vor allem bei sog. „Flachspülern" (Toiletten mit flachem Becken) beachtliche Mengen an Darmbakterien frei. Durch den Wasserstoß werden mit Aerosol oder sichtbaren Wassertropfen Bakterien aus dem Becken herausgeschleudert, die sich durch Aerosolablagerung in der Umgebung niederlassen. Spuren von Urin und Kot erhöhen zudem die Keimzahl.

Der routinemäßige Einsatz von **Desinfektionsmitteln** kann auf die **öffentlichen** (auch von Besuchern genutzten) **Toilettenanlagen** beschränkt werden. In Gegenden mit kalkhaltigem Wasser empfiehlt es sich, die Sanitäreinrichtungen regelmäßig zu entkalken, hierzu ist ein saurer Sanitärreiniger geeignet.

Nasszellen, die von den **gleichen Bewohnern** genutzt werden, können mit herkömmlichen **Sanitärreinigern** gesäubert werden. Hier ist die **Desinfektion** nur im Falle einer **Infektion**, z. B. einer Salmonellose, erforderlich. Erreger von Harnwegsinfektionen machen in der Regel keine Desinfektionsmaßnahmen erforderlich. Bei anderen Krankheitserregern kann die Desinfektion im Einzelfall angeordnet werden.

Der Rahmenhygieneplan verschiedener Bundesländer empfiehlt in **Doppelzimmern** eine routinemäßige **Desinfektion** der **Nasszelle**.

5.3.4 Durchführung der Reinigung aus hygienischer Sicht

In den Zimmern der Bewohner oder Betreuten werden zunächst die **Oberflächenarbeiten** durchgeführt. Hierzu werden mit Wasser und Reinigungsmittel Getränkerückstände, z. B. Ränder von Kaffeetassen und Speisereste sowie Krümel entfernt.

Das R-Prinzip der Reinigung: richtige Reihenfolge

In Zimmern mit entsprechend disponierten Bewohnern empfiehlt sich die Inspektion der Möbel (Angehörige oder Betreuer befragen und Erlaubnis einholen), da manche Bewohner Lebensmittel in Schubladen horten. Werden **verdorbene** oder **verschimmelte Lebensmittel** gefunden, reicht es nach der Entfernung meist aus, die betroffene **Schublade** zu **reinigen**, bei Abwehrgeschwächten desinfizierend auszuwischen.

Die **Fußbodenreinigung** wird mit Wischmopps und Reinigungslösung oder ölgetränkten Tüchern oder Mikrofasertücher und -mops durchgeführt. Es findet jedoch nur eine mäßige Keimreduktion und keine relevante Keimabtötung statt.

Richtige Reinigungsutensilien und ...

Glatte Bodenbeläge wie PVC oder Linoleum können ohne größeren Aufwand vollständig gezielt desinfiziert werden.

Teppiche werden alle ein bis zwei Tage gesaugt, Flecken sollten entfernt werden. Eine gezielte Desinfektion, z. B. mit gebrauchsfertigen alkoholischen Flächendesinfektionsmitteln ist nur erforderlich, wenn Erbrochenes, Urin oder Kot auf den Teppich gelangt sind. Wegen der fettlösenden Eigenschaft der Alkohole und der schnellen Einwirkzeit ist diese Präparategruppe für diesen Zweck am besten geeignet.

> **Merke:** Aus mikrobiologischer Sicht enthält Kot die meisten Keime, gefolgt von Erbrochenem und Urin (ohne Harnwegsinfekt).

Grobe Verunreinigungen werden zunächst mit Einmaltüchern aufgenommen (Handschuhe tragen!) Das Präparat wird danach satt aufgesprüht bzw. die Fasern getränkt. Nach Ablauf der Einwirkzeit wird mit einem stabilen, sauberen Wischtuch nachgewischt, das anschließend in die Schmutzwäsche gegeben wird. Eine Fleckentfernung kann sich anschließen, wobei – v. a. bei Kot – von überlebenden Keimen auszugehen ist.

Nach Beendigung der Arbeiten im Zimmer wird der **Sanitärbereich** mit einem anderen, frischen Tuch gereinigt. Dabei ist so vorzugehen, dass zunächst die Ablage, dann die Wasserarmatur, das Becken und zuletzt der Ausguss mit demselben Tuch gereinigt werden. Anschließend wird es zur Aufbereitung abgelegt.

Abschließend erfolgt die Reinigung der **Toilette**. Hierbei werden zunächst sichtbare Verunreinigungen mit einem desinfektionsmittelgetränkten Einmaltuch entfernt. Dann wird in dieser Reihenfolge gereinigt bzw. desinfiziert:

1. der Spülkasten mit dem Abzugshebel,
2. der Toilettendeckel außen,
3. die Toilettenbrille oben,
4. das Äußere des Toilettenbeckens,
5. unter der Brille,
6. die Unterseite des Toilettendeckels,
7. das Innere des Toilettenbeckens.

Auch dieses Wischtuch wird zur Aufbereitung abgelegt. Abschließend erfolgt die Reinigung, falls erforderlich die Desinfektion des Fußbodens.

In Wohneinrichtungen für rüstige ältere Menschen und Einrichtungen mit überwiegend gesunden Bewohnern kann das Inventar- und Sanitärtuch für mehrere Zimmer benutzt werden. Das Toilettenwischtuch sollte jedes Mal ausgetauscht werden. Man sollte sich darüber klar sein, dass die Keimzahl im Wischtuch mit jedem Einsatz steigt.

Merke: Bei abwehrgeschwächten Heimbewohnern und Patienten mit Wunden und ausgedehnten Hauterkrankungen sollten stets frische Wischtücher verwendet werden. Bestehen Wundinfektionen, sind die Tücher nach Abschluss der Reinigungsarbeiten aufzubereiten.

Nachbereitung

... richtig richten (für den nächsten Einsatz)

Wischmops und -tücher werden in Pflegeeinrichtungen, v. a. bei Ausbrüchen von Gastroenteritis u. Ä. zur desinfizierenden Wäsche (60 °C plus desinfizierendes Waschmittel oder 90 °C mit entsprechender Haltezeit) gegeben. Ansonsten ist in Wohnanlagen auch eine 60 °C-Wäsche mit handelsüblichen Waschmitteln ausreichend. Nach der Wäsche ist darauf zu achten, dass die Wischmops und -tücher vollständig trocknen.

Feucht gelagerte Reinigungsutensilien können, ausgehend v. a. von Wasserkeimen, über Nacht mit einer großen Keimzahl besiedelt werden. In diesem Fall führt ihr Einsatz i. d. R. zu einem bakteriologisch schlechteren Ergebnis, als dies vor der Reinigung der Fall war (☞ Abb. 12). Die übrigen Reinigungsutensilien werden abgewischt, gesäubert und anschließend gleichfalls getrocknet.

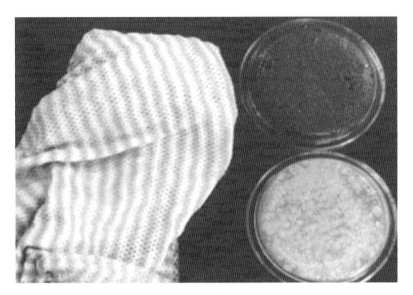

Abb. 12: Spültuch aus einer Küche: Die rechts angeordneten Abklatschplatten zeigen, dass das Wischtuch keineswegs so sauber ist, wie man nach dem rein optischen Eindruck vermuten könnte. Das stark verkeimte Tuch hätte Wasserkeime auf allen Arbeitsflächen verteilt.

Dokumentation

Die **täglich** durchgeführten **Arbeiten** sollten – wenn überhaupt – **summarisch** und nicht allzu detailliert **dokumentiert** werden. Hygienebeauftragte können sich vom Reinigungserfolg mittels sensorischer Überprüfung, ggf. auch durch Abklatschuntersuchungen überzeugen. Die Dokumentation, ggf. verbunden mit einer Checkliste zur genauen Durchführung, ist für Reinigungsabläufe sinnvoll, die nicht so häufig erforderlich sind, z. B. die Zimmeraufbereitung vor **Neubezug**. Auch über einen längeren Zeitraum durchzuführende Reinigungsleistungen, wie z. B. die **quartalsweise Reinigung von Lagerungsschränken**, sollten dokumentiert werden.

Dokumentation gegen Vergessen

5.4 Grundlagen der Desinfektion

Mit der Reinigung kann eine Keimreduktion von etwa 80 % erreicht werden. Die Desinfektion leistet in der Laborprüfung mindestens 99,99, heute meist 99,999 % Keimreduktion. Sie bringt auch in der Praxis einen Sicherheitszuwachs von mindestens einem bis zu drei Reduktionsfaktorstufen durch Keimabtötung.

Wenn Keimabtötung obligat ist

> **Merke:** In Altenpflegeeinrichtungen sollte so wenig wie möglich desinfiziert werden. Wird die Desinfektion dennoch eingesetzt, muss sie effektiv sein. Voraussetzung ist die richtige **Desinfektionstechnik**.

„ABC" der Desinfektion

Ansetzen der Desinfektionslösung

Wichtig – korrekte Dosierung

Zubereitung der Desinfektionsmittellösung aus kaltem Wasser und Desinfektionsmittelkonzentrat. Die **korrekte Dosierung** ist zu beachten! Dies ist nur durch Verwendung von **Dosiertabellen** und **Dosierhilfen** (Messbecher, Dosierpumpen, dezentrale Dosierautomaten) zu erreichen.

Desinfizieren

Keime von Oberflächen entfernen und dabei abtöten. Harmlose Keime können zurückbleiben.

Desinfizierend reinigen

Gegenstände werden mit geeigneten Desinfektionsreinigern durch Nassreinigung oder Nassscheuern gleichzeitig gereinigt und desinfiziert. Die meisten Desinfektionsmittel haben eine gute Reinigungswirkung, so dass zusätzliche Reiniger nicht benötigt werden.

Einwirkzeit

Die Einwirkzeit, die Hersteller und die Liste der DGHM (Deutsche Gesellschaft für Mikrobiologie und Hygiene) i. Abh. v. der Desinfektionsmittelkonzentration angeben, ist die **Zeit**, in der die **volle Desinfektionswirkung** eintritt. Sie muss bei der **Schlussdesinfektion** eingehalten werden, bevor der Raum wieder betreten wird, bei der **routinemäßigen** (laufenden) oder **Unterhaltsdesinfektion** nicht. Dies ist dadurch zu erklären, dass der größte Teil der Keime bereits innerhalb relativ kurzer Zeit entfernt und abgetötet wird (Abb. 13).

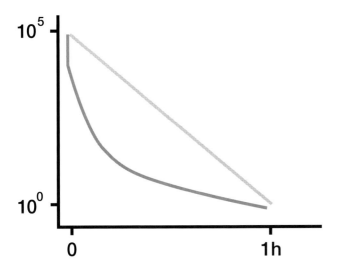

Abb. 13:
Schematische Darstellung der Keimreduktion während eines Desinfektionsprozesses: Die Kurven zeigen den ideellen Verlauf (hellgrau) und den tatsächlichen Verlauf (dunkelgrau) der Keimreduktion bei der Desinfektion. Zuerst wird eine Keimreduktion durch das Wischen erzielt, dann beginnt das Desinfektionsmittel zu wirken. Dabei wird initial eine raschere Wirkung erreicht. Nach einer Stunde ist bei dieser Laborsimulation eine Keimreduktion um 5 Zehnerpotenzen erreicht.

Flächendesinfektion

Ausbringen von Desinfektionsmittel auf saubere Flächen mit geeignetem Wischverfahren. Die Desinfektion kann durch **Nasswischen** mit **Desinfektionsmittellösung** oder vorab **getränkten** und verpackten **Wischmopps** erfolgen. Ein Feuchtfilm bleibt auf den Flächen zurück und trocknet ein. Sprühdesinfektion ist zu vermeiden und allenfalls in Kombination mit Nachwischen zulässig, sonst muss mit unvollständiger Benetzung der Fläche gerechnet werden (☞ Abb. 14). Einzig Bereiche, die nicht anders erreicht werden können, sollten durch reine Sprühdesinfektion in der Keimlast reduziert werden.

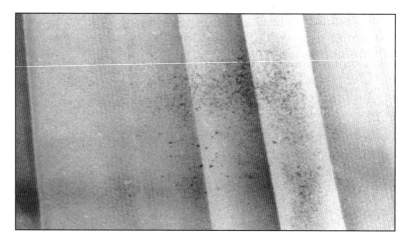

Abb. 14: Sprühdesinfektion: Im Bereich der dunklen Flecken befindet sich viel Desinfektionsmittel. Wie man sieht, sind selbst im Hauptsprühstoß helle Zonen. Hier hätten eventuell Keime überlebt.

Laufende Desinfektion

☞ „Routinedesinfektion".

Raumdesinfektion

Raumdesinfektion – eine seltene Maßnahme

Die Raumdesinfektion kommt nach Vorgabe des RKI nur noch zur Anwendung bei virusbedingtem hämorrhagischem Fieber (Marburg-Virus, Ebola-Virus etc.), bei Lungenmilzbrand und ggf. bei Erkrankung an offener Tuberkulose. Sie wird durch **Vernebelung von Formaldehyd nach Scheuer-Wisch-Desinfektion (SWD)** nach RKI-Liste durchgeführt und mit einer **SWD nach der DGHM-Liste** (z. B. mit Aldehyd) abgeschlossen. Sie soll – wenn überhaupt – ausschließlich auf Anordnung des Gesundheitsamtes von Fachpersonal durchgeführt werden.

> **Merke:** Andere, von Dienstleistern gelegentlich angebotene „Raumdesinfektionen" durch Versprühen flüssiger Desinfektionsmittel sind nicht sinnvoll.

Remanenz

Auch nach Abtrocknen des Desinfektionsmittels aufgebrachte Keime werden noch eine gewisse Zeit abgetötet, jedoch ist, wenn Desinfektionsstandard gewünscht wird, eine tägliche Desinfektion notwendig.

5.4 Grundlagen der Desinfektion

Routinedesinfektion

Mit ihr soll eine Keimverschleppung durch potenziell infektiöse Bewohner bzw. Patienten in der Einrichtung vermieden werden. Sie erstreckt sich auf alle möglicherweise kontaminierten Gegenstände, insbesondere im unmittelbaren Aufenthaltsbereich.

> **Spezieller Hinweis:** Schutzkleidung für das Reinigungspersonal ist i. Abh. v. Erreger zu erwägen!

Scheuer-Wisch-Desinfektion (SWD)

Routinedesinfektion und Schlussdesinfektion durch Ausbringen von Desinfektionsmittellösungen. Ein Feuchtfilm, der antrocknen muss, bleibt zurück.

Schutzkleidung

Siehe Kapitel 5.1.

Sprühdesinfektion

Gebrauchsfertige, in aller Regel alkoholische Flächendesinfektionsmittel werden in Flaschen mit Sprühkopf ausgeliefert. Allerdings sollte nach dem Sprühen stets mit einem sauberen Tuch nachgewischt werden, um eine gleichmäßige Benetzung und damit Keimabtötung zu gewährleisten (☞ Abb. 14).

Unterhaltsdesinfektion

Siehe „Routinedesinfektion".

Vorbeugende (prophylaktische) oder routinemäßige Desinfektion

Die routinemäßige Desinfektion wird im Allgemeinen mit der täglichen Hausreinigung verbunden und betrifft Pflegeeinrichtungen nur auf Anordnung oder in definierten Bereichen wie öffentliche Toiletten und Hauptküche.

Schlussdesinfektion

Die Schlussdesinfektion erfolgt in Zimmern von Heimbewohnern mit Besiedlung oder Erkrankung, wenn der Betroffene nachweislich keine potenziellen Krankheitserreger oder multiresistente Erreger mehr abgibt, bzw. wenn er verlegt wurde oder gestorben ist. Die Schlussdesinfektion erstreckt sich auf alle **Oberflächen** und **Gegenstände** im **Zimmer** und der **Nasszelle**, die mit Krankheitserregern kontaminiert sind bzw. sein könnten. Dazu gehören auch die **Vorhänge**, die gewaschen werden, der **Duschvorhang** und das **Innere von Möbeln**, die häufig offen standen oder häufig geöffnet werden mussten. Außerdem müssen sämtliche **Pflegeutensilien** geeignet desinfiziert werden. **Salben- und Kosmetikreste** werden verworfen.

Am Ende von Sanierungsmaßnahmen wird die **Zahnbürste** ausgetauscht. Die **Bettwäsche** sowie die **Handtücher, Waschlappen** und die **Leibwäsche** werden ausgewechselt.

5.5 Desinfektionsmittel auswählen

Sicherheit durch Zertifikat

Das Angebot ist in Deutschland mittlerweile sehr breit. Desinfektionsmittellisten erleichtern die Auswahl geeigneter Präparate.

> **Merke:** Generell gilt: Nur Präparate aus den jeweiligen Listen, die ein **Zertifikat** besitzen, dürfen eingesetzt werden.

5.5.1 Desinfektionsmittellisten

Folgende Listen stehen zur Verfügung:

Übersicht 7: Desinfektionsmittellisten

DGHM – Liste der Deutschen Gesellschaft für Hygiene und Mikrobiologie
Diese Liste enthält Hände-, Instrumenten- und Flächendesinfektionsmittel für die Routinedesinfektion im Alltag. (Die Liste ist erhältlich beim mhp-Verlag, Wiesbaden). Firmenrepräsentanten, die Produkte ihres Herstellers vorstellen, sollten ein DGHM-Zertifikat vorlegen können.

RKI – Liste des Robert-Koch-Instituts
Diese Liste beinhaltet Mittel für amtsärztlich angeordnete Desinfektionen, auch für Wäsche, Auswurf, Stuhl und Harn. Nicht alle Präparate der DGHM-Liste sind hier gelistet.

DVG – Liste der Deutschen Veterinärmedizinischen Gesellschaft
Diese Liste enthält Desinfektionsmittel für Küche und Lebensmittelverarbeitung.

„Rote Liste" – Pharmazeutische Liste
In dieser Liste sind Desinfektionsmittel erfasst, die auch Arzneimittel sind, z. B. Händedesinfektionsmittel, Mittel zur Schleimhaut- und Wunddesinfektion.

Wer keine Desinfektionsmittellisten hat, lässt sich vom Anbieter die entsprechenden Zertifikate vorlegen. Wichtig sind exakte Angaben zu Konzentration und Einwirkzeit, insbesondere zur Anwendung bei Viren. Darüber hinaus sind weitere grundsätzliche Fragen zu klären.

5.5.2 Auswahlkriterien für Desinfektionsmittel

Einsatzbereich

Dieser Punkt ist naturgemäß leicht festzustellen. Alle Präparate sind in ihrer Zusammensetzung für den jeweiligen Anwendungsbereich optimiert.

Fläche, Hände, Haut, Schleimhaut, Instrumente, Medizingeräte, Küche

Spektrum

Wird ein nach DGHM oder DVG gelistetes Präparat gewählt, wird das in Pflegeeinrichtungen zu erwartende Erregerspektrum in der Regel abgetötet.

Bakterien, Viren, Pilze

Eiweiß- oder Seifenfehler

Vor allem der Seifenfehler ist zu beachten. Daher dürfen Desinfektionsmittel untereinander oder Desinfektionsmittel und Reiniger nicht gemischt werden, es sei denn, eine definierte Kombination ist erprobt und zugelassen.

Vorzeitige Inaktivierung durch Proteine oder Seifenbeimischung

Anwendungskonzentration und Einwirkzeit

Die Anwendungskonzentration beträgt bei einer durchschnittlichen Einwirkzeit von einer Stunde i. d. R. 0,5 %. Diese Angaben sind Empfehlungen des RKI. Eine Dosierung von 0,25 % erfordert hohe Exaktheit, höhere Konzentrationen bedeuten mehr Produktmoleküle, was bei der Betreuung von Allergikern von Bedeutung sein kann. Erregerabhängige Parameter beachten!

Geruch und Farbe

Duft- und Farbstoffe sind in aller Regel zusätzlich beigemischt und sollen die Mitarbeiter zur Nutzung animieren (Händedesinfektion) oder einen angenehmen Raumduft verbreiten (Flächendesinfektion). Grundsätzlich ist erlaubt, was gefällt. Die beiden folgenden Aspekte können jedoch beeinflusst werden.

Allergiepotenzial und biologische Abbaubarkeit

Nach diesen Aspekten sollen die Vertreter der Hersteller befragt werden. Allgemein gilt, dass echte Allergien gegen die Wirkstoffe von Desinfektionsmitteln, insbesondere der Alkohole bei der Händedesinfektion, eher selten sind. Wenn es sich aber nicht um kulmulativtoxische Ekzeme nach Fehlanwendungen handelt, sind häufig Farb- und Geruchstoffe die Ursache. Für Einrichtungen, die Allergiker betreuen, ist daher die Anschaffung farbloser und unparfümierter Präparate zu erwägen.

Wirtschaftlichkeit

Nicht immer ist das preisgünstigste Produkt das beste. Auf keinen Fall sollten die Produkte häufig gewechselt werden.

Beachte: Bei jedem Produktwechsel muss der Hygieneplan umgeschrieben, Aushänge müssen geändert werden. Außer den Desinfektionsplänen neben den Waschbecken gilt das auch für die Betriebsanweisungen gemäß § 20 GefStoffV. Viel Arbeit, die Geld kostet.

Bei der Beurteilung des Preises ist natürlich auch die Anwendungskonzentration zu berücksichtigen.

5.6 Wann reinigen – wann desinfizieren?

5.6.1 Einführung

Grundlagen

Wie bereits dargelegt, wird die Keimreduktion durch verschiedene Verfahren der Reinigung und Desinfektion in Reduktionsfaktoren angegeben. Ein **Reduktionsfaktor** steht dabei für etwa eine **Zehnerpotenz Keimreduktion**, d. h., er entspricht der jeweiligen **Hochzahl der wegreduzierten Keime**. Ein Beispiel hierfür gibt Tabelle 10 (☞ Seite 175). Für die Instruktion von Mitarbeitern sind Reduktionsfaktoren meist nicht sehr hilfreich, wenn sie nicht mit praktischen Beispielen verbunden sind. In der Tabelle sind Beispiele aufgeführt.

Unter „Reinigen" versteht man hier das Wischen mit fettlösendem Reiniger.

In der Auflistung wurde davon ausgegangen, dass ein Fingerabdruck etwa 100 Keime auf einer glatten Fläche hinterlässt, 1 ml Speichel etwa 100 Millionen Keime enthält, 1 ml Spontanurin etwa 1.000 Keime, 1 ml Sputum bei Pneumonie etwa 100.000 Keime enthält und Stuhl 10^{12} (1.000 Milliarden) Keime pro Gramm aufweist. Diese Zahlen sind natürlich nicht absolut, sondern geben Größenordnungen wieder.

Wie in den vorherigen Kapiteln bereits dargestellt, ist die Reinigung von Flächen in Pflegeeinrichtungen völlig ausreichend. Allenfalls öffentliche Toiletten bilden die Ausnahme. Hier ist die Desinfektion zu

Beispiel	Keimzahl Kontamination	Wischen Restkeime	Reinigen Restkeime	Desinfektion Restkeime
Fingerabdruck	100	10	1	0
Speicheltröpfchen	1.000	100	10	0
Urin (10 ml) ohne Harnwegsinfekt	10.000	1.000	100	0
Sputum bei Pneumonie	100.000	10.000	1.000	0–1
1 Tröpfchen Stuhl	1 Million	100.000	10.000	1–10

Tab. 10: Beispiele für Reduktionsfaktoren

empfehlen, besonders wenn sie neben Besuchern, Handwerkern u. a. auch von potenziell abwehrgeschwächten Bewohnern genutzt werden.

5.6.2 Desinfektion – Wann?

Die Desinfektion ist zu empfehlen, wenn

- die Ausbreitung von Infektionserregern, vor allem mit niedriger Infektionsdosis, z. B. Noro-Viren (Norwalk-ähnliche Viren), verhindert werden soll. Bei Gastroenteritis sind neben den bewohnernahen Flächen (Bettgestell, Nachtkästchen, anderes Inventar im Hauptaufenthaltsbereich) auch die Nasszellen desinfizierend zu reinigen.
- die Ausbreitung von multiresistenten Erregern, z. B. MRSA, minimiert werden soll. Die Flächen sollten trotz geringer Infektionsgefahr desinfiziert werden, um eine Rekontamination der Hände zu vermeiden. Wenn eine Sanierung läuft, ist auch hier eine Desinfektion der Nasszelle sinnvoll.
- Keime der natürlichen Flora in so hoher Anzahl vorliegen, dass der Schutz von Mitbewohnern und Personal nicht gewährleistet werden kann, zum Beispiel bei Kontamination durch Exkremente auf einer gerontopsychiatrischen Station.
- die Bewohner relativ oft mit Keimen besiedelt und darüber hinaus besonders infektionsanfällig sind, z. B. auf einer Wachkomastation mit beatmeten Bewohnern. Der Rahmenhygieneplan der Bundesländer Brandenburg, Sachsen, Sachsen-Anhalt u. a. sieht für Schwerstpflegestationen eine tägliche Routinedesinfektion vor.

Sinnvolle Desinfektion

5.6.3 Auswahl der Maßnahmen

I. Abh. v. der **Situation** werden **geeignete Maßnahmen** ausgewählt und vorgegeben. Ggf. ist geeignete Schutzkleidung für das Reinigungspersonal vorzusehen. Reinigungskräfte kommen zwar mit den

Organisation

Bewohnern nicht direkt in Kontakt, aber Keime auf den Flächen vermögen tagelang, teilweise monatelang zu überleben.

Der **Übergang zur Desinfektion** bedeutet gleichzeitig, dass die betroffenen Zimmer am Ende des Reinigungszyklus im jeweiligen Bereich desinfiziert werden. Die **Mitteilung** und **Anordnung** der Maßnahmen erfolgt über das **interne Meldewesen** (☞ Kapitel 6.5).

Damit wird auch klar, dass einmal wöchentlich durchgeführte Desinfektionsmaßnahmen oder Desinfektion in längeren als täglichen Intervallen für Inventar, Pflegeutensilien und Flächen nicht sinnvoll sind.

> **Merke:** Als Faustformel gilt: Wenn der Reinigungsstandard ausreicht, wird gereinigt, ist Desinfektionsstandard erforderlich, wird einmal täglich oder nach Gebrauch desinfiziert.

Ausnahmen bilden nur die oben genannten Situationen. Hier wird so lange desinfiziert wie nötig und wieder zur Reinigung zurückgekehrt, wenn keine Routinedesinfektion vorgesehen ist.

Die tägliche Routinedesinfektion sollte durchgeführt werden

- in öffentlichen Toiletten,
- in Stationsbädern,
- in „unreinen" Pflegeräumen,
- auf unreinen Seiten der Wäscherei und Küche,
- in Zimmern mit Beatmeten und Tracheostomierten,
- bei starker Belastung durch Exkremente.

5.7 Personalschulung zur Desinfektion

Die erstellten Arbeitsanweisungen werden bekannt gegeben und eine Schulung durchgeführt. Hierzu kann folgende Checkliste genutzt werden.

5.7.1 Umgang mit Desinfektionsmitteln

Wichtige Regeln im Umgang mit Desinfektionsmitteln

Im Folgenden werden die wichtigsten Regeln im Umgang mit Desinfektionsmitteln dargestellt:

- Desinfektionsmittel immer mit kaltem Wasser ansetzen.
- Wischen, nicht sprühen! Sprühdesinfektion hinterlässt auch im Hauptwirkungsbereich des Sprühkopfes Wirkungslücken! Falls gesprüht wurde, nachwischen.
- Desinfektionsmittel nie mit anderen Desinfektionsmitteln oder Reinigern mischen!

- Desinfektionsmittel mittels Dosiertabelle und Dosierhilfe exakt ansetzen.
- Nach Ausbringen von Flächendesinfektionsmitteln nicht nachtrocknen.
- Wöchentliche Desinfektionsmaßnahmen, wenn ansonsten gereinigt wird, sind in aller Regel sinnlos.
- Desinfektionsmittellösung täglich frisch ansetzen, besser kleinere Mengen verwenden! (Ausnahme: Instrumentendesinfektionsbad mit geringem Eintrag).
- Wischmops und -tücher müssen vor dem Einsatz frisch gewaschen und trocken sein, wenn erfolgreich desinfiziert werden soll.
- Nur DGHM-gelistete Desinfektionsmittel verwenden, Zertifikate vom Hersteller vorlegen lassen!
- Erregerabhängige Konzentration und Einwirkzeit beachten (manchmal sind z. B. für Hepatitis B oder Tuberkulose abweichende Konzentrationen und/oder Einwirkzeiten angegeben)!
- Desinfektionsmittelkonzentrate sind Gefahrstoffe! Sicherheitsdatenblätter und Betriebsanweisung gemäß § 20 Gefahrstoffverordnung beachten!
- Vorsicht beim Wechsel des Flächendesinfektionsmittels. Eventuell muss die Schutzbeschichtung des Fußbodens verändert werden. Dann ist eine Grundreinigung durchzuführen.

5.7.2 Wechsel des Desinfektionsmittels

Eine wichtige Frage bei der Anwendung von Desinfektionsmitteln ist, ob diese routinemäßig gewechselt werden sollten. Häufig wird das Argument vorgebracht, dass ein Wechsel der Desinfektionsmittel nach einem gewissen Zeitintervall, genannt werden 3 Monate (!) bis 3 Jahre, notwendig wäre. Dies soll der **Vermeidung von Resistenzen** dienen. Hintergrund dieser Empfehlung sind früher aufgetretene **Resistenzen gegen** einzelne **Wirkstoffe**, oft durch Mitglieder der Wasserkeimfamilie **Pseudomonas**. Die bestehenden Keime besiedelten dabei vor allem sog. zentrale Systeme, bei denen aus einem Tank Desinfektionsmittellösung für die gesamte Einrichtung bereitgestellt wurde. Dieses System ist jedoch veraltet. Heute sind **dezentrale Desinfektionsmittelspender** üblich, die auf Knopfdruck die Gebrauchslösung aus Konzentrat und Leitungswasser mischen und in vorgegebener Menge und Konzentration abgeben. Diese verkeimen deutlich seltener, müssen aber mindestens einmal jährlich kontrolliert werden. Dosierhilfen für Desinfektionsmittel in Kanistern müssen in gewissen Zeitabständen gereinigt und getrocknet werden. Sie haben dann ein **äußerst geringes Verkeimungsrisiko**.

Wechsel nur selten erforderlich

Merke: Ein routinemäßiger Wechsel des Desinfektionsmittels ist nicht erforderlich. Sollte ein Desinfektionsmittelspender verkeimen, ist nach sorgfältiger Reinigung eine Desinfektion mit höherer Konzentration oder vorübergehend mit einem anderen Präparat (Rücksprache mit Hersteller erforderlich!) zu erwägen. Anschließend kann das einrichtungsübliche Desinfektionsmittel meist weiter verwendet werden.

5.8 Wäscherei

Bei der Entsorgung und Aufbereitung von Wäsche aus Pflegeeinrichtungen werden heute verschiedene Wege beschritten. Folgende Verfahren kommen zum Einsatz:

- Die gesamte Wäsche der Einrichtung wird vollständig von einer geeigneten Wäscherei abgeholt, extern gewaschen und wieder zurückgebracht.
- Die Wäsche wird teilweise in einer externen Wäscherei, teilweise in der Einrichtung selbst gewaschen.
- Die Wäsche wird vollständig in der Einrichtung gewaschen.

5.8.1 Fremdvergabe der Wäsche

Fremdwäscherei darf nicht sortieren

Die vollständige **Fremdvergabe** der Wäscheaufbereitung hat den Vorteil, dass die Wäsche nach den Richtlinien und Normen der Hygiene gereinigt werden muss. Die Verantwortung dafür liegt beim Betreiber der Wäscherei. Dem **Personal** der Einrichtung obliegt es, die einzelnen **Wäschefraktionen korrekt** zu **sammeln**. Welche Fraktionen gesammelt und welche Behälter dafür bereitgestellt werden, gibt der Wäschereibetreiber vor.

Spezieller Hinweis: In jedem Falle ist darauf zu achten, dass die Wäsche frei von Fremdkörpern wie z. B. Kugelschreibern, Verbandscheren, Pflasterrollen oder Stuhlwindeln ist.

Gewerbliche Wäschereien müssen folgende Hygienevorgaben erfüllen:

- VBG 7y,
- Richtlinie des Robert-Koch-Institutes (☞ 4.4.3 und 6.4),
- RAL – RG 992/2 (Vorgaben des „Reichsausschuss für Lieferbedingungen" zum Thema Krankenhauswäsche, enthält Prüfbedingungen für Wäschereien, die Wäsche gemäß VGB 7y waschen.)

Diese gelten auch für die einrichtungseigene Wäscherei, wenn die **Einrichtung** hauptsächlich pflegebedürftige Bewohner hat, also krankenhausähnlich ist (VBG 7y), jedoch nicht für Bewohner von Wohnheimen, Altenwohnanlagen, betreutem Wohnen u. Ä.

> **Definitionen nach VBG 7y**
>
> **Nicht infektionsverdächtige Wäsche**
> Es handelt sich um Wäsche von Personen, die nicht an einer Infektion leiden und nicht oder nur wenig pflegebedürftig sind. Sie enthält lediglich normale Hautflora und die übliche Belastung durch Hautschuppen, Hautfett und Schweiß. Bei Unterwäsche können darüber hinaus Kot- und Urinspuren in geringer Menge vorhanden sein.
>
> **Infektionsverdächtige Wäsche**
> Als infektionsverdächtig wird Wäsche angesehen, die aus Einrichtungen stammt, die überwiegend pflegebedürftige (d. h. unselbstständige, bettlägerige, kranke) Heimbewohner betreut, also keine reinen Altenwohnheime. Als infektionsverdächtig gilt grundsätzlich auch Wäsche, die mit Kot oder Urin kontaminiert ist, soweit es sich nicht nur um minimale Spuren handelt. Zur infektionsverdächtigen Wäsche gehört auch Wäsche von Pflegebedürftigen, die mit multiresistenten Erregern besiedelt sind.
>
> **Infektiöse Wäsche**
> Darunter wird Wäsche von Patienten mit Infektionskrankheiten verstanden. In der Literatur findet man jedoch keine einheitlichen Vorgaben. Cholera, Shigellose, Hepatitis B und Norwalkviren bspw. werden durch Wäsche übertragen, andere Autoren sehen bei allen meldepflichtigen Erkrankungen und Ausbrüchen eine Einstufung als infektiöse Wäsche als indiziert an.
>
> **Hochinfektiöse Wäsche**
> Als hochinfektiös gilt die Wäsche spezieller Seuchenstationen und bei hochkontaktiösen Krankheitsbildern. Sie fällt in Altenpflegeeinrichtungen normalerweise nicht an.

> **Merke:** Gilt VBG 7y, so ist die Trennung von infektionsverdächtiger und infektiöser Wäsche zu vollziehen. Infektiöse Wäsche muss separat gesammelt werden und vom Wäschereibetreiber in einer dafür geeigneten Maschine gewaschen werden.

Infektionsverdächtige Wäsche kann mit geeignetem Waschverfahren in einer Mehrkammermaschine gewaschen werden. Das Waschverfahren kann **chemisch-thermisch desinfizierend** (60 °C-Wäsche plus desinfizierendes Waschmittel) oder **thermisch desinfizierend** (Temperatur über 90 °C, Einwirkzeit mindestens 3 Minuten) sein.

Die beauftragte Wäscherei muss die Wäsche nicht nur mit einem geeigneten Waschverfahren waschen, sondern auch auf die **Qualität des Waschverfahrens** achten. Auf Anfragen muss die Wäscherei ein **Hygienezeugnis** vorlegen können, das jeweils nach erfolgreich bestandenen mikrobiologischen Untersuchungen **für ein Jahr** ausgestellt wird. Daher ist das **Gültigkeitsdatum** zu beachten. Darüber hinaus werden weitere Zertifikate und Qualitätszeugnisse vergeben, die sich mit der **Qualität der gewaschenen Wäsche** beschäftigen. Folgende Parameter werden untersucht:

- Reißfestigkeit nach mehreren Waschdurchgängen,
- Ver- bzw. Entfärbungen,
- sog. „Linting" (Faserverlust der gewaschenen Wäsche),
- Waschmittelrückstände in der gewaschenen Wäsche.

Tensidrückstände jucken

Vor allem dem letzten Punkt kommt praktische Bedeutung zu. Wurde z. B. aus Sparsamkeit die Klarspülung der Wäsche zu kurz und mit zu wenig Wasser durchgeführt, verbleiben Rückstände des Waschmittels in der Wäsche. Bei Pflegepersonal und Pflegebedürftigen können diese Waschmittelrückstände zu Juckreiz und Brennen auf der Haut führen, insbesondere in körpernahen Bereichen, z. B. unter den Achseln. Entsprechend disponierte Mitarbeiter und Bewohner können allergieähnliche Hautsymptome zeigen.

> **Praktischer Hinweis:** Generell bedeutet die vollständige externe Wäschevergabe, dass ein erhöhtes Wäschevolumen bereitgestellt werden muss, um Wasch- und Transportdauer zu überbrücken.

5.8.2 Teilweise Fremdvergabe der Wäsche

Beim **Mischverfahren** wird ein Großteil der Wäsche aus der Einrichtung fremd vergeben, während ein kleiner Teil, z. B. die eigene Wäsche der Bewohner, in der Einrichtung aufbereitet wird. Teilweise ist das Wäschewaschen durch die oder mit den Bewohnern auch als therapeutisches Beschäftigungsprogramm in den Tagesablauf integriert. In aller Regel stellt die normale Leibwäsche der nicht infizierten Bewohner kein Hygienerisiko dar, so dass sie in einer haushaltsüblichen Waschmaschine mit den dort zur Verfügung stehenden Programmen und handelsüblichen Waschmitteln gewaschen werden kann. Für die externe Wäscherei bestimmte Wäsche wird gemäß den dortigen Vorgaben sortiert und entsprechend weitergeleitet.

Leihwäsche kann normal gewaschen werden

5.8.3 Interne Wäscheaufbereitung

Wird die gesamte anfallende Wäsche in der Einrichtung gewaschen, so müssen Altenheime mit ausschließlich rüstigen Bewohnern, Seniorenwohnanlagen, Wohngemeinschaften für Menschen mit Ein-

schränkungen sowie Kinder- und Jugendheime keine besonderen Auflagen erfüllen. Der herkömmliche Waschvorgang führt zur erforderlichen Keimreduktion (☞ Tab. 11, S. 182).
Handelt es sich dagegen um eine Pflegeeinrichtung mit **vorwiegend bettlägerigen Bewohnern**, so muss der Wäschereibereich in eine **reine** und eine **unreine Seite** getrennt sein. Auf der **unreinen Seite** muss das Personal geeignete **Schutzkleidung** tragen, z. B. einen Schutzkittel und ggf. Handschuhe. Die Schutzkleidung ist beim Verlassen der unreinen Seite abzulegen. Auf der unreinen Seite sind Speisen und Getränke untersagt. Dies ergibt sich aus den Vorgaben der VBG 7y und der Richtlinie des Robert-Koch-Institutes (Anlage zu Ziffer 4.4.3 und 6.4). Die Rekontamination der sauberen Wäsche soll auf diese Weise vermieden werden.
Ist eine räumliche Trennung nicht möglich, kann eine **zeitliche Trennung** durchgeführt werden. Praktisch bedeutet das, dass die schmutzige Wäsche, ohne sie zu sortieren, in die Maschinen eingebracht wird. Während das Waschprogramm läuft, wird eine **Desinfektion der Flächen**, die mit unreiner Wäsche in Berührung kamen (Abstellflächen, Waschmaschineneingabe), durchgeführt. Danach kann die saubere Wäsche entnommen werden.
Weiterhin ist zu beachten, dass sowohl bei räumlicher als auch bei zeitlicher Trennung geeignete **Schutzkleidung** anzulegen ist.

Auch die eigene Wäscherei unterliegt der VBG

> **Spezieller Pflegehinweis:** Bei eingekoteter oder anderweitig verschmutzter Wäsche ist im Geltungsbereich der VBG 7y darauf zu achten, dass die Sortierung bereits durch das Pflegepersonal erfolgt. Die Unfallverhütungsvorschrift erlaubt nicht, dass die Wäschereimitarbeiter die Säcke öffnen und kontaminierte Wäsche selbst sortieren.

Infektiöse Wäsche muss obligat **separat gesammelt** werden. Hier hat sich das Aufbewahren des gesondert gekennzeichneten Textilwäschesacks in einem **Kunststoffbeutel** mit einer **speziellen, einheitlichen Farbgebung**, z. B. gelb, bewährt. Dieser Kunststoffsack wird bei Abgabe der Wäsche in den B-Müll gegeben. Infektiöse Wäsche wird in einer sog. **diskontinuierlichen Trommelwaschmaschine** durch ein entsprechendes, vom Robert-Koch-Institut zugelassenes **Waschverfahren** gewaschen. Die Mitarbeiter, die infektiöse Wäsche waschen, müssen besonders eingewiesen sein und über geeignete Schutzkleidung verfügen. Waschmaschine und Waschverfahren müssen wenigstens einmal jährlich überprüft werden und entsprechende **Hygieneuntersuchungen** zur Feststellung des **Hygienestandards** durchgeführt werden.

Tab. 11: Darstellung der Keimentfernung und Keimabtötung bei unterschiedlichen Waschverfahren

Verfahren	Keimentfernung	Keimabtötung
Spülen mit kaltem Wasser	+	∅
30 °C-Wäsche	++	∅
60 °C-Wäsche	+++	+/++
90 °C-Wäsche	+++	+++

Erläuterung:
30 °C-Wäsche sorgt durch Entfernung von Hautfett und Hautschuppen für eine **Keimreduktion** auf der Wäsche, eine Abtötung dieser Keime in der Waschflotte findet jedoch nicht sicher statt. Bei der **60 °C-Wäsche** stirbt ein Teil der Keime ab, die Thermoresistenteren können jedoch überleben, während die **90 °C-Wäsche** den Anspruch „**Thermodesinfektion**" erfüllt, wenn die Einwirkzeit ausreichend lang ist.
Bei diesen Beispielen wurde davon ausgegangen, dass bei der 60 °C- bzw. 90 °C-Wäsche keine speziell desinfizierenden Waschmittel verwendet wurden, sondern einfache reinigende Waschmittel.

5.8.4 Wäschelogistik

Behältnisse

Zum Transport verwendete **Behältnisse** müssen ausreichend keimdicht sein. Diese Forderung ist durch textile Wäschesäcke oder mit Textilien bespannte Metallkäfigbehälter erfüllt. Bei Gefahr der Durchfeuchtung ist ein zusätzlicher Plastiksack oder ein glatter, gut zu reinigender oder zu desinfizierender Kunststoff- oder Metallbehälter einzusetzen.
Wagen, die besser desinfizierend gereinigt werden, können anschließend zum Transport der sauberen Wäsche verwendet werden.

5.9 Küche

5.9.1 Infektionskrankheiten aus der Küche

Keime lieben Lebensmittel

Durch Lebensmittel übertragene Erreger stellen nach wie vor ein weltweites Problem dar. In Deutschland werden jährlich immer noch über 120.000 Fälle der infektiösen Enteritis v. a. durch Salmonellen, Campylobacter und darmpathogene Varianten von Escherichia coli gemeldet. Hinzu kommt eine wahrscheinlich beträchtliche Dunkelziffer.
Lebensmittelvergiftungen werden meist durch Speisen, die von den Bewohnern selbst zubereitet werden, durch andere unter Haushaltsbedingungen hergestellte und/oder unsachgemäß gelagerte Lebensmittel hervorgerufen.

> Vorsicht: Bei der **Gemeinschaftsverpflegung** in **Pflegeeinrichtungen** ist besondere Vorsicht geboten, da bei Kranken, älteren Menschen und Kindern die Infektionsdosis für Enteritiserreger deutlich niedriger ist als bei Gesunden.

Nach ihrer Ursache werden unterschieden:
Lebensmittelintoxikationen (-vergiftungen) und **Lebensmittelinfektionen** (☞ 4.6.9.3).
Eine dritte Gruppe sind **Infektionen, die durch Lebensmittel übertragen werden**, jedoch keine oder unbedeutende Darmbeschwerden auslösen. Der **Darm** dient als Eintrittspforte für **Erreger**, die andere Organe befallen.

5.9.2 Hygiene und Qualitätssicherung in der Küche

Die Küche ist ein höchst hygienerelevanter Bereich der Einrichtung. Sie unterliegt jedoch einem anderen Rechtsgebäude als die anderen Bereiche. Die Grundlagen sind im **Lebensmittel- und Bedarfsgegenständegesetz (LMBG)** festgeschrieben und werden durch die **Deutsche Lebensmittelhygieneverordnung (LMHV)** ergänzt. Die Verantwortung für die Vorgänge der Küche trägt die Küchenleitung. Hygienebeauftragte können die Küchenleitung jedoch beraten und ihr bei der Durchführung der erforderlichen Maßnahmen Unterstützung gewähren. Dazu ist es wichtig, sich mit den Regeln in der Küche vertraut zu machen. Mit dem vollständigen Inkrafttreten der Deutschen Lebensmittelhygieneverordnung im August 1998 wurde das vom Europäischen Rat empfohlene **HACCP-Qualitätssicherungssystem** Gesetz. Die fünf Buchstaben stehen für:

Qualitätsmanagement vorgeschrieben

Hazard	Gefahr, Risiko, hier speziell: Gesundheitsrisiko
Analysis	Einschätzung, Bewertung
Critical	Für die gesundheitliche Unbedenklichkeit und Verkehrsfähigkeit kritische Einflüsse auf das Lebensmittel
Control	Unter Kontrolle bringen, beherrschen (vermeiden, ausschalten, begrenzen)
Point	Punkt im Ablauf des Produktionsprozesses mit Einfluss auf gesundheitliche Unbedenklichkeit des Lebensmittels

HACCP

Vereinfacht gesagt geht es darum, **kritische Kontrollpunkte** (KKP) zu ermitteln. Diese repräsentieren Phasen des Herstellungsprozesses, bei denen **Lebensmittel biologisch** (durch Mikroorganismen, vor allem Bakterien und Pilze), **physikalisch** (Fremdkörper wie Glassplitter, Schrauben, Verpackungsmaterial und Temperatur) oder **chemisch** (Reinigungs- und Desinfektionsmittel, Rost, Korrosion) **verdorben** werden können.

Fragen Gut definierte KKP beantworten folgende Fragen:

- Risikoabschätzung (Welche Risiken bestehen an diesem Punkt für das Lebensmittel?)
- Maßnahmen der Vermeidung (Wie kann das Risiko minimiert werden?)
- Prüfungsverfahren (Wie stelle ich fest, dass ein Problem aufgetreten ist, wie messe ich, ob alles in Ordnung ist?)
- Maßnahmen bei Abweichung (Was mache ich, wenn etwas nicht in Ordnung ist?)
- Sicherstellen, dass auffällige Lebensmittel nicht ausgegeben werden bzw. Festlegen von weiteren Prüfverfahren, ob eine Ausgabe doch noch möglich ist.

Um die KKP ausmachen zu können, muss der Weg des Lebensmittels in der Küche überprüft werden.

5.9 Küche

Lebensmittel

Anlieferung
- Beschaffenheit des Lebensmittels (sensorische Prüfung)
- Kühlkette (unterbrochen?) Bei Tiefkühlware Fahrzeugtemperatur stichprobenartig kontrollieren.
- Verpackung (intakt?) Überprüfung des Mindesthaltbarkeits- bzw. Verfalldatums
- Schädlinge (z. B. Insekten in Gemüselieferung)

Lagerung
- Lagerungstemperatur
- Zeit („First in – First out", Höchstlagerdauer, Mindesthaltbarkeitsdaten und Verfallsdaten)
- Umgebung (z. B. keine gemeinsame Lagerung von Gemüse und Milchprodukten)

Vorbereitung
- Verkeimung kontrollieren (Fleisch, Wurstware, Fisch, Geflügel (auch tiefgefroren), erdbehaftete Lebensmittel)
- Putzen (Gemüse, Kartoffeln schälen)
- Auftauen (Auftauwasser kann kontaminiert sein, z. B. Geflügel mit Salmonellen)
- Zuschneiden, Zerkleinern der Nahrungsmittel

Zwischenlagerung der Vorprodukte
- Temperatur
- Zeit
- Umgebung (Kreuzkontamination vermeiden)

Zubereitung
- Temperatur (Gartemperatur)
- Zeit (Garzeit)

Portionierung
- Temperatur (ca. 80 °C bei warmen Speisen)
- Zeit (möglichst kurze Arbeitsabläufe)

Zwischenlagerung (bis zur Ausgabe/zum Transport)
- Thermobehälter
- Kühlen (Nachtisch, Aufschnitt)

↓

Ausgabe
- Transportwagen, -gefäße
- Endverbraucher (Temperatur)

Mit der Ausgabe endet in aller Regel die Verantwortung der Küchenleitung. Die Lebensmittel sind aber noch nicht bei allen Bewohnern angekommen. Der Transport und der Umgang mit Lebensmitteln in den Wohnbereichen oder Stationen (Lebensmittellogistik ☞ Kapitel 4, Hygieneplanpunkt 11) und die Ausgabe an Heimbewohner bzw. Pflegebedürftige, die nicht im Speisesaal essen können, muss im Hygieneplan geregelt werden und fällt in den unmittelbaren Bereich der Hygienebeauftragten. Auch in diesen Bereichen findet eine Zwischenlagerung von Lebensmitteln statt, die u. U., z. B. wenn der Pflegebedürftige nicht sofort essen kann oder will, relativ lange dauert.

Weitere Inhalte des HACCP

Vorgeschriebene Kleidung

Die Definition von Kontrollpunkten ist ein wichtiger Schritt. Genau wie beim Hygienemanagement gehört zum HACCP zudem ein Dokument „Personalhygiene", in dem die Kleidung des Personals festgelegt wird.

Diese besteht bspw. aus

- einer Kopfbedeckung (Haube bzw. Kochmütze),
- einer Jacke oder einem Kittel,
- einer Hose (für männliche und weibliche Mitarbeiter),
- geschlossenen Schuhen oder Schuhen mit Fersenhalt, deren Sohlen flüssigkeitsdicht sind und in Verbindung mit dem vorschriftsmäßigen Fußbodenbelag auch bei Feuchtigkeit und Nässe das Risiko des Ausrutschens minimieren.

Ergänzend müssen – je nach Einsatzort – getragen werden:
- Einweghandschuhe (Verpackung oder Sortieren per Hand, Abwiegen mit der Hand, Portionieren),
- Schürze, flüssigkeitsdicht (Gemüseputzen, andere Arbeiten auf der unreinen Seite, Durchfeuchtungsgefahr),
- bei längerem Aufenthalt im Tiefkühlbereich: Kälteschutzjacke, vom Material her gut zu desinfizieren.

Ergänzende Schutzkleidung schützt nicht nur Lebensmittel vor **mikrobiologischer Belastung**, sondern auch die Mitarbeiter vor **haut- und schleimhautreizenden Einflüssen** wie Hitze, Fett, Gewürzen und damit vor Verletzungen und möglicher Allergiebildung. Sie muss von Material und Schnitt so beschaffen sein, dass sie diesen Anforderungen genügt. Die Farbe zumindest der Oberbekleidung muss weiß oder hell sein, um mögliche Verunreinigungen schnell erkennen zu können. Hosen können weiß oder farbig gemustert sein (traditionelle Schutzhosen). Die Schutzkleidung muss sauber sein und darf außerhalb der Küche nicht getragen werden.

Zur HACCP gehören darüber hinaus **Arbeitsanweisungen** zur **Reinigung der Küche**, aber auch einzelner **Küchengeräte**. Wie im Reinigungs- und Desinfektionsplan sind die fünf Fragen (was, wie, wann, womit und wer) zu beantworten.

> **Merke:** Wichtig ist der Hinweis, dass keine betriebsfremde Nutzung (z. B. Lagerung von Gegenständen) in der Küche stattfinden und sich auch kein betriebsfremdes Personal (Fahrer, Lieferanten, Pflegepersonal, Bewohner) in der Küche aufhalten darf.

Zu öffnende Fenster im Küchenbereich sind mit Insektengittern zu versehen. Die Lüftungsschächte müssen staubfrei und sauber sein. Ferner sind im sog. **Betriebshandbuch nach der Deutschen Lebensmittelhygieneverordnung** die Dokumentationen aufzubewahren (arbeitstägliche Überprüfung der Kühlschränke, Tiefkühleinrichtungen, Reinigung, Desinfektion etc.) sowie die Personalschulungsunterlagen.

Betriebshandbuch

In einem eigenen Ordner oder im Betriebshandbuch können Kopien der Gesundheitszeugnisse respektive Belehrungen und Wiederbelehrungen nach § 43 Infektionsschutzgesetz aufbewahrt werden. Die Originale befinden sich zweckmäßigerweise in den Personalakten der Mitarbeiter und müssen diesen, wenn sie sie für einen anderen Zweck, z. B. ein Vereinsfest, benötigen, mitgegeben werden. In einigen Landkreisen wird gefordert, dass es sich um beglaubigte Kopien handelt, in der Regel reichen jedoch einfache Kopien aus.

Zur Schädlingskontrolle muss quartalsweise eine sog. Befallskontrolle durchgeführt werden. Hierbei werden Köder ausgelegt, die einen Nachweis der Schädlinge ermöglichen. Werden Schädlinge festgestellt, sollten Bekämpfungsmaßnahmen ausschließlich Fachleuten überlassen werden.

Personalschulungen

Für Küchenpersonal sind mindestens zwei jährliche Schulungen Pflicht. Zum einen ist es die **Schulung gemäß der Deutschen Lebensmittelhygieneverordnung**, bei der allgemeine Hygienethemen (z. B. Händehygiene, korrekte Schutzkleidung, Reinigung von Flächen …) geschult werden. Die zweite Pflichtschulung ist die **Wiederbelehrung gemäß § 43 Infektionsschutzgesetz**. Die Textvorlage zu dieser Belehrung ist beim Gesundheitsamt erhältlich und kann durch Foliensätze, z. B. vom Landesgesundheitsamt Baden-Württemberg oder kommerziellen Herstellern etwas eindrucksvoller präsentiert werden.

Jährliche Pflichtschulungen

Darüber hinaus können Mitarbeiter durch kurz gefasste Aushänge an wesentliche Aspekte der Küchenhygiene erinnert werden. Nachfolgend ist ein Muster für einen Aushang mit der Überschrift „Die 12 Gebote in der Küchenhygiene" angefügt. Er kann von dem Hygienebeauftragten auf die Bedürfnisse der Pflegeeinrichtung ausgerichtet umgeschrieben werden.

Beispiel für einen Aushang in der Küche

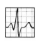

Zwölf Gebote der Küchenhygiene

1. In der Küche nur die bereitgestellte Schutzkleidung tragen. Hierzu gehört auch die Kopfbedeckung!
2. Schmuck (Ringe, Uhren, Armbänder, lange Halsketten) nicht mit in die Küche nehmen. Künstliche Fingernägel sind gleichfalls ungeeignet.
3. Hände desinfizieren
   - nach dem Wachen der Hände bei Arbeitsbeginn,
   - bei Tätigkeitswechsel (besonders beim Wechsel von unreiner auf die reine Seite),
   - nach dem Händewaschen bei einem Toilettenbesuch.
4. Nicht infizierte Handverletzungen wasserdicht verbinden (z. B. mit Pflaster, Fingerling) oder Handschuhe tragen.
5. Hinweise auf Infektionskrankheiten (z. B. Durchfall, Erkältungen, Husten mit Auswurf, infizierte Wunden) der Küchenleitung oder dem Betriebsarzt melden! Auch Hepatitisverdacht und Ausscheiderstatus!
6. Reine und unreine Arbeiten trennen!
   Unrein:
   - Putzen von Gemüse und Salat, Kartoffeln schälen, rohes Fleisch schneiden, Entfernen von Transportverpackungen,
   - Abräumen von Speiseresten, Spülen.

   Rein:
   - Garen, Kaltrühren, Portionieren, Essensausgabe,
   - Lagerung von sauberem Geschirr, Lagerung der Endprodukte.
7. Fleischwaren, Milchprodukte und pflanzliche Lebensmittel getrennt lagern und zubereiten. Arbeitsflächen und Geräte regelmäßig desinfizierend reinigen. Kein rohes Hackfleisch oder Fleisch essen!
8. Speisen nach der Zubereitung rasch portionieren und umgehend in Thermobehälter geben!
9. Tiefkühlkost muss stets frisch aufgetaut werden, eventuelle Reste nur zubereitet aufheben. Lagerfristen beachten!
10. Im Spülbereich Trennung von reiner und unreiner Seite einhalten. Wenn räumlich nicht möglich, wenigstens zeitlich!
11. Maßnahmen korrekt dokumentieren. Routinemaßnahmen mit längerem Zeitintervall, z. B. Schädlingsbekämpfung, nicht vergessen!
12. Abfälle außerhalb des Küchenbereichs lagern, Speisereste möglichst schnell entsorgen lassen oder gekühlt lagern.

5.9 Küche

Begehung der Küche durch den Hygienebeauftragten

Die Küche ist eigentlich nicht primäres Einsatzgebiet des Hygienebeauftragten. Die Küchenleitung kann den Hygienebeauftragten jedoch im Sinne einer internen Qualitätssicherung um eine Begehung bitten. Folgende kleine Checkliste kann den Hygienebeauftragten bei der Vorbereitung und Durchführung der Begehung unterstützen.

Übersicht 8: Checkliste zur Küchenbegehung

1. Betriebshandbuch nach Dt. Lebensmittelhygieneverordnung
a) Arbeitsanweisungen vollständig? Für alle Geräte Reinigungsanweisungen vorhanden?
b) Dokumentation fortlaufend geführt? Kühltemperatur?
c) Personalschulungen:
    - mindestens einmal jährlich abgehalten?
    - ordnungsgemäß dokumentiert?
        - Wiederbelehrung IfSG,
        - Hygieneschulung LMHV.
d) Kritische Kontrollpunkte für alle Produkte bekannt und dokumentiert?
e) Maßnahmen bei Überschreiten der Toleranzen niedergelegt?
f) Sofortmaßnahmen (z. B. Produktsperrung) jedem Mitarbeiter bekannt?
g) Informationsfluss gesichert?
h) Lieferanten, Zertifikate aufgelistet?
i) Schädlingskontrolle dokumentiert?

2. Kenntnis des Desinfektions- und Reinigungsplans
a) Hängen die Desinfektionspläne aus?
b) Sind die Desinfektionspläne aktuell?
c) Sind die Sicherheitsdatenblätter der Konzentrate ausgehängt?
d) Sind die Sicherheitsdatenblätter aktuell?
e) Ist bekannt, wann gereinigt und wann desinfiziert wird?

3. Personalhygiene
a) Kleidung:
    - hell und sauber,
    - Kopfbedeckung wird getragen,
    - Handschuhe werden beim Portionieren angelegt,
    - Handschuhe beim Abräumen der Speisen,
    - Hand- und Unterarmschmuck wird abgelegt.
b) Internes Meldewesen (Mitarbeiter melden Erkrankungen gemäß § 43 IfSG).
c) Belehrungsnachweis gemäß §§ 42, 43 IfSG bzw. Wiederbelehrungen liegen für alle Mitarbeiter, auch solche mit Gesundheitszeugnis vor.

Übersicht 8:
Fortsetzung

4. Räumlichkeiten
a) optisch sauber,
b) keine betriebsfremde Nutzung (z. B. Lagerung von Gegenständen),
c) kein Zugang für betriebsfremdes Personal (Fahrer, Lieferanten, Pflegepersonal, Betreute etc.),
d) Inventar ist ausreichend desinfizierbar (also ohne Lackschäden, Sprünge etc.),
e) Fenster sind mit Insektengitter versehen,
f) Lüftungsschächte sind staubfrei und sauber.

5. Essenausgabe
a) Kerntemperatur wird stichprobenartig kontrolliert – Dokumentation?
b) Essensausgabe auf der Station,
c) Ausgabe von Speisen (Personal, Speisesaal).

6. Rücklauf Essenwagen
a) Reinigung und Desinfektion der Essenwagen, in Ordnung?
b) Umgang mit Geschirr potenziell infektiöser Bewohner/Patienten, wie geregelt?
c) Spülküche,
d) Lagerung des sauberen Geschirrs.

7. Abfallkonzept
a) Entsorgung von Speiseresten,
b) sonstige Müllfraktionen.

8. Laboruntersuchungen zur Dokumentation des Hygienestandards – regelmäßig durchgeführt?
a) Abklatschuntersuchungen zur Flächendesinfektion,
b) Abklatschuntersuchung zur Händedesinfektion,
c) Wasserproben,
d) Prozessprüfung Geschirrspülmaschine,
e) Produktprüfung Geschirr.
Befunde übersichtlich abgeheftet, chronologisch nach Daten geordnet?

5.10 Abfallkonzept

Korrekte Entsorgung

Prinzipiell besteht der erste Schritt eines guten Konzepts in der Abfallvermeidung, etwa durch Anschaffung von möglichst wenig oder umweltfreundlich verpackten Produkten und Mehrwegsystemen. Rechtsgrundlagen sind das Kreislaufwirtschafts- und Abfallgesetz,

§ 17 IfSG, Regelungen der Bundesländer und die LAGA-Vorgaben (siehe unten).

> **Merke:** Bindend ist die Einteilung in Abfallgruppen nach der **„Richtlinie über die ordnungsgemäße Entsorgung von Abfällen aus Einrichtungen des Gesundheitsdienstes"** der Länderarbeitsgemeinschaft Abfall (LAGA, 2. Auflage 2002).

Einteilung der Abfallgruppen

Abfall Gruppe A

Hausmüllähnliche Abfälle, nach Wertstoffen zu sortieren, Abfallschlüssel 15 01 xx, wobei xx für einzelne Untergruppen steht, z. B. 15 01 01 für Papier und Pappe. Diese erfordern keine besonderen Maßnahmen und werden, soweit nicht wiederverwertbar, über die Restmülltonne entsorgt. Speisereste in geringen Mengen, z. B. aus den Bewohnerzimmern kommen in die Biotonne oder werden kompostiert.
Speisereste aus der Küche dagegen müssen gesondert gesammelt und entsorgt werden. Bei längeren Abholintervallen kann eine Kühlung der Abfälle gefordert werden.

Gruppe A

Abfall Gruppe B

Hausmüllartige Abfälle (Abfallschlüssel 18 01 04), die mit Blut, Sekreten oder Exkrementen behaftet sind (z. B. Verbände, Spritzen, Kanülen, aber auch Stuhleinlagen, Einmalhandschuhe). Spitze Gegenstände wie Kanülen oder Skalpellklingen (Abfallschlüssel 18 01 01, außer nach Anwendung bei bestimmten Infektionen, siehe C) müssen in durchstichsicheren Behältern entsorgt werden. Werden hierzu bspw. leere Kanister von Desinfektionsmittelkonzentrat verwendet, müssen die Etiketten entsprechend beschriftet werden. B-Müll wird innerhalb der Einrichtung getrennt gesammelt und wie normaler Hausmüll entsorgt.

Gruppe B

Abfall Gruppe C

Infektiöse Abfälle (Abfallschlüssel 18 01 03). Infektiöser Müll entsteht bei folgenden Krankheiten: Brucellose, Cholera, Diphtherie, Creutzfeld-Jakob-Krankheit (CJK) mit neuer Variante (bei Liquorkontamination), Lepra, Maul- und Klauenseuche, Meningitis, Milzbrand, Paratyphus A,B,C, Pest, Pocken, Poliomyelitis, Q-Fieber, Rotz, Tollwut, Tuberkulose (offen), Tularämie, Typhus, virusbedingtes hämorrhagisches Fieber. Auch entsprechende mikrobiologische Kulturen aus dem Labor gelten als infektiöser Abfall. Darüber hinaus werden mit Blut kontaminierte Abfälle von HIV-Infizierten

Gruppe C

und akut an Virushepatitis Erkrankten als infektiös angesehen. In Altenpflegeeinrichtungen fällt solcher Müll normalerweise nicht an. Wird dennoch eine solche Erkrankung diagnostiziert, kann das Gesundheitsamt die notwendigen Hinweise geben.

Abfall Gruppe D

Gruppe D — Sonder- bzw. Giftmüll (Chemikalien, Zytostatika (Abfallschlüssel 18 01 08).

Abfall Gruppe E

Gruppe E — Organe und Körperteile, Blutkonserven, Tierkadaver.

Die Aufgabe des Hygienebeauftragten besteht darin, den Mitarbeitern das vorhandene Abfallkonzept zu erläutern.

5.11 Wasserhygiene

Trinkwasser – hohe Qualität

Die Anforderungen an Wasser sind je nach Einsatzgebiet unterschiedlich. Wasser zur Durchführung von **Inhalationen** muss **steril** sein und kann in Sterilverpackungen von verschiedenen Herstellern bezogen werden. Hier ist lediglich das Verfallsdatum und der Wechsel der Flasche bei neuen Patienten zu beachten.
Trinkwasser bzw. Wasser zum täglichen Gebrauch, also auch zum **Waschen**, muss klar und farb- sowie geschmacksneutral sein.

Beachte: Die Anforderungen an die Trinkwasserqualität wurden durch die neue Trinkwasserverordnung, die zum 01.01.2003 in Kraft getreten ist, noch einmal erhöht.

Eine Liste sog. Indikatorparameter gibt Wasserwerken bzw. -lieferanten die erforderliche Qualität vor.
Im Bereich der Hausinstallationen kann das Gesundheitsamt auch chemische Untersuchungen anordnen. Diese sind in Tabelle 13 dargestellt, wobei Probenumfang und Untersuchungsintervalle (i. d. R. einmal im Jahr) zweckmäßigerweise mit dem zuständigen Gesundheitsamt abzustimmen sind. Zur Festlegung benötigt das Gesundheitsamt Angaben über das Material des Leitungsnetzes und des Gesamtwasserverbrauchs.

Trinkbrunnen

Trinkbrunnen sind Wasserspender, in denen Bewohnern und Personal gekühltes und mit Kohlendioxid versetztes Leitungswasser oder in Flaschen bezogenes Wasser angeboten wird. Neben der Entnahme von Wasserproben nach Abstimmung mit dem Gesundheitsamt ist auf jeden Fall eine regelmäßige Reinigung der Geräte in den Reinigungsplan aufzunehmen. Schon bei der Anschaffung wird empfohlen, auf die Reinigungsmöglichkeit der wasserführenden Teile im Gerät bis hin zum Auslasshahn zu achten. Siehe hierzu auch die Empfehlung der DGKH zu Trinkbrunnen (www.dgkh.de).

Anforderungen an Wasser

Allgemeine Anforderungen an Wasser zum menschlichen Gebrauch

Tab. 12: Mikrobiologische Anforderungen

Parameter	Hausleitung	Trinkbrunnen
E. coli	0 in 100 ml	0 in 250 ml
coliforme Keime	0 in 100 ml	0 in 250 ml
Enterokokken	0 in 100 ml	0 in 250 ml
Pseudomonas	keine Angaben	0 in 250 ml
Koloniezahl 22 °C	100 oder weniger/ml	100 oder weniger/ml
Koloniezahl 36 °C	100 oder weniger/ml	20 oder weniger/ml

Tab. 13: Chemische Parameter bei Hausinstallationen

Parameter mit Grenzwert	Parameter mit Grenzwert
Antimon 0,005 mg/l	Kupfer 2 mg/l
Arsen 0,01 mg/l	Nickel 0,02 mg/l
Benzo-(a)-pyren 0,00001 mg/l	Nitrit 0,5 mg/l
Blei ab 2013 0,01 mg/l	Polyzyklische aromatische Kohlenwasserstoffe 0,0001 mg/l
Blei vorher 0,025 mg/l	Trihalogenmethane 0,05 mg/l
Cadmium 0,005 mg/l	Vinylchlorid 0,0005 mg/l
Epichlorhydrin 0,0001 mg/l	

Erwärmtes Wasser muss die gleichen mikrobiologischen Auflagen erfüllen. Allerdings werden die Werte hier durch **Biofilmbildung** (verschiedene Bakterien haften sich an die Rohrwand und bedecken sich mit schleimiger Substanz) manchmal nicht erreicht. Ursachen für eine Verkeimung des Warmwassers können sein:

- Totstränge (nicht mehr benutzte Leitungen mit Kontakt zum Netz),
- zu niedrige Temperatur des Wasserspeichers ($< 60\,°C$),
- mangelnde Isolierung zwischen Kalt- und Warmwasserstrang (kaltes Wasser zu warm, warmes zu kalt),
- defekte Filter,
- Korrosion der Rohre und des Kessels,
- kontaminierte Ionenaustauscher.

Wasserassoziierte Risikokeime sind vor allem **Pseudomonas aeruginosa** und **Legionella pneumophila**. Für Legionellen gibt es eine Warngrenze. Ab ≥ 10 Legionellen/ml Wasser müssen geeignete

Maßnahmen wie z. B. eine Thermodesinfektion durchgeführt werden. Schon bei geringeren Werten (> 1 Legionelle/ml) sollten Maßnahmen erwogen werden. Besonders bei Grenzwerten sollten wiederholte Kontrollen durchgeführt werden.

Thermodesinfektion der Leitungen

Als **Sanierungsmaßnahme** kann eine **Erhitzung des Warmwassersystems** auf ca. 70 °C durchgeführt werden. Wenn dies aufgrund der Rohrmaterialien nicht möglich ist, kann eine verstärkte Chlorierung oder der Einbau von UV-Tauchlampen in Kombination mit Ultraschall erwogen werden. Endständige Filter sind teuer und daher nur eingeschränkt einsetzbar. Stillgelegte Leitungen sowie stagnierendes Wasser müssen in jedem Fall reduziert bzw. beseitigt werden. Brauseköpfe für Duschen, die sich selbst entleeren, sind sinnvoll, um eine Keimansammlung im Duschkopf zu vermeiden.

Anforderungen an Badebeckenwasser

Die Chlormenge in **Badewasser** (Schwimmbäder, Bewegungsbäder und Therapiebecken) muss exakt und möglichst automatisch dosiert werden. Gemäß DIN 19643-1 (1997) soll der Gehalt an freiem Chlor bei einem pH-Wert von 6,5–7,6 zwischen 0,3–0,6 mg/l liegen.

Durch den Eintrag organischer Substanzen ins Wasser kommt es zur Bildung flüchtiger Chlorverbindungen, sog. Trihalogenmethane. Pro Badegast werden dabei an organischem Material ca. 500 mg Hautschuppen und Schmutz, 50 ml Urin, 300 ml Schweiß und ca. 1.000.000 Bakterien angesetzt. Zudem wird Chlor durch organisches Material gebunden. Bei innen liegenden, desinfizierten Bädern darf der Anteil an gebundenem Chlor 0,2 mg/l und der Anteil an Trihalogenmethanen 0,020 mg/l nicht übersteigen. P. aeruginosa und E. coli dürfen in 100 ml, L. pneumophila in 1 ml nicht nachweisbar sein, und die Gesamtkeimzahl darf 100/ml nicht übersteigen.

5.12 Schädlinge: Befallskontrolle und Bekämpfung

Definition: Die Beseitigung schädlicher Lebewesen wie Insekten, Mäuse und Ratten wird als Entwesung bezeichnet.

Auf Befallszeichen achten

Die passive Bekämpfung der Schädlinge besteht im Verhindern des Zutritts (Türen geschlossen halten, Fugen verschließen) bzw. des Einfliegens („Fliegengitter"). Besonders im Küchenbereich ist das Vermeiden von Verstecken, z. B. durch Verfugen von Scheuerleisten, Abdichten von Luftschächten usw. wichtig.

Um frühzeitig einschreiten zu können, ist auf Befallszeichen zu achten. Neben sichtbaren lebenden oder toten Schädlingen können Kotspuren auf Schädlingsbefall hinweisen. Schabenkot sieht bspw. Kaffeepulver ähnlich. Neben sichtbaren **Nahrungsmittelmotten** und

5.12 Schädlinge: Befallskontrolle und Bekämpfung

Maden gibt es folgende Hinweise auf Schädlinge: Kleine Fraßlöcher in Lebensmittelverpackungen deuten auf Mottenbefall hin.

Folgende Methoden sind zur Befallskontrolle geeignet:

Pheromonfallen

Mit Duftstoffen werden die Schädlinge auf Klebeflächen gelockt, wo sie anhaften und gut identifiziert und gezählt werden können. Nahrungsmittelmotten können auf diese Weise besonders gut nachgewiesen werden.

Die verschiedenen Fallen

Köderfallen

In Dosen vorgehaltene „Leckerbissen" locken Schädlinge wie Schaben und Ameisen an. Sie stürzen in die Falle. Nach dem gleichen Prinzip können Schlagfallen für Ratten und Mäuse aufgestellt werden.

Fraßgifte

Die in geeigneten Behältern angebotenen Gifte werden gefressen oder in den Bau gebracht. Sie entfalten ihre Wirkung verzögert. Betroffene Schädlinge werden hierbei allerdings meist nicht gefunden, nur der Verlust des Köders zeigt den Befall an.

Im Küchenbereich sind geeignete Aufstellorte festzulegen. Das Ergebnis (Art und Anzahl der vorgefundenen Schädlinge) ist zu dokumentieren. Das Küchenpersonal wird dazu angehalten, verdächtige Befunde sofort zu melden und befallene Lebensmittel zu verwerfen.

> **Beachte:** Bei Feststellung von **Schädlingsbefall** ist die Schädlingsbekämpfung durch Spezialisten durchzuführen, die mit den umfangreichen Sicherheitsregeln vertraut sind und über entsprechende Schutzkleidung verfügen. Im Rahmenhygieneplan verschiedener Bundesländer (☞ Kap. 3) wird auch die Verständigung des Gesundheitsamtes gefordert.

Teil 4: Hygienebeauftragte in Aktion

6 Der Hygienebeauftragte vor Ort

6.1 Der erste Schritt – Kompetenzen abstecken

Der frisch ausgebildete bzw. neu eingestellte Hygienebeauftragte muss das geplante Vorgehen mit der Einrichtungsleitung, der Pflegedienstleitung und der Hauswirtschaftsleitung, ggf. auch mit der Küchenleitung abstimmen. (Zum **Status** ☞ Kapitel 1.)
Die notwendige **Ist-Erfassung** gewährt dem Hygienebeauftragten Einblick in die Abläufe der Einrichtung und berührt verschiedene Kompetenzen der Pflegedienst- und Hauwirtschaftsleitung. Das einführende Gespräch klärt die Situation und sollte alle Beteiligten zur Mitarbeit und Unterstützung motivieren.
Bei einem ersten Treffen wird der Hygienebeauftragte über die Fortbildungsinhalte berichten und die erforderlichen Maßnahmen absprechen. Der Aufgabenkatalog wird abgesprochen und eine Stellenbeschreibung erstellt (☞ Kapitel 3).

Position klar definieren

Wenn die Vorgehensweise geklärt ist, kann die Heimleitung den Mitarbeitern den oder die Hygienebeauftragte(n) und diese Funktion vorstellen.

Spätestens jetzt sind Überlegungen zum **Arbeitsplatz des Hygienebeauftragten** zu treffen. Benötigt wird ein Schreibtisch, ein Regal für Literatur und Ordner, ein geeigneter Stuhl und ein Personalcomputer, der bei vernetzten Einrichtungen entsprechend netzfähig sein sollte. An Software empfiehlt sich ein Textverarbeitungsprogramm, ein Präsentationsprogramm (z. B. Powerpoint®) und ein Tabellenkalkulationsprogramm. Sinnvoll ist ein CD-Brenner, um platzsparende Dokumentation und Sicherheitskopien zu ermöglichen. Ein eigenes Büro ist nicht erforderlich, jedoch sollte der Arbeitsplatz verlassen werden können, ohne dass er von anderen genutzt wird.

Arbeitsplatzgestaltung

Der Hygienebeauftragte erhält ein Postfach, das von allen Mitarbeitern der Einrichtung erreicht werden kann. Eingeworfene Dinge sollten nur Hygienebeauftragten zugänglich sein.

Postfach

Da Hygienebeauftragte in aller Regel überwiegend Pflegetätigkeiten nachgehen, ist ein eigener Telefonanschluss nicht erforderlich. Gibt es ein „Haushandy", wird dessen Nummer in den Hygieneplan aufgenommen.

Für Recherchen und Ausweitung der eigenen Vorschriftensammlung ist ein Internetzugang sehr sinnvoll.

6.2 Bekanntgabe an die Mitarbeiter

Alle informieren

Die Bekanntgabe an die Mitarbeiter kann z. B. bei einer Personalversammlung erfolgen, ergänzt durch einen **Aushang** (☞ Abb. 15) für die Mitarbeiter, die bei der Personalversammlung keinen Dienst hatten oder krank waren. Alle Mitarbeiter sollten darauf hingewiesen werden, den Hygienebeauftragten bei seiner zukünftigen Tätigkeit zu unterstützen. Der Eindruck, es handele sich um einen hausinternen Kontrolleur, muss dagegen unbedingt vermieden werden, um eine **effektive Zusammenarbeit** bei der Erstellung des **Hygienemanagements** sicherzustellen.

Der Status des Hygienebeauftragten sollte möglichst durch eine angemessene Freistellung untermauert werden.

**Mustereinrichtung
Pflegestraße 8
00000 Mustershausen**

Leitung

Sehr geehrte Mitarbeiter,

mit Wirkung vom *Datum* wird Frau/Herr ....

als Hygienebeauftragte(r) eingesetzt.

Nach angemessener Ausbildung steht er/sie allen Mitarbeitern als Ansprechpartner in Fragen der Infektionsverhütung und Hygiene zur Verfügung.

Sie/Er ist weisungsberechtigt in Fragen der Hygiene. Weisungsberechtigt heißt in diesem Zusammenhang, dass sie/er Empfehlungen für bestimmte Maßnahmen aussprechen kann, die von den Mitarbeitern zu befolgen sind. Die Verantwortung für die korrekte Durchführung liegt bei der Leitung bzw. dem einzelnen, die Maßnahme durchführenden Mitarbeiter.

Der Hygieneplan gilt nach Unterschrift durch die Einrichtungsleitung und Bekanntgabe als Arbeitsanweisung, dies gilt auch für eventuell vorab bekannt gegebene Teildokumente, die durch die Einrichtungsleitung in Kraft gesetzt sind.

Im Vollzug des Heimgesetzes, insbesondere auch des Pflege-Qualitätssicherungsgesetzes (PQsG) werden alle Mitarbeiter gebeten, die/den Hygienebeauftragte(n) nach Möglichkeiten zu unterstützen.

Ort, Datum

Einrichtungsleitung

Abb. 15: Musterbogen „Ernennung des Hygienebeauftragten"

6.3 Ist-Erfassung im Detail

Sind die Mitarbeiter über die neue Funktion informiert, sollte die Tätigkeit unverzüglich beginnen. Am Anfang steht die Ist-Erfassung. Zunächst ist es sinnvoll, sich über folgende Punkte Gedanken zu machen.

6.3.1 Informationsquellen

Relevante Fragen:

Wo nachschlagen?
- Welche Fachliteratur (Lehrbücher für Hygiene, Fachzeitschriften) steht in der Einrichtung zur Verfügung?
- Existieren im Bundesland der betreffenden Einrichtung Leitlinien, Empfehlungen oder Richtlinien zur Hygiene in der Altenpflege (☞ Kapitel 3)?
- Besteht ein sog. Rahmenhygieneplan, in dem die entsprechenden Landesämter (☞ Kapitel 3) alle grundlegenden, geforderten Informationen bereits in allgemeiner Form niedergelegt haben?

Die beiden letzten Fragen beantwortet das **Gesundheitsamt**. In einigen Bundesländern ist auch die **Heimaufsicht** zuständig. Bei dieser Gelegenheit findet man geeignete **Ansprechpartner**. Hinweise geben auch frühere **Berichte** der Heimaufsicht oder des Medizinischen Dienstes der Krankenkassen (MDK), die einerseits auf Mängel hinweisen können, andererseits Namen von Sachbearbeitern enthalten. Auch das Internet kann sich als Informationsquelle bewähren. Man sollte jedoch nicht zu viel erwarten. Häufig überwiegt Werbung, konkrete Information fehlt hingegen. Jedenfalls ist sinnvoll, mit Suchwörtern wie „Rahmenhygieneplan", „Hygieneplan + Altenpflege" entsprechende „Links" zu finden.

> **Empfehlung:** Interessante Informationen zur Planung von Hygienemaßnahmen und über Erreger stellt auch das Robert-Koch-Institut auf seiner Internetseite „www.rki.de" zur Verfügung.

6.3.2 Schriftliche Informationen

Schriftliche Hygieneanweisungen
Der Hygienebeauftragte sollte bereits vorhandene schriftliche Hygieneanweisungen in der eigenen Einrichtung sammeln. Jede Einrichtung verfügt zumindest über einen **Desinfektions- und Reinigungsplan**. Dieser wird auf Aktualität überprüft. Dabei suchen die Hygienebeauftragten die einzelnen Bereiche auf und sehen nach, ob sich die im Desinfektions- und Reinigungsplan genannten **Präparate** in den entsprechenden Spendern befinden bzw. Konzentrate der Präparate in Kanistern vorhanden sind. Werden Kanister mit anderen

Bezeichnungen gefunden oder andere Flaschen in den Spendern entdeckt, muss nachgefragt werden. Das Wohnbereichspersonal kann Auskunft darüber geben, ob diese Flaschen nur vorübergehend vorhanden sind (z. B. Proben), oder ob der Desinfektionsplan zu einem früheren Zeitpunkt einfach nicht aktualisiert wurde. Ggf. müssen die derzeit verwendeten Desinfektions- und Reinigungsmittel erfasst und die **Umschreibung des Desinfektionsplans** vorbereitet werden.
Werden viele Produkte unterschiedlicher Hersteller verwendet, lohnt sich die Überlegung, ob man nicht bei einem Anbieter günstiger einkaufen könnte.

6.3.3 Mündliche Informationen

Viele Hygienemaßnahmen werden von „alteingesessen" an neue Mitarbeiter während der Arbeit mündlich weitergegeben. Diese meist korrekten **Regeln** gilt es zu **sammeln** und für den Hygieneplan in eine geeignete **Schriftform** zu bringen. Hierbei sollte der Hygienebeauftragte die Mitarbeiter bitten, einzelne Arbeitsgänge schriftlich niederzulegen. Dies kann stichwortartig erfolgen und zu einem späteren Zeitpunkt in Schriftform gebracht werden. Wichtig ist die Beantwortung folgender Fragen:

„Indikation" dokumentieren

- Welche Vorbereitungen sind zu treffen?
- Wo erhalte ich das benötigte Material?
- Wie ist der exakte Arbeitsablauf?
- Wann gilt der Arbeitsablauf als beendet?
- Welche Maßnahmen sind danach zu treffen (Entsorgung, Aufbereitung)?

6.3.4 Inventar und Geräte

Der Hygienebeauftragte muss sich eine genaue **Übersicht** über die verwendeten **Medizingeräte** (z. B. Inhalatoren, Sauerstoffgeräte, Blutdruck- und Blutzuckermessgeräte etc.) verschaffen und deren **Anzahl und Standort** kennen. Aber auch **Medizinprodukte** wie Pflegebetten, insbesondere elektrische Spezialbetten, Lifter, Inhalationsgeräte etc. müssen von Anzahl und Standort her bekannt sein (Haustechnik fragen!). Von allen Geräten sollte nach Möglichkeit eine Kopie der **Betriebsanleitung** beim Hygienebeauftragten bereitliegen, um im Vorfeld planen zu können, welche Desinfektionsmittel bei Bedarf angewendet werden. Hierzu kann man auch Auskünfte bei den Herstellern einholen. Zudem muss geklärt werden, welche **Lüftungs- oder Klimaanlagen** betrieben werden, und ob es **wasserhygienisch relevante Ausstattungen**, etwa Trinkbrunnen oder Schwimmbecken gibt.

Übersicht verschaffen

An diesem Punkt der Ist-Erfassung müssen folgende Fragen beantwortet werden:

- Sind genügend Desinfektionsmittelspender vorhanden?
- Wie und wo wird Flächendesinfektionsmittel angesetzt?
- Steht eine ausreichende Anzahl an Steckbeckenspülapparaten zur Verfügung? Sind diese gut erreichbar?
- Wird Geschirr in den Wohnbereichen gespült? Wenn ja, stehen Geschirrspülmaschinen mit Desinfektionswirkung zur Verfügung?
- In welchen Bereichen der Einrichtung wird Wäsche gewaschen?
- Wie sind die Stationsbadezimmer ausgestattet?
- Welche Maßnahmen sind dort besonders zu beachten, z. B. Desinfektion des Lifters?

Möbel müssen desinfizierbar sein

In den **Zimmern der Heimbewohner** ist grundsätzlich zu erfassen, ob das Inventar in einem desinfektionsfähigen Zustand ist. Gleiches gilt für das **Stationsdienstzimmer**, die **Bereichsküche** und die **Gemeinschaftsräume**. Die häufig aus beschichteten Spanplatten bestehenden Möbel müssen eine intakte Oberfläche aufweisen. Abgesprungene Teile der Beschichtung können meist durch eine Lackierung wieder in einen reinigungs- und desinfektionsfähigen Zustand versetzt werden. Bei eigenem **Mobiliar der Heimbewohner** ist i. d. R. davon auszugehen, dass eine Desinfektionsfähigkeit nicht ohne weiteres gegeben ist. Bezüglich der **Reinigungsverfahren** ist von Interesse, welches **Reinigungssystem** eingesetzt wird. Stehen z. B. für die verschiedenen Bereiche der Bewohnerzimmer (Sanitärbereich, Toilette, Wohnbereich) unterschiedliche Wischtücher zur Verfügung? Wie werden die Waschschüsseln für die Bewohner behandelt, in welchem Zeitabstand werden sie gereinigt bzw. desinfiziert?

Wenn **Pflegestandards** vorhanden sind, sollte der Hygienebeauftragte sich auch einen Überblick über hier getroffene Aussagen zur Hygiene (z. B. Händedesinfektion, Schleimhautantiseptik etc.) verschaffen. In den Pflegestandards festgelegte Regelungen müssen nicht mehr Bestandteil des Hygieneplans werden. Der Verweis auf die Pflegestandards ist ausreichend. Hygienebeauftragte müssen die darin enthaltenen Aussagen kennen und bei der Erstellung des Hygieneplans berücksichtigen.

Zum Abschluss werden eventuell vorhandene **Dokumentationssysteme für Hygienemaßnahmen** geprüft. Sind externe Dienstleister im Haus tätig, müssen diese bei der Ist-Erfassung berücksichtigt werden.

6.3.5 Checkliste Ist-Erfassung

1. Allgemeine Hygiene
1 a) Kenntnis des Desinfektionsplans
- Hängen die Desinfektionspläne aus?
- Sind die Desinfektionspläne aktuell?
- Sind die Sicherheitsdatenblätter der Konzentrate vorhanden und aktuell?
- Ist die Betriebsanweisung GefStoffV vorhanden und aktuell?

- Ist bekannt, wann gereinigt und wann desinfiziert wird?

1 b) Vollzug der BiostoffV?

1 c) Internes Meldewesen
- Erfährt der Hygienebeauftragte, wenn Infektionen auftreten?
- Wer veranlasst Erstmaßnahmen (am Wochenende, am Feiertag, in der Nacht)?
- Ausbruchsdokumentation (IfSG) möglich?

2. Personalhygiene

2 a) Berufskleidung im Sinne der Hygiene und der UVV?
- Farbe, Material, Waschbarkeit,
- Schmuck, Haartracht.

2 b) Schutzkleidung
- Bereitstellung, Verfügbarkeit.
- Wann wird welche angelegt?

2 c) Händehygiene
- Sind ausreichend Spender für Waschlotion, Desinfektion und Handpflegemittel vorhanden?
- Ist die Händedesinfektion technisch korrekt?
- Werden Einmalhandschuhe getragen?
- Ist ein Hautschutzplan vorhanden?

3. Praktische Durchführung der Hygienemaßnahmen in der Pflege

3 a) Umgang mit Arbeitsmitteln
- Verbandwagen: sauber, aufgeräumt, Bestückung,
- Lagerungshilfen (Aufbereitung, Lagerung),
- Pflegeutensilien (Gebrauchsanweisungen, Aufbereitungsanweisungen),
  - Thermometer,
  - Blutdruckmessgerät,
  - Blutzuckertestung,
  - Hebehilfen,
  - sonstige Geräte.
- Betten, Inventar,
- Wäsche: Logistik, Lagerung,
- Arzneimittel
  - Durchstichflaschen,
  - Infusionen und Injektionen.
- Sterilgut
  - Aufbereitungsanweisung vorhanden?

3 b) Pflegemaßnahmen
- Hygieneanweisungen in vorhandenen Pflegestandards,
- ggf. Physiotherapie,
- ggf. Fußpflege.

4. **Reinigung und Desinfektion**
   - Eigenes Personal: Arbeitsanweisungen vorhanden?
   - Externe Dienstleister: Hygieneplan vorhanden?
   - Reinigungsmittel.
   - Desinfektionsmittel.
   - Reinigungssystem.
   - Reinigungsintervalle (Räume, Flächen, aber auch Hilfsmittel, Medizinprodukte, ...).

5. **Lebensmittellogistik**
   - Reichen von Speisen, Transportsystem
     - Vorbereitung (Portionieren, Zuschneiden),
     - Kleidung (z. B. Schürze),
     - Zwischenlagerung von Speisen,
     - Wiedererwärmen von Speisen.
   - Umgang mit bewohnereigenen Speisen

6. **Wäscherei**
   - Externer Dienstleister
     - Zertifikat?
     - Zufriedenheit der Anwender.
     - Zufriedenheit des externen Dienstleisters mit Wäschevorsortierung.
   - Eigene Wäscherei
     - Trennung in reine und unreine Seite erforderlich? Vorhanden?
     - Waschverfahren ausreichend?
     - Mangeln, Bügeln, Falten.
     - Ausgabe hygienisch einwandfrei?
     - Sozialraum.

7. **Abfallkonzept**
   - Mülltrennung,
   - Logistik, Zwischenlagerung,
   - Entsorger (kommunal, gewerblich, ...).

8. **Technische Hygiene**
   - Raumlufttechnik (Klimaanlagen, Lüftungsanlagen, Entlüftung bei innen liegenden Nasszellen, ...),
   - Trinkbrunnen (☞ 5.10),
   - Schwimmbecken, Tretbecken.

9. **Tierhaltung**

- Unterbringung,
- Sauberkeit des Lagers,
- Dokumentation Entwurmung, Tierarztbesuche.

10. **Literatur und Vorschriftensammlung**
    - Infektionsschutzgesetz,
    - BGV C8,
    - Richtlinie, Empfehlungen, Merkblätter RKI,
    - Richtlinie(n) des Bundeslandes,
    - Richtlinien anderer Bundesländer,
    - Empfehlungen Landesgesundheitsamt,
    - Hygienelehrbuch,
    - eigene, einrichtungsinterne Anweisungen.

11. **Begehungsberichte, Laborbefunde**
    - Bericht MDK,
    - Bericht Heimaufsicht,
    - Bericht Gesundheitsamt, Gewerbeaufsicht,
    - Befunde von mikrobiologischen Untersuchungen.

6.4 Externe Dienstleister

Die Tätigkeit externer Dienstleister, insbesondere von Gebäudereinigern (☞ Kapitel 5.2), wird durch das sog. Leistungsverzeichnis geregelt. Hygienebeauftragte sollten sich ein Exemplar der **Leistungsverzeichnisse der in der Einrichtung tätigen Dienstleister** besorgen. Aus den Leistungsverzeichnissen geht hervor, welche Bereiche in welchen Zeitabständen gereinigt bzw. desinfiziert werden sollen, welche Flächen in den Bewohnerzimmern und in den Gemeinschaftsräumen sowie in öffentlichen Toiletten zu reinigen bzw. zu desinfizieren sind, und wie oft diese Maßnahmen pro Woche durchzuführen sind.

Leistungsverzeichnisse

> **Beachte:** Medizinprodukte und medizinische Geräte sind i. d. R. nicht in den Leistungsverzeichnissen der Gebäudereiniger enthalten, sondern müssen vom Pflegepersonal aufbereitet werden.

Externe Dienstleister sind in der Einrichtung meist durch eine **Objektleitung** vertreten. Mit dieser sollten sich Hygienebeauftragte zusammensetzen und verschiedene **Fragen klären**. Wichtig ist u. a., ob der externe Dienstleister über einen Hygieneplan verfügt, wie die Mitarbeiter über das Vorhandensein z. B. multiresistenter Erreger informiert werden und wie sie zu ihrer Schutzkleidung kommen. Bei dieser Gelegenheit können auch von Mitarbeitern der Einrichtung geäußerte Fragen und Verbesserungsvorschläge zu Arbeiten des externen Dienstleisters besprochen werden.

Externe Wäschereien müssen ein **Hygienezertifikat** vorlegen können (☞ Kap. 5.8).

Sofern keine Klagen von den Mitarbeitern und Benutzern der Wäsche kommen, ist mit der Prüfung des Zertifikats die Arbeit des Hygienebeauftragten auf diesem Gebiet erledigt.

Externe **Lieferanten von Lebensmitteln** und **fertigen Mahlzeiten** verfügen in der Regel über ein komplettes **HACCP-Konzept** sowie die dazugehörige **Dokumentation**. Hygienebeauftragte haben das Recht, diese stichprobenartig zu überprüfen.

6.5 Internes Meldewesen – wissen, was läuft

6.5.1 Infektionserfassung

Wichtig – internes Meldewesen

Infektionen können in Pflegeeinrichtungen nur dann erfolgreich verhütet werden, wenn jeder Betroffene über ihr Auftreten informiert ist. Hierzu ist ein **internes Meldewesen** erforderlich.

> **Definition:** Der Begriff „internes Meldewesen" bedeutet, dass auf vorgegebenen Wegen jede mögliche Kontaktperson des betroffenen Bewohners oder Patienten über dessen (vermutete) Infektiosität informiert ist. Diese Information kann auf unterschiedliche Weise gewährleistet werden. Besonders in großen Einrichtungen muss das interne Meldewesen sicherstellen, dass alle Betroffenen zeitnah über die (potenzielle) Infektion informiert werden.

6.5.1.1 Rechtsgrundlage

Die Rechtsgrundlage für dieses Vorgehen ergibt sich aus der berufsgenossenschaftlichen Unfallverhütungsvorschrift **BGV C8**, die besagt, dass Mitarbeiter in potenziell infektionsgefährdeten Bereichen über die Infektionsgefährdung und geeignete Maßnahmen informiert sein müssen. Auch **§ 36 Infektionsschutzgesetz** (Hygieneplan) sowie **§ 6 IfSG** (Meldepflicht von Ausbrüchen) können herangezogen werden.

6.5.1.2 Praktische Durchführung

Die erforderlichen Maßnahmen können unterschiedlich gestaltet werden, um das vorgegebene Ziel zu erreichen. Folgende Vorgehensweise ist möglich:

Kennzeichnung der Zimmertür

Die Zimmertür des mit bestimmten Erregern infektiösen Heimbewohners wird an einer wenig auffälligen, aber allen Mitarbeitern bekannten Stelle bspw. mit einem roten Klebepunkt markiert. Verzierte Namensschilder können mit einem unverfänglichen Symbol gekennzeichnet werden. In kleinen Einrichtungen mit kurzen Informationswegen ist diese Maßnahme möglicherweise überflüssig.

Hinweis in der Pflegedokumentation

Die elektronische Pflegedokumentation ermöglicht die Weitergabe wichtiger Informationen durch Verwendung eines sog. Statusfensters. Hier kann der Hinweis auf eine Besiedlung mit multiresistenten Erregern o. Ä. eingefügt werden. Der Hinweis erscheint bei jedem Einsehen der entsprechenden Pflegedokumentation. Bei handschriftlicher Dokumentation kann ein entsprechender „Reiter" auf die Mappe gesteckt bzw. gezogen werden.

PC erleichtert Dokumentation

Laufzettel Infektionserfassung

Dieser Laufzettel dient einerseits als Kontrolle, dass wichtige Maßnahmen nicht vergessen werden und kann zugleich als Dokumentationsbogen verwendet werden. Bei der Anfertigung eines solchen Laufzettels (☞ Muster, Abb. 16) sind folgende Fragen zu klären:
- Wer erhält zuerst Informationen über die potenzielle Besiedlung oder Infektion des Bewohners?
- Welcher der Funktionsträger oder Mitarbeiter kann die Information rasch und einfach weitergeben?

Muster-Pflegeeinrichtung, Musterstadt

Infektionskontrolle
Meldung an die Hygienebeauftragten

Name: _____ Vorname: _____

Station: _____ Zimmernummer: _____ Datum: _____

1. Bewohner: ○ infektionsverdächtig   ○ infektiös

○ Erreger bekannt: _____

2. Kontaktpersonen:
- ○ Mitbewohner
- ○ Angehörige
- ○ Pflegepersonal
- ○ Hauswirtschaftspersonal
- ○ Betreuer
- ○ Haustechnik, Handwerker

Meldende(r): _____

Von hier an durch die Hygienebeauftragten auszufüllen

3. Information:
- ○ Pflegedienstleitung
- ○ Bewohner und Angehörige oder Betreuer
- ○ Hausarzt
- ○ Betriebsarzt
- ○ Hauswirtschaftsleitung
- ○ Reinigungsdienst
- ○ Physiotherapie
- ○ Gesundheitsamt

4. Angeordnete Maßnahmen:
- ○ Stufe I   (Einmalschürze, Handschuhe)
- ○ Stufe II (Schutzkittel, Handschuhe, Mund-Nase-Schutz, Haube)
- ○ MRSA   (Sanierung einleiten)

- ○ Zimmer zur besonderen Verwendung
- ○ Mitbewohner prophylaktisch saniert

5. Desinfektion:
- ○ Unterhaltsdesinfektion   ○ DGHM (0,5 %)
- ○ Schlussdesinfektion   ○ DGHM (0,5 %)

Einzuhaltende Einwirkzeit: 1 Stunde

Bemerkungen:

DATUM, UNTERSCHRIFT

Abb. 16: Musterbogen Infektionserfassung

Nach Klärung dieser Fragen kann das interne Meldewesen organisiert werden.

> **Beispiel:**
> Die Erstinformation erhält die **Wohnbereichs-/Stationsleitung**. Sie füllt den Kopf des Meldezettels aus und reicht ihn an den **Hygienebeauftragten** oder seinen Stellvertreter weiter. Wochenend- und Feiertagsregelung bedenken und beachten!
> Der Hygienebeauftragte informiert nun:
> - den **Hausarzt**, dieser wiederum den **Bewohner**, **Angehörige** oder **Betreuer**;
> - die **Pflegedienstleitung**, diese informiert die **Mitarbeiter** aller Schichten;
> - die **Hauswirtschaftleitung**, diese informiert das **Reinigungspersonal** (bei externer Gebäudereinigung die **Objektleitung** der jeweiligen Firma), sorgt für die Bereitstellung von Schutzkleidung sowie zusätzlicher Wäsche und veranlasst, falls erforderlich, die Umstellung von Reinigung auf Desinfektion des Bewohnerzimmers. Die Hauswirtschaftleitung kann auch die Information der **Haustechnik** oder des **Hausmeisters** übernehmen, der bei Reparaturarbeiten im Zimmer Schutzkleidung anziehen sollte.
> Weiterhin veranlasst der Hygienebeauftragte die Information möglicher **Besucher** sowie der ambulanten **Fußpflege** und der ambulanten **Physiotherapie**. Neben der Informationsweitergabe müssen ungeübte Personen in das richtige Anlegen der Schutzkleidung eingewiesen werden.

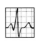

Die angeordneten Maßnahmen sowie die Weitergabe der Information können durch einfaches Ankreuzen im Dokumentationsbogen festgehalten werden. Nach erfolgter Verlegung oder Sanierung des Betroffenen wird die Schlussdesinfektion dokumentiert und der Bogen mit Datum und Unterschrift des Hygienebeauftragten versehen.

Ggf. können zusätzlich vereinbarte oder besonders wichtige Informationen weitergegeben werden, z. B. bei multiresistenten Erregern an das Krankenhaus, aus dem der Betroffene kam.

6.5.2 Einführung neuer Medizinprodukte und Verfahren

Zu den **Aufgaben der Hygienebeauftragten** gehört es auch, **beratend tätig** zu sein, wenn neue Verfahren etabliert oder neue Medizinprodukte angeschafft werden. Das ist sinnvoll, denn fast immer fallen hygienerelevante Fragen, z. B. bzgl. der Aufbereitung, an. Hygienebeauftragte sollten also die Chance erhalten, schon vor der Anschaffung des Produktes oder vor Einführung neuer Verfahren hierzu **Stellung nehmen** zu können. Da sie in den allgemeinen Pflegebetrieb

Medizinprodukte – hygienerelevant

integriert sind, werden sie nur dann rechtzeitig Stellung nehmen können, wenn die zuständigen Einkäufer, z. B. die Heim- oder Pflegedienstleitung, ggf. auch die Hauswirtschaftleitung, ihnen rechtzeitig Bescheid geben.

Eine schriftliche Fixierung dieses Ablaufes ist sinnvoll, ein besonderes Formular wird jedoch nicht benötigt. Es ist ausreichend, wenn eine entsprechende mündliche Nachricht an den Hygienebeauftragten weitergegeben wird oder aber – noch besser – der Hygienebeauftragte hinzugezogen wird, wenn Außendienstmitarbeiter der Firmen ihre Produkte vorstellen. Ist dies nicht möglich, ist die Vorlage von Prospektmaterial sowie die Möglichkeit, mit Außendienstmitarbeitern und Servicemitarbeitern der Firmen Rücksprache zu nehmen, auch ausreichend.

Seine **Stellungnahme** gibt der Hygienebeauftragte **mündlich** ab, bei Bedarf in Form einer einfachen **Aktennotiz**. Anschließend sollte ein Vermerk gemacht werden, wann das neue Produkt oder Verfahren eingeführt wird, um rechtzeitig entsprechende Hinweise in den Hygieneplan einarbeiten zu können.

Relevante Fragen

Bei der **Begutachtung neuer Medizinprodukte** sind folgende Fragen relevant:

- Kann das Medizinprodukt mit den in der Einrichtung bereits etablierten Verfahren bzw. Präparaten ausreichend aufbereitet (gereinigt oder desinfiziert) werden?
- Welche besonderen Maßnahmen (etwa Entfernung von Einzelteilen) sind zu berücksichtigen, um das Medizinprodukt korrekt aufbereiten zu können?
- Wie muss das Medizinprodukt selbst sowie sämtliche Zubehörteile gelagert werden?
- Gibt es hygienerelevante Teile, die regelmäßig ausgetauscht werden müssen (z. B. Filter)?

Auch bewohnereigene Geräte beachten

Das gilt natürlich auch für **Medizinprodukte**, die nicht von der Einrichtung beschafft, sondern **von Bewohnern** mitgebracht werden. Ein Beispiel hierfür sind **Hörgeräte**. Die meisten im Innenohr getragenen Hörgeräte müssen über Nacht in speziellen Vorrichtungen aufbewahrt werden.

> **Spezieller Pflegehinweis:** Das Pflegepersonal ist angehalten, den Hygienebeauftragten über Geräte, die sich im Eigentum der Bewohner befinden, in Kenntnis zu setzen.

6.6 Bildung eines Hygieneteams

Nachdem die Kompetenzen des Hygienebeauftragten geregelt sind und er den Mitarbeitern vorgestellt wurde, gilt es nun, ein Forum, das Hygieneteam, zu bilden.
Dieses **Hygieneteam**, das auch als **Qualitätszirkel Hygiene, Hygienekommission** oder **Hygienegruppe** bezeichnet wird, hat eine sehr wichtige Funktion. Es fungiert als **„Legislative" der Hygiene** im Bereich der Einrichtung.

> **Merke:** Beschlüsse des Hygieneteams werden in Arbeitsanweisungen umgesetzt und sind für alle Mitarbeiter verbindlich.

Das Hygieneteam prüft aber auch die **Umsetzbarkeit** von Hygienemaßnahmen, unterstützt den Hygienebeauftragten bei der **langfristigen Planung**, die eventuell auch Baumaßnahmen beinhaltet und diskutiert die **praktische Umsetzung** aktueller Vorgaben und Empfehlungen.

Teammitglieder

Zum Hygieneteam sollten gehören:

- ein Vertreter der Heimleitung,
- die Pflegedienstleitung,
- die Hauswirtschaftsleitung,
- Hausmeister oder technischer Dienst,
- Qualitätsbeauftragter bzw. Qualitätsmanager,
- Wohnbereichs- bzw. Stationsleitungen,
- die Küchenleitung.

Bei Bedarf können weitere Experten oder auch das Gesundheitsamt hinzugezogen werden.

Für die **erfolgreiche Zusammenarbeit** des Hygieneteams sollten folgende **Grundregeln** eingehalten werden:

Grundregeln

- Vertraulichkeit der Besprechungen (nur die endgültigen Beschlüsse werden allen Mitarbeitern zugänglich gemacht).
- Besprechungstermine sollten so gewählt sein, dass möglichst jedes Mitglied teilnehmen oder zumindest einen Stellvertreter entsenden kann.
- Ein Protokoll sollte bei jeder Sitzung erstellt werden. Diese Protokolle dienen zur Information und zum Nachschlagen, zum anderen zur Dokumentation gegenüber Qualitätsprüfern.

Das Hygieneteam tagt so oft wie nötig. **Zu Beginn**, v. a. bei Etablierung eines Hygienemanagements bzw. Anpassung der bisherigen Hygieneregeln an das Qualitätsmanagement der Einrichtung werden **häufigere Sitzungen** notwendig sein. Später wird es ausreichen, Sitzungen **zwei- bis dreimal im Jahr** durchzuführen.

Zu beachten ist: Je häufiger Hygienebesprechungen stattfinden, desto engmaschiger sind alle informiert und desto kürzer dauert die einzelne Sitzung. Längere Intervalle bedeuten meist auch eine längere Sitzungszeit.

6.7 Herausgeben des Hygieneplans – vorläufige Erstellung und Diskussion

Wenn Hygienebeauftragte ihre Ist-Erfassung abgeschlossen haben, gleichen sie die etablierten Arbeitsabläufe zunächst mit den aktuellen Empfehlungen des Robert-Koch-Institutes sowie den Vorgaben der einzelnen Bundesländer (z. B. Rahmenhygienepläne oder Empfehlungen, ☞ Kapitel 3) ab. Das weitere Vorgehen richtet sich nach der Ausgangssituation.

6.7.1 Einrichtungen ohne Hygieneplan

In der Pflegeeinrichtung ist noch kein oder ein unvollständiger Hygieneplan vorhanden. Das sonstige Hygieneverhalten wird von Mitarbeiter zu Mitarbeiter mündlich weitergegeben.

Sinnvoll – gezielte Hilfe suchen

In diesem Fall ist es für Hygienebeauftragte sinnvoll, sich eine **geeignete Vorlage** für den **Hygieneplan** zu suchen (Details ☞ Kapitel 4). Am einfachsten ist es, die Anbieter von Desinfektionsmitteln, Reinigungs- und Waschlotionen u. Ä. gezielt auf mögliche Vorlagen anzusprechen. Den Reinigungs- und Desinfektionsplan sowie den Hautschutzplan haben viele Anbieter von vornherein im Sortiment. Die Vorlagen können genutzt und bei Bedarf ergänzt werden (z. B. bei Verwendung eines zweiten Händedesinfektionsmittels für Allergiker), oder auch verändert werden (Produktpalette nicht ausschließlich von einem Anbieter). Fehlende Dokumente werden im gleichen Stil ergänzt.

Welche **Dokumente** der **Hygieneplan** enthalten soll, sollte mit der **Einrichtungsleitung** bzw. dem **Hygieneteam** abgestimmt werden. Mögliche Inhalte zeigt die Checkliste in Kapitel 4 dieses Buches. Es handelt sich hierbei um Möglichkeiten, nicht um zwangsläufige Inhalte.

Ist der Entwurf des Hygieneplans fertig, wird er im Hygieneteam diskutiert. Anschließend wird er auf den einzelnen Stationen und Wohnbereichen vorgestellt, um die Korrektheit und Akzeptanz der Darstellung zu überprüfen. Nach Auswertung des Rücklaufes wird er vom Hygieneteam verabschiedet, das weitere Vorgehen ist in Kapitel 6.9 dargestellt.

6.7.2 Einrichtungen mit größtenteils vorhandenem Hygieneplan

In diesem Fall vergleichen Hygienebeauftragte zunächst die dargestellten Inhalte mit den aktuellen Empfehlungen und Vorlagen der Bundesländer. Nun kann der Hygieneplan entsprechend ergänzt werden. Dabei muss den Vorlagen der Länder nicht wörtlich entsprochen werden. Es handelt sich hierbei um Empfehlungen. Das Gesundheitsamt bzw. die Heimaufsicht wird ggf. Fragen stellen, wenn Abweichungen vorgenommen werden. In diesem Fall ist es sinnvoll, sich Gedanken zu machen, ob in der Einrichtung adäquate Lösungen gefunden werden können. Dies muss dokumentiert werden.
Fehlende Dokumente (☞ Checkliste, Kapitel 4) können nach Bedarf im gleichen Stil ergänzt werden.

6.7.3 Einrichtungen mit vorhandenem Hygieneplan

Der Hygieneplan ist vollständig vorhanden, ggf. ist er von einer externen Beratungsfirma erstellt.
Hier vergleichen Hygienebeauftragte die **vorhandenen Arbeitsabläufe** mit den **aktuellen Empfehlungen**. Hygienebeauftragte entscheiden zusammen mit den anderen Mitarbeitern des Qualitätszirkels Hygiene oder dem Hygieneteam, ob die vorhandenen Verfahrensweisen beibehalten oder an die Empfehlung adaptiert werden sollen. Eine Angleichung sollte immer dann erfolgen, wenn die Empfehlung für die Einrichtung und die betreffende Bewohnergruppe nachvollziehbar ist.

Vorhandene Arbeitsabläufe vergleichen

6.7.4 Externe Zertifizierung der Einrichtungen

Der Hygieneplan ist vorhanden und etabliert, die Einrichtung soll extern zertifiziert werden.
Bei der Zertifizierung haben die Auditoren eigene Dokumentenvorlagen und zum Teil auch eigene Hygienevorstellungen. Der etablierte Hygieneplan einer Einrichtung muss deswegen nicht verändert werden, normalerweise kann er problemlos in jedes Qualitätsmanagementsystem integriert werden (☞ Kapitel 6.8).

6.8 Hygiene und Qualitätsmanagement

„Grau, teurer Freund, ist alle Theorie – und grün des Lebens goldner Baum" lässt Goethe seinen Mephistopheles im Faust erklären. Er spricht damit vielen aus dem Herzen, die zwischen Theorie und Praxis immer wieder Hürden sehen und erleben.

Unzertrennliche Partner

Theorie und Praxis

Das Tagesgeschäft – auch das eines Hygienebeauftragten – ist trotz Checklisten, Qualitätsmanagementsystemen, Standards, Sitzungsprotokollen und sonstiger Anleitungen für die Praxis allzu oft graue, also schwer vermittelbare Theorie. Da verschwinden wichtige Unterlagen in Ordnern, Schubladen und sonstigen Ablagen und dienen mehr der Legitimation für geleistete Arbeit als das praktische Tagesgeschäft zu unterstützen.

Doch nicht verzagen! Es gibt Möglichkeiten, auch dieses Problem zu lösen. Mit ein wenig Geduld und dem festen Vorsatz: Es gibt kein Problem, das nicht zu lösen ist!

6.8.1 Hygiene – zentrales Element der Qualitätssicherung

Wichtig – systematisches Vorgehen

Die Beschäftigung mit diesem Buch macht eines deutlich: Hygiene ist mehr als die Summe einzelner Maßnahmen. Heute ein Standard, morgen ein hygienischer Notfall, übermorgen – wenn überhaupt – eine Akutschulung über den richtigen Gebrauch von Einmalhandschuhen, in der nächsten Woche eine lang erwartete Sitzung im Qualitätszirkel mit einem Hygienethema. Hierbei wird deutlich, dass viel gearbeitet wird, der langfristige Erfolg im Alltag aber ausbleibt.

Hygiene kann nur dann erfolgreich umgesetzt werden, wenn ein **systematisches Vorgehen** in allen **relevanten Bereichen** gewährleistet ist. Die Händedesinfektion vor der Lebensmittelzubereitung in der Wohnbereichsküche oder im häuslichen Bereich ist hinfällig, wenn vor Aufnahme der Tätigkeit schnell noch das benutzte Frühstücksgeschirr in die Spülmaschine geräumt wird, anschließend mit dem Putzlappen die Tabletts abgewischt werden, und dann erst – ohne erneute Händedesinfektion – Brote belegt werden.

Was ist zu tun? Einleuchtend ist der Hinweis auf ein **systematisches Vorgehen**, also **geplant, geordnet, zielgerichtet**. Agieren ist besser als bloßes Reagieren. **Management** ist erforderlich.

Dabei ist zu bedenken: Es gibt akuten Handlungsbedarf im Bereich der Hygiene. Ohne System ist das Scheitern aller noch so gut gemeinten Hygieneaktivitäten vorprogrammiert. Mit systematischem Vorgehen (ein wesentliches Element von Managementsystemen) sind jedoch alle Chancen gegeben, Hygiene zu einem wesentlichen Qualitätsfaktor zu machen.

Systematisches Vorgehen ist daher auch im Bereich der Hygiene nur durch Management möglich, das sog. **Hygienemanagement**. Ansonsten wird Hygiene von Mitarbeitern, aber auch von Kunden/Heimbewohnern/Pflegebedürftigen als ein Konglomerat zahlreicher Einzelmaßnahmen wahrgenommen. Das wiederum führt zu selekti-

6.8 Hygiene und Qualitätsmanagement

ver Wahrnehmung. Fehler bei und Missachtung von erforderlichen Hygienemaßnahmen sind vorprogrammiert.

Der Staat als Gesetzgeber, der u. a. für die Gesundheit seiner Bürger und für den Schutz des Lebens verantwortlich ist, hat das Problem der Altenpflege erkannt. Im **PQsG** als Ergänzung des SGB XI (Soziale Pflegeversicherung) fordert er im **neu gefassten** § 80 „... Grundsätze und Maßstäbe ... für die Entwicklung eines einrichtungsinternen Qualitätsmanagements ...".

Obwohl die Hygiene im PQsG nicht ausdrücklich erwähnt ist, spielt sie im Qualitätsmanagement eine entscheidende Rolle.

Merke: Ohne Hygiene ist in der Altenpflege keine Qualität sicherzustellen, mit Hygiene steht einer Qualitätssicherung nichts mehr im Wege.

Folgende Grafik (☞ Abb. 17) verdeutlicht diese Feststellung auf anschauliche Weise.

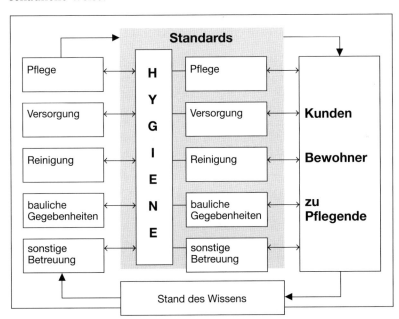

Abb. 17: Stellenwert der Hygiene in den Einrichtungsprozessen

Zunächst fällt auf, dass sich Hygiene über alle Bereiche der Einrichtung erstreckt. Damit nimmt sie im Gesamtgefüge eine Sonderstellung ein.

Auf der linken Seite der Grafik sind die unterschiedlichen Bereiche einer Altenpflegeeinrichtung benannt. Dabei ist eine Differenzierung in stationär und ambulant nicht erforderlich: alle Elemente der Grafik sind in beiden Bereichen – wenn auch zum Teil in unterschiedlicher Form – vorhanden.

Die Bereiche „Pflege" und „Versorgung" sind eindeutig definiert. „Reinigung" bezieht sich auf den Bereich Sanitär- und Gebäudereinigung. „Bauliche Gegebenheiten" bezieht z. B. Klimatechnik, Heizung und Abwasser ein. „Sonstige Betreuung" beinhaltet Physiotherapie u. a.

Standards: Sicherheit

Ein **QM-System** verlangt die **standardisierte Regelung der einzelnen Bereiche.** Eine sinnvolle Forderung, die auch längst in der Praxis Einzug gehalten hat. So sind im mittleren Feld allen Bereichen Standards mit klaren Hygieneanforderungen in der Planung und praktischen Umsetzung zugeordnet. Folgerichtig werden nur unter Einbeziehung der Hygiene die Normen eines (jeden) Qualitätsmanagementsystems – und damit die gesetzlichen Vorgaben – erfüllt. Das bedeutet **Statusgewinn** und hoffentlich einen **Motivationsschub** für Hygienebeauftragte!

Hier schließt sich der einfache Erkenntniskreis: Ohne Hygiene keine Qualität in der Einrichtung und letztlich keine Kundenzufriedenheit. (Wenn auch der Kunde zur Zeit noch nicht ahnt, was Hygiene für ihn bedeutet – ein Fall für Marketing in der Hygiene.)

Der „**Stand des Wissens**" ist ebenfalls eine **Grundbedingung** jedes QM-Systems. Besagt doch der Stand des Wissens nichts anderes, als dass **neue Erkenntnisse** in wissenschaftlichen Bereichen **Anwendung in der Praxis** finden.

Allerdings sollen an dieser Stelle zwei **wesentliche Instrumente** jedes **Qualitätsmanagements** erläutert werden, die auch den Hygienebeauftragten helfen, die Probleme der Qualitätssicherung zu meistern, die **Ablauforganisation** und das **Audit**. Bei näherer Betrachtung und Erläuterung wird deutlich, dass im Grunde jeder mit Ablauforganisation zu tun hat und diejenigen, die schon einmal betriebliche Sitzungen durchgeführt haben, sich der Elemente des Audits bedienen.

6.8.2 Die Ablauforganisation

Das Gefährliche an der Ablauforganisation ist, dass sie sich zur Not selbst organisiert. Sogar die schlimmsten Zustände im Betrieb haben ihre Ablauforganisation, auch wenn sie und die erzielten Ergebnisse nicht beabsichtigt waren. Also sollte man möglichst wenig dem Zufall überlassen.

Merke: Wer ein Ziel erreichen will, muss wissen, auf welche Weise er zum Ziel kommt.

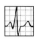

> **Beispiel:** Eine Erfahrung des täglichen Lebens: Das Backen eines Kuchens erfordert ein Rezept. Oftmals wissen wir auswendig, wie der Kuchen zu backen ist. Wenn wir jedoch nur selten backen oder etwas anderes backen wollen, greifen wir gern auf Rezepte zurück. Auch wenn eine andere Person unseren Kuchen backen will, weil er so gut schmeckt, geben wir ihr unser Rezept.

In diesem Rezept steht, wie viele welcher Zutaten mit welchen Hilfsmitteln (**Strukturqualität**) auf welche Weise und in welcher Reihenfolge zusammengebracht werden (**Prozessqualität**), um nach einer bestimmten Backzeit (noch **Prozessqualität**) den gewünschten – d. h. mit dem richtigen Aussehen, dem richtigen Geschmack und der richtigen Konsistenz (**Spezifikation**) – Kuchen zu erhalten (**Ergebnisqualität**).

Qualitätsformel

Damit nichts vergessen wird, (auch um festzustellen, ob wir alles richtig angegeben haben), wird alles schriftlich festgehalten.

In der betrieblichen Praxis verhält es sich gleichermaßen:

> **Definition Ablauforganisation:** Es wird aufgeschrieben, welche Person was auf welche Weise in welcher Reihenfolge zu welchem Zeitpunkt tut. Die Schriftform erlaubt schon vorher eine Kontrolle über die geplanten Maßnahmen.

> **Merke:** Alle Dinge, die aufgeschrieben wurden, schaffen im Kopf Freiraum für andere wichtige Dinge.

Ziele der Ablauforganisation:

- Die **Festlegung der Reihenfolge** verhindert Leerlauf, doppelte Arbeit und erleichtert die innerbetriebliche Abstimmung.
- Die **Schriftform** erlaubt Korrekturen im Ablauf, wenn erforderlich. Die Optimierung der Abläufe im Betrieb wird erleichtert.
- Die **Transparenz** wird erhöht, da von jedem nachvollzogen werden kann, was geschieht bzw. geschehen soll.
- Es wird sichergestellt, dass alle, die am **Ablauf (Prozess) beteiligt** sind, **dasselbe tun**. Das ist vorteilhaft, wenn man sich z. B. während Urlaub und Krankheit vertreten lassen muss oder selbst jemanden vertritt. Es ist positiv zu wissen, dass man nachlesen kann, wie die Dinge gehandhabt werden!

Es ist sinnvoll, einen Ablaufplan zur Bereitstellung von Arbeitsanweisungen zu erstellen und diesen im festgelegten Zeitraum abzuarbeiten.

6.8.3 Das Audit

> **Definition:** Ein Audit ist eine systematische und unabhängige Untersuchung, um festzustellen, ob die qualitätsbezogenen Tätigkeiten und die damit zusammenhängenden Ergebnisse den geplanten Vorgaben entsprechen, und ob diese Vorgaben effizient zu verwirklichen und geeignet sind, die Ziele zu erreichen.

Hören – erwägen – handeln!

Während die Ablauforganisation die einzelnen Betriebsabläufe im Vorhinein regelt, ist das **Audit** ein **Prüfinstrument**, um festzustellen, ob und in welchem Umfang die geplanten Ziele erreicht worden sind (**Soll-/Ist-Vergleich**). Dabei soll das Audit im Wesentlichen feststellen, ob die jeweiligen Elemente eines QM-Systems den festgelegten **Forderungen entsprechen**, ob die **Qualitätsziele erreicht** werden und wie das **QM-System verbessert** werden kann.

Audits können **intern** durchgeführt werden (alle Beteiligten gehören dem Betrieb an) oder **extern** mit nicht dem Betrieb zugehörigen Beratern organisiert werden. Für Hygienebeauftragte kein Grund zur Aufregung, setzt das Durchführen von Audits doch ein **Qualitätsmanagement** voraus (☞ Kap. 6.8.4.3).

Unabhängig von qualitätssichernden Systemen, Zertifizierung u. Ä. haben Audits für Mitarbeiter in der Qualitätssicherung einen praktischen Aspekt. Im Kern ist ein Audit eine **Sitzung** zu einem bestimmten Thema oder Arbeitsbereich mit den dafür verantwortlichen Personen. Anhand einer vorbereiteten Liste (einer Art Checkliste) wird gemeinsam geprüft, ob die einzelnen Punkte der **Liste** mit den gesetzten **Zielen übereinstimmen** (Bsp.: Hygieneschulung Händedesinfektion

Audit – praktische Konsequenzen

sollte bis zum Datum der Auditsitzung für alle Beschäftigten durchgeführt sein). Ist das der Fall, wird das **Ergebnis** eingetragen. Danach wird festgelegt, wie dieser Punkt weitergeführt wird (z. B. Wiederholung der Schulung nach 10 bis 12 Monaten). Diese Festlegung bewirkt Kontinuität im Handeln.

Auch ein negatives Ergebnis wird genau festgehalten (z. B. welche Beschäftigten noch keine Schulung erhalten haben). Danach wird festgelegt, wie und bis zu welchem Zeitpunkt der Mangel behoben wird (z. B. Schulung der restlichen Beschäftigten bis Monatsende).

Die Liste wird auf diese Weise vervollständigt. Der Vorteil besteht darin, dass der Auditbericht (Protokoll) nicht nur Ergebnisse festhält (und dann im Ordner verschwindet), sondern gleichzeitig **praktische Konsequenzen** in die Wege leitet. So geht nichts verloren.

Ein einfaches, aber **wirksames Arbeitsverfahren**.

6.8.4 Qualitätsmanagement in der Praxis

In der Praxis bedeutet Qualitätsmanagement für die Hygienebeauftragten, sich auf unterschiedliche Begebenheiten einzustellen, z. B.:

- In der Einrichtung gibt es noch kein Qualitätsmanagement,
- in der Einrichtung wird ein Qualitätsmanagement aufgebaut,
- in der Einrichtung existiert ein Qualitätsmanagement.

6.8.4.1 Fehlen eines Qualitätsmanagements

Bei dieser Ausgangssituation ist davon auszugehen, dass Informationen, betriebliche Regelungen und Verfahrensweisen überwiegend mündlich weitergegeben werden und vorhandene schriftliche Regelungen in Aktenordnern verschwinden.

Es ist eine schwierige Situation, die aber den Vorteil hat, dass das Hygienemanagement systematisch Schritt für Schritt aufgebaut werden kann. Wichtig ist zunächst, dass alle Maßnahmen schriftlich festgehalten werden.

Hierbei ist eine Prioritätenliste hilfreich, die beinhaltet, welche Tätigkeit zu welchem Zeitpunkt von bestimmten Personen in einer festgelegten Reihenfolge erledigt werden. Auf diese Weise entstehen:

Aufbau des Hygienemanagements

- **Vorgabedokumente:** Was ist von wem auf welche Weise zu tun?
- **Nachweisdokumente:** Wer hat welche Tätigkeit auf welche Weise und zu welchem Zeitpunkt erbracht?

Sinnvoll ist, auch einfache Arbeitsschritte und Tätigkeiten zu berücksichtigen und in die Liste aufzunehmen, z. B. das Reinigen der Arbeitsflächen und die entsprechende Vorgehensweise.

Mit der Einführung des PQsG ist die Etablierung des Qualitätsmanagements zur Selbstverständlichkeit geworden. Somit werden Pflegeeinrichtungen der ersten Kategorie seltener.

6.8.4.2 Qualitätsmanagement im Aufbau

In dieser Situation haben es Hygienebeauftragte leichter. Qualitätsmanagement ist in der Einrichtung bekannt, und es gibt Verantwortliche in der Führungsebene. Damit sind Ansprechpartner vorhanden, und der Aufbau des Hygienemanagements kann mit anderen Bereichen abgestimmt werden. So können Entscheidungen im Team getroffen werden.

Hygiene – ein wichtiges QM-Thema

Dabei ist darauf zu achten, dass die Hygiene nicht an den Rand des täglichen Geschehens gedrängt wird. Allzu gerne erschöpfen sich Hygienemaßnahmen im bloßen Erstellen eines Hygieneplanes. Dem kann vorgebeugt werden:

Die Hygienebeauftragten übernehmen in einer Einrichtung mit Qualitätsmanagement die Rolle eines „Hygienemanagers". Ein guter Manager ist zudem Berater (☞ Kapitel 1 und 6.1).

Hygienebeauftragte tragen dazu bei, dass die erforderlichen Maßnahmen in den entsprechenden Bereich des Qualitätsmanagements integriert werden.

Dies bedeutet im Einzelnen:

- Aufnahme der Hygiene in das QM-Handbuch.
- Verpflichtung der Leitung zur Entwicklung und Verwirklichung des QM-Systems unter Einbeziehung der Hygiene.
- Hygiene wird Bestandteil der betrieblichen Qualitätspolitik.
- Hygiene wird Bestandteil der Qualitätsziele und der Planung.
- Sie wird Bestandteil der internen Kommunikation.
- Hygiene wird bei der Bereitstellung der Ressourcen angemessen berücksichtigt.

6.8.4.3 Vorhandenes Qualitätsmanagement

Hygiene sollte ein Teil des QM sein

Ist ein Qualitätsmanagement vorhanden, ist von den Hygienebeauftragten zu prüfen, inwieweit die Hygiene integriert ist. Die Hygienebeauftragten werden zum innerbetrieblichen Dienstleister in Sachen Hygiene.

Hygiene ist derzeit z. B. im Qualitätsmanagement nach ISO 9001:2000 noch kein eigenständig genannter Punkt. So liegt es an den Hygienebeauftragten, die Verzahnung der Hygiene mit den anderen Qualitätsbereichen vorzunehmen. Es ist zu prüfen, ob die in Abschnitt 6.8.4.2 genannten Punkte schon umgesetzt oder noch zu realisieren sind.

Merke: Ein funktionierendes QM-System arbeitet mit Audits. Von den Hygienebeauftragten ist darauf hinzuwirken, dass Hygiene entsprechende Berücksichtigung findet. Es kann auch mit eigenständigen Hygiene-Audits gearbeitet werden. Entscheidend ist die Integration der Hygiene in den gesamten Qualitätssicherungsprozess.

6.8.5 Hygiene und Wirtschaftlichkeit

Es gibt noch immer Defizite bei der Umsetzung der Hygiene, obwohl die Bedeutung der Hygiene für das Gesundheitsrisiko und das Wohlbefinden sowohl für Pflegende als auch für Pflegebedürftige allgemein bekannt ist. So führen die neuen hygienischen Erfordernisse in der Pflege und der damit verbundene Mehraufwand zu Fragen wie „Ist das denn nötig? Entstehen nicht wieder zusätzliche Kosten?"

Es handelt sich dabei um grundsätzlich berechtigte Fragen, zumindest aus wirtschaftlicher Sicht. Jedes Unternehmen ist gehalten, effizient und wirtschaftlich zu arbeiten. Das bedeutet, mit einem bestimmten Mitteleinsatz den größten Nutzen für das Unternehmen zu erzielen. Dabei ist der **geringste Einsatz** meist **nicht der günstigste oder sparsamste**. Bei Einsatz günstiger Mittel müssen Mehrkosten durch evtl. höheren Zeit- und Personalaufwand berücksichtigt werden. Wird eine **ausreichende Leistung** in Kauf genommen, weil sie besser ist als

6.8 Hygiene und Qualitätsmanagement

eine **mangelhafte**, kann das **Ergebnis** dennoch **nicht** als **gut** bezeichnet werden.

> **Merke:** Auch in der Pflege gilt, das Unternehmensziel ist entscheidend.

Um festzustellen, welche **Unternehmensziele Pflegeeinrichtungen** haben können, sind Überlegungen bzgl. der **Pflegequalität** wichtig. Wird optimale Versorgung honoriert, ist sie lohnenswert und findet sie gebührende Anerkennung?
In der Diskussion um Pflegequalität kann man sich auf zwei konsensfähige Ziele verständigen:

- Pflege zu gewährleisten, die dem Pflegebedürftigen hilft,
- Pflegebedingungen zu schaffen, die den Pflegenden nicht gefährdet.

Bedeutung der Pflegequalität

Was darunter zu verstehen ist, mag sich im Laufe der Zeit ändern. Je größer aber das Wissen um die Zusammenhänge von Hygiene und Gesundheit sowie Hygiene und Lebensqualität ist, umso größer ist die Bereitschaft, Hygiene in die Unternehmensziele einzubinden.
Zu den **Pflegebedingungen** gehört auch die **Personalhygiene**. Es ist leicht nachvollziehbar, dass mangelnde Hygiene für die Pflegenden ein erhöhtes Gesundheitsrisiko (z. B. Infektionsgefahr) bedeutet.[1] Jede Einrichtung sollte ihren Krankenstand diesbezüglich analysieren. Gerade Infektionskrankheiten sind für den Betriebsablauf belastend, weil sie in der Regel gehäuft auftreten.

Wichtig – Personalhygiene

> **Merke:** Umfassende und richtige Hygienemaßnahmen senken den Krankenstand des Personals.

Ein gut geführtes Hygienemanagement senkt den Arbeitsaufwand des Personals. Es ist wie in jedem eingespielten Team: nur gut organisiert mit einem gemeinsamen, von allen akzeptierten Ziel hat das Team Erfolgschancen. Wird Hygiene als notwendiges Übel empfunden, bleibt sie im Randbereich der zu leistenden Qualität, es kommt zu Verzögerungen im Arbeitsablauf und zu Fehlern.

---

[1] Im Jahr 2000 wurden bspw. allein 2714 Berufkrankheiten bei Beschäftigten in der Altenpflege gemeldet, davon 568 Infektionskrankheiten (HIV-Kontaktfälle, Tuberkulose, Hepatitis, Parasiten u. a.) sowie rund 900 Hauterkrankungen. Aber schon jede Grippe, jede Magenverstimmung führt zu Störungen des Betriebsablaufs. Quelle: BG für Gesundheitsdienst und Wohlfahrtspflege, Abt. Reha-Koordination 08/2002.

Merke: Ist Hygiene für Führungskräfte und Mitarbeiter ein anerkanntes, wichtiges Segment der Qualitätssicherung, werden Hygienemaßnahmen sehr schnell verinnerlicht und damit selbstverständlich. Fehler werden vermieden, wertvolle Zeit wird gewonnen.

Hygiene – Schutz vor Krankheit

Für den Pflegebedürftigen bedeutet das einen besseren Schutz vor Krankheit oder – positiv formuliert – mehr Wohlbefinden und damit mehr Lebensqualität. Für die Praxis bedeutet das im betriebswirtschaftlichen Sinne, dass vermeidbare Mehraufwendungen für die pflegerische Versorgung (z. B. bei Infektionen) i. d. R. nicht erstattet werden.

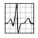

Beispiel: Ein Pflegebedürftiger, der an einer Grippe erkrankt ist, ist nur mit erhöhtem Pflegeaufwand zu versorgen. Entweder leidet die Pflegequalität, z. B. bei der Körperpflege, oder der Zeitaufwand für die Pflege steigt. Der höhere Kostenfaktor wird i. d. R. nicht erstattet.

Soweit die Betrachtung zweier sicher überall in der Altenpflege identischer Unternehmensziele.

Pflege als Markt

Pflege ist im Wandel begriffen. Sie ist ein Markt geworden, auf dem sich die Einrichtungen zu behaupten haben, weil sie in einer Konkurrenzsituation stehen. Der Pflegebedürftige wird zum umworbenen Kunden. Keine Pflegeeinrichtung kommt heute ohne Marketingmaßnahmen aus. Die Attraktivität einer Einrichtung gewinnt immer mehr an Bedeutung, die zu Pflegenden und ihre Angehörigen werden kritischer, wählen immer genauer aus.

Warum sollte in dieser Situation nicht ein wesentliches Element der Qualität, die Hygiene, in die betrieblichen Strategien einbezogen werden?

6.8.6 Beispiel für Qualitätserfassung – der PDCA-Zyklus nach Deming

Qualität erfassen

Das Ergebnis des Qualitätsmanagements ist Qualität. Diese muss erfasst, geprüft und dokumentiert werden. Hierzu gibt es verschiedene, aus der industriellen Qualitätserfassung abgeleitete Modelle wie z. B. das **EFQM-System** (European Foundation for Quality Management). Qualitätserfassungssysteme funktionieren stets nach dem gleichen Prinzip. Verschiedene Sparten einer Einrichtung werden geprüft; i. Abh. v. vorgefundenen Standards und deren praktischer Umsetzung werden Punkte vergeben. Für den medizinischen Bereich ist – zunächst ausschließlich für Krankenhäuser – das **KTQ®-System** von den Krankenkassen, der Bundesärztekammer und der Deutschen

6.8 Hygiene und Qualitätsmanagement

Krankenhausgesellschaft entwickelt worden. KTQ® steht für „Kooperation für Transparenz und Qualität (im Krankenhaus)". Dieses System kann jedoch nicht uneingeschränkt auf andere Pflegeeinrichtungen übertragen werden. Dennoch ist es interessant, in diesem Zusammenhang den im Sinne des KTQ® angewendeten **PDCA-Zyklus nach Deming** vorzustellen.

PDCA kommt aus dem Englischen, ist eine Abkürzung und steht für

- plan
- do
- check
- act

PDCA-Zyklus

Frei übersetzt bedeutet das:

Plan – Planen

Hier wird bewertet, ob die exakte Ausgestaltung eines Prozesses geplant wurde, also detaillierte Planungen – auch Zeitplanungen – vorliegen.

Plan

Do – Taten (Was wurde umgesetzt?)

Hier wird beurteilt, wie viel von den Plänen bereits umgesetzt wurde. Bewertet wird sowohl der Durchdringungsgrad als auch der Erreichungsgrad. Unter **Durchdringung** versteht man, dass z. B. verabschiedete Hygienepläne in allen Bereichen der Einrichtungen bekannt sind. Die **Erreichung** prüft darüber hinaus, ob sie von den Mitarbeitern auch korrekt angewendet bzw. umgesetzt werden.

Do

Check – Überprüfung des Erreichten

Hier wird die Etablierung geeigneter Prüfverfahren sowie die regelmäßige Durchführung geeigneter Prüfungen bewertet. Die Prüfergebnisse sollten nachvollziehbar dokumentiert werden. Im Falle der Hygiene wären das z. B. die Laboruntersuchungen zur Kontrolle des Hygienestandards. Hierzu gehören auch Begehungsprotokolle.
Der „Check" beinhaltet auch externe Prüfungen, z. B. durch die Heimaufsicht, das Gesundheitsamt oder den MDK.

Check

Act – Ergebnisse auswerten – und handeln!

Im letzten Punkt des PDCA-Zyklus wird bewertet, welche Maßnahmen aufgrund von Prüfungsergebnissen getroffen und wie diese umgesetzt wurden. Ziel des PDCA-Zyklus im Gesamten ist es, einen sog. kontinuierlichen Verbesserungsprozess zu ermöglichen. Das bedeutet auch, dass Maßnahmen, die sich als unzulänglich erwiesen haben, durch brauchbare Verfahren ersetzt werden. Zuvor wird dies im Qualitätszirkel Hygiene bzw. mit dem Hygieneteam diskutiert, evtl. im Rahmen eines Audits (siehe oben). Als praktische Konsequenz für

Act

den Hygienebeauftragten ergibt sich, dass auch die Folgerungen aus solchen Audits dokumentiert werden.

6.9 Etablieren und Überwachen des Hygieneplans

Hygieneplan und Rückmeldung

Gleichgültig, auf welche Weise er erarbeitet wurde – der Hygieneplan ist fertiggestellt. Der Qualitätszirkel Hygiene bzw. das Hygieneteam haben ihn abgesegnet. Nun muss er allen Mitarbeitern zugänglich gemacht werden. Dies geschieht am besten durch mehrere **Mitarbeiterzusammenkünfte**, wobei die Mitarbeiter ihre Teilnahme durch Unterschrift quittieren.

Da die Schulungsdauer meist begrenzt ist (☞ Kapitel 8), werden besonders diejenigen Kapitel des Hygieneplans vorgestellt, die Abweichungen von der bisher üblichen Handlungsweise enthalten. Auf Neuerungen wird explizit hingewiesen. Abschließend werden alle Mitarbeiter dazu aufgefordert, mit dem **Hygieneplan drei Monate auf Probe** zu arbeiten. Drei Monate haben sich bewährt, da die meisten Menschen in diesem Zeitraum mögliche Vorbehalte gegen ungeliebtes „Neues" aufgegeben und sich an die neuen Arbeitsabläufe gewöhnt haben.

Nach dieser Frist sollen sie **Stellungnahmen** abgeben, welche **Schwierigkeiten** es mit den Anweisungen gegeben hat, oder ob sie **Verbesserungsvorschläge** machen können.

Hygienebeauftragte sollten die gemachten Vorschläge bzw. Anmerkungen oder Kritikpunkte prüfen, im Hygieneteam bzw. Qualitätszirkel Hygiene vorstellen und den **Hygieneplan** ggf. **umformulieren**. Um diese Punkte zu sammeln, ist es meistens ausreichend, die Wohnbereichs- bzw. Stationsleiter sowie die Hauswirtschaftsleitung, Pflegedienstleitung, Haustechnik und ggf. Küchenleitung an einen Tisch zu holen. **Änderungen** werden besprochen und nach **Einarbeitung** in den jeweiligen Bereichen bzw. Stationen den Mitarbeitern zur Kenntnis gebracht. Auch diese stations- oder bereichsinternen Mitteilungen sollten dokumentiert werden.

Abschließend muss der Hygieneplan der **Einrichtungsleitung** und ggf. dem **Qualitätsbeauftragten** zur Unterschrift vorgelegt werden.

Mit diesen Unterschriften werden der Hygieneplan bzw. die entsprechenden Dokumente zur Arbeitsanweisung auch im arbeitsrechtlichen Sinne. Der Hygieneplan dokumentiert darüber hinaus den korrekten **Vollzug** des § 9 BGV C8 und des § 36 IfSG.

Verstöße einzelner Mitarbeiter gegen den Hygieneplan können jetzt z. B. durch **Abmahnung** geahndet werden. Daneben ergeben sich im Falle negativer Folgen für andere Mitarbeiter und Bewohner **haftungsrechtliche Konsequenzen**, die unter Umständen nicht versichert sind (grobe Fahrlässigkeit).

Nachdem der Hygieneplan in seiner endgültigen Version einige Wochen in Kraft ist, sollten der **Durchdringungsgrad** (Hygieneplan ist den Mitarbeitern bekannt) und der **Erreichungsgrad** (praktische Durchführung der Hygieneanweisung durch die Mitarbeiter) in Form einer **Begehung** kontrolliert werden. Sie kann unangekündigt erfolgen, um möglichst alltägliche Abläufe beobachten zu können (☞ Kapitel 7).

Durchdringungs- und Erreichungsgrad

7 Begehung der Einrichtung durch Hygienebeauftragte

7.1 Vorbereitung

Dem Hygieneaudit (☞ Kapitel 6.8) sollte eine Begehung vorausgehen. Diese kann **angekündigt** im Sinne einer **internen Qualitätskontrolle** erfolgen. Die Mitarbeiter erhalten also Zeit, sich und den Bereich vorzubereiten.

> **Merke:** Im Falle der angekündigten Begehung findet man die **Situation** vor, die Mitarbeiter für den **optimalen Hygienestandard** halten.

Der Hygienebeauftragte sollte sich auf eine angekündigte Begehung sorgfältig vorbereiten. Folgende Punkte sind zu klären bzw. zu planen:

Begehung vorbereiten

- Welche Bereiche sollen begangen werden?
- Welcher Termin ist am günstigsten, um die vorgesehenen Arbeitsabläufe beobachten zu können?
- Stehen die gewünschten Begleitpersonen am vorgesehenen Termin zur Verfügung?
- Steht eine passende Checkliste zur Verfügung (☞ Kapitel 7.2)?
- Rechtzeitige Information der Heimleitung, Pflegedienstleitung und Hauswirtschaftsleitung.
- Ggf. Nachlesen von Berichten der Heimaufsicht, des MDK, der Gewerbeaufsicht oder von Auditoren der zertifizierenden Stelle.
- Zusammentragen von evtl. vorhandenen Laborbefunden (Details ☞ Kap. 7.5).
- Kurz gefasste Berichte über Erfahrungen mit infektiösen oder infektionsverdächtigen Bewohnern.

Nun wird der Begehungsumfang festgelegt und die Checkliste entsprechend ergänzt.
Andererseits kann eine **Begehung** auch **unangekündigt** erfolgen, d. h., der Hygienebeauftragte geht, andere Tätigkeiten vorschützend, durch das Haus. Hierbei können **alltägliche Verhaltensweisen bzgl. der Hygiene** beobachtet werden. Bei unangekündigten Begehungen kann man keine Checkliste mitnehmen, wenn man unauffällig agieren will. Daher ist der Umfang der Begehung und die Beobachtung bzgl. der Arbeitsweisen eingeschränkt.

> **Merke:** Die unangekündigte Begehung dient vor allem der **gezielten Beobachtung** von **Abläufen**, bei denen die **Effektivität fraglich** ist. Auch **Beschwerden von Mitarbeitern** über einzelne Personen können hierbei überprüft werden.

7.2 Die Begehung

In nachfolgenden Kapiteln werden Kriterien gelistet, die bei der Begehung beachtet werden müssen.

7.2.1 Organisation

Theorie

Kenntnis und Einsichtnahme in den Hygieneplan durch die Mitarbeiter

- Kennen alle angetroffenen Mitarbeiter den Hygieneplan?
- Weiß jeder, wo der Hygieneplan zu finden ist?
- Ist der Hygieneplan am vorgesehenen Ort?
- Ist der Hygieneplanordner vollständig und auf dem neuesten Stand?
- Stimmen Pflegestandards und Hygieneplan überein?
- Können einschlägige Regeln korrekt wiedergegeben werden?

Kenntnis des Desinfektionsplans

- Hängen die Desinfektionspläne aus?
- Sind die Desinfektionspläne aktuell?
- Sind die Datensicherheitsblätter der Konzentrate zugänglich?
- Sind die Datensicherheitsblätter aktuell?
- Ist bekannt, wann gereinigt und wann desinfiziert wird?
- Hängen Betriebsanweisungen gemäß Gefahrstoff-VO aus?

Internes Meldewesen

- Erfährt der Hygienebeauftragte, wenn Infektionen auftreten?
- Wer veranlasst Erstmaßnahmen (am Wochenende, in der Nacht)?
- Ist eine Ausbruchsdokumentation (gemäß IfSG) möglich?
- Funktioniert die festgelegte Meldekette?

Mitarbeiterschulungen

- regelmäßig durchgeführt,
- korrekt dokumentiert?

7.2.2 Personalhygiene

Personal

Berufskleidung im Sinne der Hygiene und der UVV

- Farbe, Material, Waschbarkeit (60 °C),
- Schmuck (Ohrringe, Unterarmschmuck, lange Ketten, künstliche Fingernägel),
- Haartracht.

Schutzkleidung

- Bereitstellung, Verfügbarkeit.
- Wann wird welche Kleidung angelegt?

Händehygiene

- Händedesinfektion technisch korrekt?
- Handschuhe
  - Einmalhandschuhe unsteril,
  - sterile Handschuhe.
- Hängt der Hautschutzplan aus?
- Spender sauber und befüllt?
- Bei Nachfüllen: Beschriftung korrekt?

7.2.3 Praktische Durchführung der Hygienemaßnahmen in der Pflege

Umgang mit Arbeitsmitteln *Pflegepraxis*
Verbandwagen

- sauber, aufgeräumt,
- Bestückung,
- abgedeckt, wenn nicht in Gebrauch.

Lagerungshilfen (Lagerung, Aufbereitung)

Pflegeutensilien (Lagerung, Aufbereitung)

- Sind alle Pflegeutensilien erfasst?
- Sind individuelle Pflegeutensilien für infektionsverdächtige Bewohner/Patienten vorhanden?
- Aufbereitungsanweisungen für
  - Thermometer,
  - Blutdruckmessgeräte,
  - Blutzuckermessgeräte,
  - Hebehilfen,
  - sonstige stationäre Geräte,
  - mobile Geräte: Aufbereitung eindeutig geregelt und durchgeführt?
- Dokumentation bei nicht täglicher Aufbereitung.
- Dokumentation bei Aufbereitung nach Gebrauch.

Betten, Inventar

- nach Verlegung des Bewohners,
- Regelablauf.

Wäsche

- Einsortieren von Frischwäsche.
- Lagerung.
- Sortieren gebrauchter Wäsche
  - infektionsverdächtig,
  - Sonstige.

- Zustand der gewaschenen Wäsche
  - Schäden, Faltung,
  - Sauberkeit,
  - Waschmittelrückstände.

Arzneimittel

- Lagerung,
- Behälter, z. B. für Tropfen,
- Mörser,
- Wasser für Tropfen,
- Temperatur,
- Durchstichflaschen,
- Infusionen und Injektionen (Vorbereitung, Applikation),
- Verabreichung von Injektionen
  - Desinfektion ausreichend,
  - Versorgung nach Injektion.

Sterilgut

- Lagerung
  - sauber und trocken,
  - Lagerzeiten eingehalten?
- Entsorgung
  - Einlegen in Desinfektionsmittel,
  - Einlegen in trockene und geschlossene Behälter,
  - Abgabe an die Aufbereitung.
- Aufbereitung
  - Desinfektionsverfahren,
  - Reinigung, Inspektion,
  - Sterilisationsprozess, Dokumentation.
- Arbeitsanweisungen aktuell?
- Dokumentation fortlaufend?

Pflegemaßnahmen

- Ablauf beim Baden und Waschen der Bewohner
  - Gebisspflege,
  - Bad: Zwischendesinfektion und Reinigung,
  - Waschutensilien: Wechselintervall/Aufbereitung.
- Venenkatheterpflege.
- Harnwegskatheterisierung
  - Vorbereitung,
  - Durchführung,
  - Pflege des Harnwegskatheters.
- Absaugen, Beatmung.

7.2.4 Bewohnerzimmer und gemeinsam genutzte Einrichtungen

Räume allgemein

- Optische Sauberkeit der Flächen,
- Sauberkeit unter Möbeln,
- Sauberkeit von Textilien, Büchern, Zeitungen etc.

Nasszellen und Bäder

- Armaturen
  - glänzend, sauber,
  - Kalkgehalt/Kalkflecken,
  - Strahlregler, Perlator, Brausekopf.
- Becken
- Flächen
- Gelagerte Utensilien.

7.2.5 Lebensmittellogistik

Reichen von Speisen

- Kleidung (ggf. Schutzkleidung),
- Vorbereitung (Portionieren, Zuschneiden),
- Zwischenlagerung von Speisen,
- Wiedererwärmen von Speisen.

7.2.6 Wäscherei

Externer Dienstleister

- Zertifikat?
- Zufriedenheit der Anwender.
- Zufriedenheit der externen Dienstleisters mit Wäschevorsortierung.

Eigene Wäscherei

- Trennung in reine und unreine Seite?
- Waschverfahren ausreichend?
- Mangeln, Bügeln, Falten.
- Ausgabe hygienisch einwandfrei?
- Sozialraum.
- Kleidung Personal.

7.2.7 Abfallkonzept

- Mülltrennung?
- Logistik, Zwischenlagerung.

7.2.8 Tierhaltung

- Unterbringung?
- Sauberkeit des Lagers.
- Dokumentation Entwurmung, Tierarztbesuche, Impfzeugnis.

7.2.9 Dokumentation

- Ausreichend, angemessen?
- Fortlaufend geführt?
- Sofort griffbereit?
- Übersichtlich?

7.2.10 Laboruntersuchungen zur Dokumentation des Hygienestandards

Regelmäßig durchgeführt?

- Abklatschuntersuchungen zur Flächendesinfektion,
- Abklatschuntersuchung zur Händedesinfektion,
- Wasserproben,
- Prozessprüfung von Desinfektionsapparaten,
- Produktprüfung, Desinfektion.

Befunde übersichtlich abgeheftet? Chronologisch nach Daten geordnet?

7.3 Der Bericht des Hygienebeauftragten

7.3.1 Auditbericht

Umfang, Ziel, Datum

Bericht als Handlungsgrundlage

Eingeleitet wird der Bericht mit der Mitteilung, welche Bereiche der Einrichtung begangen wurden und wann das geschah. Hier kann auch mitgeteilt werden, ob die Begehung anlassbezogen (Mitteilungen von Betreuten, Angehörigen, Mitarbeitern, Aufsichtsbehörden) oder routinemäßig erfolgte. Der Hinweis „angekündigt" oder „unangekündigt" hilft den Lesern bei der Bewertung.

Verteilerplan

I. d. R. müssen nicht alle Abteilungen bzw. Bereiche einer Einrichtung über die Begehung informiert werden. Im Verteilerplan sollten in jedem Fall **Einrichtungsleitung, Pflegedienstleitung** und **Hauswirtschaftsleitung** stehen. Die **Stations- und Bereichsleitungen** der **begangenen Bereiche** sollten hinzugefügt werden. Ansonsten werden **Betroffene** (Fachkraft für Arbeitssicherheit, Sicherheitsbeauftragte, Betriebsarzt etc.) **bei Bedarf** informiert.

Rechtsgrundlagen

Gesetze, Verordnungen, Normen oder Richtlinien bzw. Empfehlungen sollten kurz benannt werden. Interessierte können somit nachlesen, die anderen erkennen die Autorität hinter den Ausführungen des Hygienebeauftragten. Eine Würdigung der Vorgabe (muss, soll, kann befolgt werden) kann später im Berichtstext erfolgen.

Auflistung ggf. festgestellter Hygienemängel

Der Begriff „Auffälligkeit" beinhaltet alles, was Hygienebeauftragten bei der Begehung auffällt. Nicht immer handelt es sich dabei um echte Mängel. Es können auch **Abweichungen von** gewohnten und im Hygienehandbuch **vorgegebenen Vorgehensweisen** sein, die trotzdem zu einem brauchbaren Ergebnis führen. Werden **Mängel** festgestellt, so wird der „Ist-Status" beschrieben, dem „Soll-Status" (Zitat der Rechtsgrundlage) gegenübergestellt und abschließend ein Vorschlag zur praktischen Umsetzung der erforderlichen Änderung dokumentiert.

Beurteilung

Die Beurteilung ermöglicht eine **zusammenfassende Darstellung des Hygienestatus**. Auch erzielte **Fortschritte** werden hier mitgeteilt. Dazu werden Vergleiche zu früheren Begehungen oder Berichten von Aufsichtsbehörden gezogen.

Prioritätenliste

Die Prioritätenlisten gibt Auskunft, welche Maßnahmen nach Ansicht des Hygienebeauftragten in welchem Zeitraum getroffen werden sollen. Naturgemäß spielt dabei auch der erforderliche Aufwand eine Rolle. Änderungen von Arbeitsweisen ohne die Notwendigkeit von Neuanschaffungen lassen sich schneller umsetzen als solche mit Neuanschaffungen oder gar kleinen Baumaßnahmen. Ansonsten gilt z. B.:

Übersicht 9: Priorität bei Änderungen von Hygienemaßnahmen

> **Prioritätsstufen**
> **Priorität A:** Maßnahmen, die anfällige Betreute besser und sicherer vor Infektionen schützen oder Vollzug von Auflagen der Aufsichtsbehörden.
> **Priorität B:** Vollzug von Richtlinien und Empfehlungen sowie berufsgenossenschaftlichen Unfallverhütungsvorschriften **ohne** bisher vorliegende Beanstandung durch die Aufsichtsbehörden.
> **Priorität C:** Vollzug von Empfehlungen und Normen ohne bisher vorliegende Beanstandungen und von geringerer Priorität oder Baumaßnahmen.

Verbesserungsvorschläge

Hygienebeauftragten können bei ihren Begehungen durchaus Ideen kommen, wie man bestimmte Maßnahmen besser machen könnte, ohne dass das bisherige Vorgehen falsch wäre. Dies ist ganz im Sinne des vom Qualitätsmanagement geforderten „kontinuierlichen Verbesserungsprozesses". Solche Ideen gehören daher auch in den Bericht.

Empfohlene Maßnahmen

Hier fassen Hygienebeauftragte die aus ihrer Sicht ratsamen Maßnahmen noch einmal knapp zusammen. Dies kann unter Einbeziehung der beiden letzten Aspekte (Priorität, Verbesserungsvorschläge) tabellarisch erfolgen (☞ Übersicht 10).

Übersicht 10: Beispiel für einen tabellarischen Begehungsbericht

Mustereinrichtung	Bericht des Hygienebeauftragten	Hygienemanagement
	Begehung vom XX.XX.20XX	
Feststellung	Priorität	Maßnahmen/Vorschlag
Waschschüsseln werden einmal in der Woche desinfiziert.	A	Desinfektion nicht erforderlich, spart Kosten, Hygieneplan ändern.
Wäscherei ist nicht in reine und unreine Seite getrennt.	B	Räumliche Trennung anstreben. UVV beachten!
Händehygiene wird inkonsequent durchgeführt.	A	Personalschulung – Termin beschließen, ggf. Referenten einladen.
Handtuchspender im Stützpunkt Wohnbereich 3 defekt.	A	Gleich reparieren oder austauschen. Verstoß gegen UVV.

7.4 Mitwirkung des Hygienebeauftragten bei anderen Audits

Auch bei Audits in Bereichen, die nicht primär Hygienefragen klären sollen, aber hygienerelevante Tätigkeiten beleuchten, ist die Mitarbeit von Hygienebeauftragten von Nutzen. Sie liefern in diesem Fall nur ergänzende Informationen. Damit untermauern sie ihren Status als interne Berater und können natürlich wie alle anderen Beteiligten durch Einbringen konstruktiver Vorschläge die Prozesse verbessern. Im Folgenden werden mögliche Beiträge von Hygienebeauftragten in Stichworten skizziert.

Hygienebeauftragte als Teammitglieder

7.4.1 Küchenaudit

Eine kleine Checkliste findet sich in Kapitel 5.9.

7.4.2 Pflegeprozessaudit

- Hygienerelevante Schnittstellen zu den Pflegestandards.
- Kooperation Hauswirtschaft – Pflege.
- Internes Meldewesen.
- Infektionsschutz für Bewohner und Personal (hausärztlicher Bereich, Betriebsarzt).
- Einplanung von Hygienemaßnahmen für Pflegesatzverhandlungen (Zuarbeit).

7.4.3 Betriebssicherheitsaudit

- Vollzug der Gefahrstoff-VO/Biostoff-VO
  - Desinfektionsmittelkonzentrate,
  - Händedesinfektionsmittel und demente Bewohner,
  - Abfallkonzept.
- Zuarbeit zu Gefahrstoffkataster
- Umsetzung des/r Medizinprodukterechts, Medizinproduktegesetzes, Medizinproduktebetreiberverordnung
  - Dokumentation.

7.4.4 Audit hauswirtschaftlicher Bereich

- Reinigungsplan.
- Desinfektionsplan.
- Verhalten hauswirtschaftlichen Personals bei Infektionsverdacht bzw. Besiedlung.
- Aufbereitung der Reinigungsutensilien.

7.5 Laborkontrollen des Hygienestandards

Als Maßnahme zur Überwachung des Hygienestandards werden in der Anlage zu Ziffer 5.6 der Richtlinie für Krankenhaushygiene und Infektionsprävention des Robert-Koch-Institutes (RL-RKI) eine Reihe von Untersuchungen empfohlen.

„Zuviel" verursacht unnötige Kosten

Diese Anlage ist leider nicht die Neueste (1996). Einige Hygieniker verdammen öffentlich „Abklatschorgien", und sie haben recht. Dennoch gibt es keine besseren Verfahren als Abklatschuntersuchungen, um die geforderten Prüfungen preisgünstig und für alle nachvollziehbar durchzuführen. Es handelt sich dabei um Kontrollen gemäß § 9 BGV C8 (Durchführung der Reinigung und Desinfektion überprüfen) und Prüfungen, die in jedem Qualitätsmanagement (kontinuierlicher Verbesserungsprozess aufgrund erhobener Prüfergebnisse) gefordert werden.

Daneben ist auch die pädagogische Wirkung sehr gut. Auch Mitarbeiter ohne fachliche Qualifikation können sich Keimzahlen vorstellen und handeln entsprechend. Allerdings müssen die Beprobungsorte sinnvoll ausgewählt werden und der Zeitpunkt der Abnahme günstig sein.

Auch die Nährböden müssen geeignet sein. Sie sollten ggf. **Enthemmer** (s.u.) enthalten. Bei der Auswahl sollte man sich von einem Fachmann beraten lassen. Bei der Überprüfung z. B. desinfizierter Flächen ist der Zusatz von Substanzen, die das **Desinfektionsmittel inaktivieren**, in Nährböden erforderlich. Diese werden als „Enthemmer" bezeichnet.

7.5.1 Produktkontrolle und Prozesskontrolle

Ergebnis kontrollieren

Mikrobiologische Proben können am **Endprodukt** eines Aufbereitungsganges gewonnen werden. Der aufbereitete Gegenstand wird dabei abgeklatscht und auf anhaftende Restkeime untersucht. Diese Produktkontrolle ist nur **nach Reinigung oder Desinfektion** relevanter **Flächen** und **Gegenstände** sinnvoll. Abklatsche als Produktkontrolle (☞ Abb. 18) können bspw. gewonnen werden

- von aufbereiteten Hilfsmitteln (z. B. Toilettenstühle nach Reinigung),
- von gereinigten Flächen, z. B. in der Wohnbereichsküche oder bewohnernah im Zimmer,
- von Geschirr (nach DIN),
- von gewaschener Wäsche (nach RAL 992/2),
- von Wischmops, die feucht gelagert wurden.

7.5 Laborkontrollen des Hygienestandards

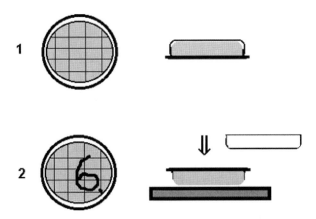

Abb. 18: Schema Abklatschuntersuchung

Bei Abklatschuntersuchungen werden bevorzugt sog. RODAC-Platten (RODAC = Replicate organism detection and counting) verwendet. Der Nährboden ist bei diesen Platten so gegossen, dass er über den Kunststoffrand der Trägerplatte hinausragt (1). Nach der Beschriftung wird der Deckel zur Untersuchung abgenommen und der Nährboden in möglichst vollständigen Kontakt zur Untersuchungsfläche gebracht (2). Anschließend werden die Platten wieder verschlossen und ins Labor gegeben, wo sie 24 bis 48 Stunden bebrütet werden. Vom Labor wird mitgeteilt: die Keimzahl in KBE (koloniebildende Einheit) zusammen mit der Bezugsgröße (z. B. Quadratzentimeter, 25 cm^2 = gesamter Nährboden) und ggf. eine detaillierte Differenzierung der vorgefundenen Keime.

Nicht sinnvoll sind Abklatsche von Toilettenbrillen, Fußböden und Flächen **vor** Reinigung oder Desinfektion, es sei denn, eine „Vorprobe" wird zu Lehrzwecken gewünscht.

Die **Prozesskontrolle** wird mit einem geeigneten **kontaminierten Prüfkörper**, der einem v. a. **maschinellen Desinfektionsvorgang** unterworfen wird, durchgeführt. Die verwendeten Prüfkörper werden in der Regel mit einer klebenden Anschmutzung (z. B. Griesbrei, Blut) mit speziellen Stämmen von Staphylococcus aureus und Enterococcus faecium in definierter Konzentration beschichtet (☞ Abb. 19). Vom Labor geliefert werden sie dem zu prüfenden Verfahren unterzogen und danach im Labor untersucht.

Ablauf kontrollieren

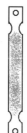

Abb. 19: Schema Prüfkörper für Prozesskontrolle (Beispiel Spülmaschinen-Teststreifen)

Solche Prozesskontrollen werden durchgeführt zur Überprüfung von

- Steckbeckenspülapparaten,
- Waschmaschinen (Wäscherei),
- Spülmaschinen.

Sie sind nicht sinnvoll zur Überprüfung manueller Reinigungsprozesse.

7.5.2 Vorschläge des RKI

Expertenempfehlungen

Zur Erfüllung der Auflagen in der Anlage zu Ziffer 5.6 RL-RKI werden derzeit folgende Untersuchungen empfohlen:

Unangemeldete Kontrollen der Händedesinfektion

Diese Art von Kontrolle ist erst nach Etablieren eines Hygieneplans und der Durchführung von Schulungen sinnvoll. Kontrolliert werden sollten Mitarbeiter während der Arbeit, wobei besonderes Augenmerk auf Fingerspitzen und Daumen der Arbeitshand liegt.

Kontrolle der Flächenreinigung und Desinfektion

Diese Kontrolle dient nicht dazu, die Wirkung des Desinfektionsmittels zu prüfen, sondern ob dasselbe korrekt angewendet wird.
Zur Kontrolle der Flächenreinigung und/oder -desinfektion werden **wichtige Arbeitsflächen**, die maximal 2 bis 3 Stunden zuvor gereinigt oder desinfiziert und seitdem nicht mehr benutzt wurden, ausgewählt. Sinnvoll ist dies im Küchenbereich und bei Arbeitsflächen zur **Vorbereitung von Medikamenten**. Nach Bedarf können bewohnernahe Flächen überprüft werden. Die Kontrolle erfolgt durch Abklatschproben mit Nährböden, deren Zusammensetzung eine Aufhebung der Wirkung des Desinfektionsmittels auf der Nährbodenoberfläche erlaubt.

Kontrolle der Sterilisation

Diese Kontrolle ist auch in DIN-EN Normen vorgegeben und sollte halbjährlich oder (bei thermischen Verfahren) nach 400 Chargen durchgeführt werden.

Art der Kontrolle: **Bioindikatoren**, die in „**Briefchen**" kommen und **mitsterilisiert** werden. Dabei können sie in die Sterilisationsbehälter zum Instrumentarium gelegt werden. Die Anzahl richtet sich nach der Größe des Gerätes. Ein Briefchen wird als **Transportkontrolle** nicht sterilisiert. Alle Briefchen werden an das **Labor** zurückgeschickt und dort **ausgewertet**.

Kontrolle der Steckbeckendesinfektion

Diese Kontrolle muss jährlich durchgeführt werden. Die **Prozesskontrolle** erfolgt mit **kontaminierten Schrauben** (Enterococcus faecium in Prüfanschmutzung) bzw. nach neuesten Vorgaben mit entsprechend kontaminierten Metallstreifen.
Orientierend kann eine **Produktkontrolle** durch **Abklatsch** der desinfizierten Steckbecken erfolgen.

Küche

Die Kontrolle der **Geschirrspülmaschine** erfolgt mit Probestreifen aus Metall (☞ Abb. 19) mit Enterococcus faecium, die in den Besteckkorb gegeben werden. Dazu werden Abklatschuntersuchungen von gespültem Geschirr genommen. Die Untersuchung nach DIN wird ergänzt durch eine Spülwasserprobe aus der Maschine.
Arbeitsflächen und Geräte: Nach Reinigung oder Desinfektion Abklatsch mit Platten, die Enthemmer enthalten.

Kontrolle der Desinfektionsdosierautomaten

Diese Kontrolle sollte jährlich durchgeführt werden. Die gemischte Desinfektionsmittellösung wird in Bouillon mit Enthemmer gegeben und bebrütet.

7.6 Dokumentation

Das Labor sendet einen Befund, der die Keimzahl in KBE (koloniebildende Einheit) zusammen mit der Differenzierung der wichtigsten Keime und eine Bewertung enthält. Abb. 20 zeigt einen Musterbefund. Die Bewertung kann als Text wie in der Abbildung erfolgen. Alternativ können durch Symbole wie * oder + einzelne Proben bewertet werden, wobei die Anzahl der Symbole Auskunft über die Bewertung gibt.

Wichtig – Dokumentation

Privatdozent Dr. med. Andreas Schwarzkopf
Facharzt für Mikrobiologie und Infektionsepidemiologie, Hygieniker
Hygieneuntersuchungen

Muster Pflegeeinrichtung
Musterstraße

00000 Musterstadt

DATUM: 2003-01-31

Mikrobiologische Kontrollen zur Überprüfung des Hygienestandards
in Anlehnung an Anlage zu Ziffer 5.6 Richtlinie für Krankenhaushygiene und Infektionsprävention des Robert-Koch-Institutes

Am 26.01.03 wurde die Einrichtung begangen und folgende Proben zur Dokumentation des Hygienestandards gewonnen:

Datum	Probe	Ergebnis in KBE* / 25 cm^2
26.01.03	Arbeitsfläche – Wohnbereich 2 nach Desinfektion	2 KBE
	Ablage Bad nach Desinfektion	0 KBE
	Tisch im Speisesaal nach Reinigung	**250 KBE, darunter 200 Pseudomonas aeruginosa**
	Arbeitsplatte Teeküche Wohnbereich 1	4 KBE
	Öffentliche Toilette, Spültaste nach Desinfektion	1 KBE

*) KBE = Kolonie bildende Einheit, also ein lebendes Bakterium. Soweit nicht anders angegeben, handelt es sich um Hautflora sowie aerobe Sporenbildner (Staubkeime).

Kontrolle der Händehygiene

Datum	Probe	Ergebnis in KBE* / 25 cm^2
26.01.03	Pflegekraft Wohnbereich 1	2 KBE
	Zivildienstleistender	30 KBE
	Hilfskraft in der Verteilerküche	**75 KBE, darunter 20 Escherichia coli**

*) KBE = Kolonie bildende Einheit, also ein lebendes Bakterium. Soweit nicht anders angegeben, handelt es sich um Hautflora sowie aerobe Sporenbildner (Staubkeime).

<u>Bewertung:</u>
Bei prinzipiell gutem Hygienestandard fällt eine Verkeimung auf dem Tisch des Speisesaals auf. Sie wurde vermutlich durch einen feucht gelagerten Lappen verursacht. Die Hilfskräfte sollten noch einmal zur Händehygiene geschult werden.
Empfohlene Fälligkeit für die nächste Untersuchung: 01/2004

Mit freundlichen Grüßen

Abb. 20: Musterbogen mikrobiologischer Befunde

Ähnlich wie in diesem Beispiel könnte ein Befund aussehen. Es sind aber auch andere Formen möglich.

Merke: Die Laborbefunde werden von den Hygienebeauftragten aufbewahrt, in der Hygieneteamsitzung diskutiert und bei Anforderung dem Gesundheitsamt vorgelegt.

8 Kenntnisse weitergeben – Mitarbeiterschulung

„Durch Personalschulungen ist sicher zu stellen, dass geeignete Maßnahmen mit Kenntniserlangen des Auftretens solcher Erreger eingesetzt werden und korrekt durchgeführt werden." (§ 11, Abs. 1 Satz 9 HeimG)

8.1 Wie oft müssen welche Inhalte geschult werden?

Eine Schulung für das Pflegepersonal zu Hygienethemen sollte mindestens einmal jährlich durchgeführt werden. Personalschulungen sind außerdem erforderlich:

Personalschulungen

- für Pflegepersonal nach Biostoff-Verordnung (z. B. Betriebsarzt),
- für Anwender von Gefahrstoffen auf die Betriebsanweisungen der betreffenden Produkte (Fachkraft für Arbeitssicherheit),
- Einweisungen auf Medizingeräte bzw. -produkte (Einweisung erfolgt durch Hersteller),
- bei Umgang mit Lebensmitteln nach § 43 IfSG für Küchenpersonal (Wiederbelehrung durch Arbeitgeber) und, falls erforderlich, Pflege- oder Hauswirtschaftspersonal,
- Schulung gemäß der Deutschen Lebensmittelhygieneverordnung (LMHV) für Küchenpersonal.

Die Hygieneschulungen müssen also terminlich abgestimmt werden. Darüber hinaus gibt es häufiger ein Programm hausinterner Fortbildungen, das bei der Terminplanung zu berücksichtigen ist.

8.2 Vorbereitung

8.2.1 Psychologische Vorbereitung

Die Mitarbeiterschulung ist eine der wichtigsten Aufgaben des Hygienebeauftragten. Da Hygienebeauftragte i. d. R. wie andere Mitarbeiter im Pflegedienst tätig sind, mag es für manche schwierig sein, die Kollegen plötzlich zu belehren. Aber muss es denn immer eine Belehrung sein? Schließlich kann man als Hygienebeauftragter eine Menge nützlicher Informationen liefern, die das Arbeiten sicherer machen und die Versorgung der Betreuten erleichtern. Also sollte man sich selbst in erster Linie als Berater sehen.

Eigenes Ich vorbereiten

Am besten und gründlichsten gelingt die Arbeit, wenn man von der Tätigkeit **überzeugt** ist. Das gilt in ganz ausgeprägtem Maße für die

Nicht nur Paragraphen

Hygiene. Die Drohung mit möglichen **arbeitsrechtlichen Folgen** wegen Verstoßes gegen den Hygieneplan oder Folgen für die Einrichtung wegen Verstoßes gegen Verordnungen und Gesetze soll zwar nicht unerwähnt bleiben, im Vordergrund sollten aber **fachliche Begründungen** stehen, die es den Mitarbeitern leichter machen, die **Notwendigkeit der vorgetragenen Maßnahmen** einzusehen.

Verzichten Sie als Hygienebeauftragter auch darauf, Krankheitsbilder zu dramatisieren, die evtl. durch Erreger ausgelöst werden oder das Gefährdungspotenzial der Erreger zu übertreiben. Sicherlich ist das motivierend, aber nur eine sachliche, ausgewogene Information versetzt Mitarbeiter in die Lage, das eigene Risiko und das für die Betreuten richtig einzuschätzen. Umgekehrt dürfen Risiken auch nicht als gering dargestellt werden, wenn sie relevant sind.

Auf die Körpersprache achten

Das Wichtigste ist: Sie müssen **selbst** von dem **überzeugt** sein, was Sie vertreten wollen. Die Körpersprache, die viele Menschen unbewusst zu deuten wissen, zeigt, was Sie wirklich denken. Wenn Sie also zu der Überzeugung gelangt sind, dass eine vorgegebene Maßnahme für die eigene Einrichtung nicht sinnvoll ist, räumen Sie dies ein. Handelt es sich um eine Auflage, müssen Sie dies verdeutlichen. Stellen Sie klar, dass der **Hygieneplan** und ihre eigenen Vorgaben den **Regelfall** in der Einrichtung beschreiben. **Ausnahmen** sind also **zulässig**, sollten aber bewusst als solche empfunden werden und seltene Ereignisse sein.

Eine weitere wichtige Regel beim Vortrag: Seien Sie Sie selbst! Versuchen Sie nicht, irgendeinen Stil zu kopieren oder etwas zu präsentieren, von dem Sie annehmen, dass es allgemeine Zustimmung findet. Bedenken Sie stets Folgendes: Auch Redner mit großer Erfahrung sind vor ihren Referaten etwas aufgeregt. Das ist sogar notwendig, um eine Aufgabe optimal lösen zu können.

> **Hinweis:** Gute Vorbereitung ist das Wichtigste. Wenn Sie bzgl. eines Sachverhaltes nicht sicher sind, recherchieren Sie noch einmal gründlich. Zuhörer spüren Unsicherheiten im Vortrag.

Unaufmerksamkeit – nicht persönlich nehmen

Bedenken Sie, dass sich Unmutsäußerungen während des Vortrages i.d.R auf die Sache beziehen, nicht auf Ihre Person. Nehmen Sie solche Äußerungen nicht persönlich, lassen Sie sich nicht aus der Ruhe bringen.

Nicht alle Menschen interessieren sich für das vorgetragene Thema. Sie müssen also damit rechnen, dass sich Leute langweilen, wie interessant Sie ihre Präsentation auch gestalten. Stören Sie sich nicht daran, wenn jemand einschläft. Schließen Sie nicht daraus, dass Sie generell langweilig gewesen wären. Bedenken Sie, dass der oder die Betreffende evtl. in der Nacht zuvor unter Schlafstörungen gelitten und nun schon eine Arbeitsschicht hinter sich gebracht hat. Mit Müdigkeit ist daher zu rechnen, auch bei interessanten Themen. Millionen Menschen schlafen jeden Abend vor dem Fernseher ein. Sehen Sie also gnädig darüber hinweg, aber reden Sie!

Wer **frei sprechen** kann, wirkt natürlich souverän und überzeugend. Dies erfordert jedoch einige Übung. Die schlechteste Lösung ist zweifelsohne, alles von einem Blatt abzulesen. Es ist besser, **Karteikarten** zu verwenden, auf denen alle wichtigen Sachverhalte stichpunktartig zusammengefasst sind. Dabei ist es besonders wichtig, die Karten deutlich sichtbar durchzunummerieren. Sollten sie durcheinander geraten oder hinunterfallen, kann man sie schnell wieder in die **richtige Reihenfolge** bringen. Die jeweiligen Stichworte sollten in großer Schrift und gut lesbar auf den Karten notiert werden. Außerdem können **Regieanweisungen**, wie z. B. „Folie auflegen", auf den Karteikarten vermerkt werden. Später kann man die **Gliederungspunkte** seines Referates auf **Folien** schreiben und den restlichen Vortrag frei halten, was, wie gesagt, einige Übung und sorgfältige Vorbereitung erfordert. Fehlt die Zeit zur Vorbereitung, ist die Verwendung von Karteikarten die beste Möglichkeit zur Vortragsgestaltung.

Karteikarten mit „Rotem Faden"

Wer den zuhörenden Mitarbeitern etwas **Zeit zum Verinnerlichen und Nachdenken** geben will oder erwartet, dass sie mitschreiben, kann auch wichtige Punkte seines Referates während des Vortrags auf eine Folie, ein Flipchart oder eine Tafel schreiben. Die Zeit, die man selbst benötigt, um den Text zu schreiben, gibt auch den Mitarbeitern Zeit. Werden mehrere Themen in einem Referat abgehandelt, ist es sinnvoll, **Pausen zu machen** und **Zwischenfragen zu ermöglichen**. Den Mitarbeitern wird so auch die Möglichkeit gegeben, das Gehörte entsprechend abzuspeichern.

Verschiedene Vortragsformen

8.2.2 Technische Vorbereitung

Terminplanung

Zunächst gilt es, mit der **Einrichtungsleitung**, der **Pflegedienstleitung** und evtl. auch der **Hauswirtschaftsleitung** einen **geeigneten Termin** zu finden. Aus pragmatischen Gründen wird man die Mitarbeiter **zweier Dienstschichten gemeinsam** fortbilden, was i. d. R. bedeutet, dass die Veranstaltung zwischen 13.00 und 14.00 Uhr stattfindet. Ein Nachteil besteht darin, dass die Mitarbeiter nach Dienstende aufgrund der Müdigkeit in ihrer Aufmerksamkeit eingeschränkt sind. Mitarbeiter, die vor Dienstbeginn an der Fortbildung teilnehmen, sind gelegentlich abgelenkt. Aber auch bei jedem anderen Termin wird es ähnliche Probleme geben.

> **Beachte:** Bei der Planung von Einweisungen und Fortbildungen ist es wichtig, einen Alternativtermin für die Mitarbeiter festzulegen, die den ersten Termin aus dienstlichen Gründen nicht wahrnehmen konnten bzw. urlaubs- oder krankheitsbedingt verhindert waren. Inhalt und Termin der Veranstaltung sollten rechtzeitig, d. h. möglichst zwei Wochen zuvor am schwarzen Brett angekündigt werden.

Festlegung und Ankündigung des Themas

Aktuelle Ereignisse als Thema

Vorgeschrieben sind die **Schulungsinhalte** i. d. R. nur bei der **Wiederbelehrung gemäß § 42, 43 Infektionsschutzgesetz** (Umgang mit Lebensmitteln) sowie bei der **Belehrung** der Mitarbeiter gemäß der **Biostoffverordnung**. Sowohl bei der Schulung gemäß der Deutschen Lebensmittelhygieneverordnung wie auch bei der jährlichen Hygieneschulung können die Themen frei gewählt werden. Am besten ist, wenn man auf ein **aktuelles Ereignis** oder vorhandene **mikrobiologische Befunde** zur Dokumentation des Hygienestandards Bezug nehmen kann. Hygienebeauftragte sollten sich daher während ihrer Tätigkeit Notizen machen, in welchem Fall sie eine Nachschulung für empfehlenswert halten. Auf diese Sammlung kann zurückgegriffen und ein geeignetes Thema ausgesucht werden.

Bereits bei der **Ankündigung** kann die **Erwartung** der Mitarbeiter beeinflusst werden. An folgendem Beispiel soll erläutert werden, wie ein Thema positiv angekündigt wird:

> **Beispiel:** Der Hygienebeauftragte möchte wiederholt über die korrekte Vorgehensweise bei der Händehygiene informieren. Es klingt nicht besonders spannend, die Veranstaltung mit dem einfachen Titel „Händehygiene" anzukündigen. Die meisten Mitarbeiter werden den Eindruck haben: „Das können wir sowieso schon". Entsprechend kommen sie mindermotiviert und mit dem Gefühl, eine langweilige halbe Stunde vor sich zu haben, ins Fortbildungszimmer. Die gleichen Inhalte können aber auch unter dem Titel „Hände schützen – allen nützen!" angekündigt werden. Die Motivation wird dadurch erhöht, dass der Begriff „schützen" die Mitarbeiter quasi mit ins Boot holt. Die Assoziation des eigenen Schutzes hat positive Wirkung. Die etwas saloppere Form der Ankündigung erlaubt zumindest die Vorstellung, dass es vielleicht doch interessant werden könnte, und sich der Besuch lohnt.

Auf diese Weise können zahlreiche Themen, die aus Sicherheitsgründen wiederholt werden, etwas aufgepeppt werden.

Natürlich sollte man sich darüber hinaus bemühen, die Fortbildung durch Anführen praktischer Beispiele, durch Anekdoten, evtl. selbst erlebte Ereignisse und Berichte aus Fachzeitschriften entsprechend interessant und auch neu zu gestalten.

Niemanden anprangern

Werden hausinterne Begebenheiten beispielhaft angeführt, ist es sehr wichtig, niemanden bloßzustellen. Der oder die Betreffende wird natürlich Bescheid wissen, die anderen wissen es jedoch nicht. Daher werden solche Erlebnisse in allgemeiner Form wiedergegeben, ohne beteiligte Personen zu nennen.

> **Merke:** Stets sollte bedacht werden: Was der Hygienebeauftragte aufbauen möchte, ist in erster Linie Vertrauen und erst in zweiter Linie Autorität.

8.3 Materialsammlung und Präsentation

8.3.1 Sammeln und Auswerten von Material

Durch die tägliche Arbeitsbelastung bleibt Hygienebeauftragten meist nur wenig Zeit, interessante **Fallbeispiele** aus Fachzeitschriften oder dem Internet, **Abbildungen** außergewöhnlicher Erreger oder ähnlich abwechslungsreiches Material aufzuspüren und zu sammeln. Eine gute Möglichkeit, an **interessantes Schulungsmaterial** zu gelangen, ist, bei **Herstellerfirmen** anzufragen. Die Industrie bietet eine große Auswahl unterschiedlicher Medien an, von **Videofilmen** über **Broschüren** bis hin zu **Lehrbüchern.** Man sollte diese Möglichkeit nutzen und das angebotene Material in Fortbildungen verwenden. Natürlich nutzen die Firmen die Produkte, um zu werben, was aber legitim ist, da sie in der Einrichtung verwendet werden. Zudem wird ein Bezug zur eigenen Tätigkeit hergestellt.

Das Studium dieser Materialien, die oft sehr schön aufgemacht, darüber hinaus lehrreich sind und Informationen kompakt und gut verständlich transportieren, kann den Hygienebeauftragten zu weiteren Ideen inspirieren.

Zur Materialvorbereitung gehört außerdem das Sichten von **Begehungsberichten** der **Aufsichtsbehörden**, das Studium der **mikrobiologischen Befunde** zur Kontrolle des Hygienestandards und die Analyse der **Ergebnisse des internen Meldewesens** der Einrichtung, um auf aktuelle Infektionsfälle oder Infektionsverdachtsfälle Bezug nehmen zu können.

Fallbeispiele geben Praxisbezug

An dieser Stelle sei darauf hingewiesen, dass die Materialsammlung und -auswertung Zeit in Anspruch nimmt. Man sollte diesbezüglich zur **Vorbereitung eines Referates 3 bis 6 Monate** veranschlagen. In diesem Zeitraum kann bereits ein **Konzept** erstellt werden, das entsprechend ausgearbeitet und ergänzt wird. Die Fortbildungsvorbereitung gelingt auf diese Weise leichter, als den Vortrag kurz vor dem Veranstaltungstermin im Gesamten zu Papier zu bringen.

Materialsammlung ist zeitaufwändig

8.3.2 Erstellen von Medien

Folien für Tageslichtprojektoren

Zur Veranschaulichung bei der Präsentation tragen Tageslichtprojektoren und die entsprechenden Folien bei. Wenn die Möglichkeit besteht, werden die Entwürfe für Folien zunächst in den Rechner

Präsentationsfolien sind sinnvoll

eingegeben, nach und nach ergänzt und fertiggestellt. Hierzu bietet sich das Powerpoint® Programm bei Windows®-betriebenen Rechnern an. Selbstverständlich können Folien auch in jedem anderen Textverarbeitungssystem gestaltet werden.

Wer diese Möglichkeit nicht hat, kann seine Folienentwürfe auch auf Papier machen. Bei den einzelnen Gliederungspunkten lässt er dabei einen weiten Abstand, um noch weitere Aspekte einfügen zu können. Sind die entsprechenden Inhalte auf Papier erstellt, werden sie sauber abgeschrieben bzw. in den Rechner eingegeben auf Folie ausgedruckt (z. B. auch farbig mit einem Tintenstrahldrucker).

Beachte: Bei der Gestaltung von Folien ist darauf zu achten, dass nicht zu viel Information untergebracht wird. Gliederungs- und Gestaltungsvorschläge sind in Abb. 21 dargestellt.

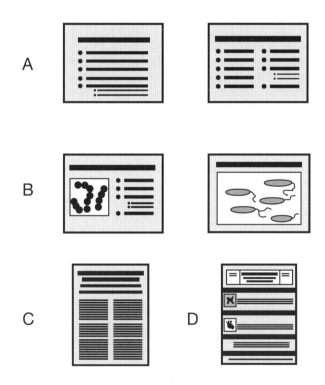

Abb. 21: Schematische Gliederung einer Folie

Darstellung der verschiedenen Möglichkeiten, Folien aufzubauen:
a) reine Textfolien mit übersichtlicher Aufzählung
b) Folien mit integrierten Abbildungen
c) kopierte Textseite, z. B. von einem Gesetz
d) Kopie einer Betriebsanweisung

Werden so gestaltete Folien (c) gezeigt, ist es erforderlich, interessante Abschnitte farbig hervorzuheben und ggf. laut vorzulesen. Auch Betriebsanweisungen, z. B. nach Gefahrstoffverordnung oder Biostoffverordnung (d) können im Ganzen gezeigt werden. Sie haben dann einen Wiedererkennungswert für die Mitarbeiter. Sie müssen allerdings vorgelesen und erläutert werden.

Natürlich kann man die unter a und b gezeigten Folien auch in DIN A4-Hochformat gestalten.

Bevor die Einladung zur Fortbildung geschrieben wird, sollte man sich jedoch noch einige grundlegende Gedanken machen.

8.3.3 Grundsätzliche Überlegungen

Zielgruppe des Referates

Handelt es sich um Pflegepersonal, Hauswirtschafts- oder Küchenpersonal? Gibt es „fachfremde" Gäste, wie z. B. Mitarbeiter der Haustechnik, Physiotherapie, Fußpflege oder andere Teilnehmer?

Umsetzbarkeit

Können die aktuellen Empfehlungen respektive Richtlinien derzeit in der Einrichtung überhaupt umgesetzt werden? Es ist nicht sinnvoll, Maßnahmen vorzutragen, die unrealistisch sind bzw. derzeit noch nicht umsetzbar sind. Auf konkret geplante Änderungen im Arbeitsablauf sollte hingewiesen werden, auch wenn das entsprechende Arbeitsanweisungsdokument noch nicht ganz fertig ist. Dies sollte natürlich stets in Absprache mit der Einrichtungsleitung bzw. den betroffenen Abteilungsleitern (PDL, HWL) erfolgen.

Dauer des Vortrags

Oft steht nur eine begrenzte Zeit für den Vortrag zur Verfügung. In diesem Fall sollte die reine Redezeit kürzer geplant und dafür Zeit für eine Diskussion gelassen werden. Der Vortrag sollte nicht zu lang sein, um zu verhindern, dass er hektisch beendet oder gar abgebrochen werden muss.

Medieneinsatz

Der Vortrag sollte durch den Einsatz von Medien unterstützt bzw. aufgelockert werden. Der Ablauf muss entsprechend den verwen-

Medien sinnvoll einsetzen

deten Medien, z. B. **Tageslicht-, Diaprojektor, Beamer** etc. geplant werden. Um den Vortrag grob zu gliedern und den Zuhörern Anhaltspunkte zu liefern, ist mindestens eine Tafel oder ein Flip-Chart erforderlich, auf der/m man die Gliederungspunkte festhält. Um Unterbrechungen zu verhindern, ist es sinnvoll, die **Gliederung** vor dem Referat an der **Tafel** oder auf dem **Flip-Chart** anzuschreiben. Alternativ können **Folien** für den **Tageslichtprojektor** (s.o.) angefertigt werden.

Die Gliederungspunkte können während des Vortrags durch **Stichpunkte, Anmerkungen** oder kleine **Skizzen** ergänzt werden.

Hinweis: Bei Ergänzungen sollte darauf geachtet werden, dass der Anschrieb (Tafel, Flip-Chart, Folie) übersichtlich bleibt. Daher im Vorfeld Raum für Ergänzungen lassen.

Gestaltung

Bilder verwenden

Anschaulichkeit: Ein Bild sagt mehr als tausend Worte ... Die meisten Menschen empfinden reine Textvorträge (ohne Bilder o. ä. Anschauungsmaterial) als ermüdend. Dies ist umso ausgeprägter, je intensiver sich die Personen dem Fernsehkonsum hingeben. Das Gehirn reagiert auf diese Bilder- und Informationsflut durch die Errichtung schützender Filtermechanismen. Das Problem bei Schulungen und Vorträgen ist, diese Aufnahmebarriere zu durchdringen. **Visuelle Eindrücke**, wie z. B. interessante Bilder, tragen nicht nur zur **Auflockerung des Referates** bei, sie untermauern auch das Gesagte und tragen zur **Verknüpfung des Gehörten mit visuellen Impressionen** bei.

Merke: Assoziation stärkt die Erinnerung.

Hilfreiches Internet

Zu diesem Zweck kann man **Bilder aus Firmenprospekten** einscannen und auf Folien bringen oder aber, wenn genügend Prospekte zur Verfügung stehen, jedem **Teilnehmer** ein **Exemplar** zukommen lassen. In aller Regel sind die betroffenen Firmen mit diesem Vorgehen einverstanden, schließlich dient der Vortrag nur der Einrichtung selbst, und Sie nehmen weder Eintrittsgeld noch gehen Sie an eine breite Öffentlichkeit. Zudem spielt der Werbeaspekt hier eine Rolle. Auch die meisten Lehrbuchautoren haben nichts dagegen, wenn Bilder aus ihren **Büchern** im Rahmen einer solchen Veranstaltung **gezeigt** werden. U. U. kann auch das Internet hilfreich sein. Zu beachten ist, dass Bildmaterial aus genannten Quellen aufgrund der Copyright-Bestimmungen und der Autorenrechte nicht vervielfältigt und nicht verkauft werden dürfen, sondern tatsächlich nur innerhalb der Fortbildung zur Illustration des Themas gezeigt werden sollen. Die Angabe der Quelle ist hierbei wichtig.

8.4 Der Schulungstag

8.4.1 Letzte Vorbereitungen

Am Schulungstag sollte sich der Hygienebeauftragte etwa eine halbe Stunde vor Veranstaltungsbeginn Zeit nehmen, den Schulungsraum zu inspizieren und die Funktion der Geräte (Projektoren u. Ä.) zu überprüfen. Eventuell kann er an verschiedenen Stellen des Raumes „probesitzen", um zu prüfen, ob die Projektionsfläche überall gut zu sehen ist.

Dann kann er in Ruhe seinen Vortrag durchgehen und ggf. ergänzende Literatur, die nicht gezeigt, aber erwähnt werden soll, noch einmal kurz anschauen. Die Reihenfolge der Karteikarten wird überprüft, wichtige Punkte wie das Auflegen von Folien und das Zeigen von Bildern werden noch einmal verinnerlicht. Wird, was sehr sinnvoll ist, eine Fallgeschichte aus der Einrichtung gewählt, sollte geprüft werden, ob die Daten komplett sind. Vom psychologischen Standpunkt aus ist es relativ sinnlos, gegen die eigene Nervosität anzukämpfen. Besser ist es, sie zuzulassen und sich klar zu machen, dass zur Erfüllung der Aufgabe „Vortrag" ein gewisses Maß an Aufregung nötig ist, um lebhaft und engagiert zu wirken.

Raum gut vorbereiten

8.4.2 Durchführung der Schulung

Beim Referat selbst kann es sinnvoll sein, sich einen Mitarbeiter als Fokus in der Menge zu suchen, man sollte sich jedoch bemühen, jeden einmal anzusehen. Angenehm sind Zuhörer, die ihre Zustimmung nonverbal (z. B. durch Nicken) zum Ausdruck bringen. Diese Personen eignen sich zur Aufnahme des Blickkontaktes, da sie zur Stärkung der Selbstsicherheit beitragen.

Wie bereits erwähnt sollte man sich von Schlafenden oder offensichtlich Geistesabwesenden nicht beeinflussen lassen. Es ist ohnehin schwierig, einem Vortrag länger als 30 bis 45 Minuten völlig konzentriert zu folgen. Durch Zwischenrufe sollte man sich nicht irritieren lassen. Man sollte sie gelassen überspielen oder, wenn es möglich ist, ruhig darauf eingehen. Entsprechend der Situation kann man Zwischenfragen zulassen oder darum bitten, dass alle Fragen am Ende des Vortrags gestellt werden. Kann die Frage eines Einzelnen nicht beantwortet werden, sollte man sich informieren und sich mit dem Einzelnen zu einem späteren Zeitpunkt in Verbindung setzen.

Tricks zur Stärkung der Selbstsicherheit

8.5 Der bequeme Weg: „Rent-a-Referent"

Fremdreferenten unterstützen Kompetenz

Als Hygienebeauftragter ist man für die Organisation von Hygieneschulungen verantwortlich, d. h., dass man sie selbst durchführt oder **Referenten** für die Schulung gewinnt. Viele **Zulieferfirmen** bieten Fortbildungen durch **eigene Mitarbeiter** oder **externe Referenten** an. Besonders beliebt sind **Schulungen mit praktischen Demonstrationen**, z. B. im Bereich der Händehygiene, die inzwischen nahezu alle Anbieter von Desinfektionsmitteln durchführen.

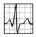

> **Beispiel:** Besonders eindrucksvoll ist dabei die Demonstration der Effektivität einer Händedesinfektion mittels (mit fluoreszierendem Farbstoff) markierten Desinfektionsmitteln und einer Schwarzlichtlampe. Diese Schulung ist schon deshalb sehr eindrucksvoll, weil jeder seinen persönlichen Stil der Händehygiene auf Wirksamkeit überprüfen kann. Die Schwarzlichtlampe bringt an den Tag, wo Benetzungslücken zu finden sind.

Ausgearbeitete Referate sparen Zeit

Es sind auch ausgearbeitete Referate zu fast allen anderen Themen, insbesondere bzgl. multiresistenter Keime, erhältlich. Die Vorteile für den Hygienebeauftragten liegen dabei auf der Hand. Zum einen muss er nicht viel vorbereiten, die Vorträge sind gut recherchiert und immer auf dem neuesten Stand, zum anderen erfährt er Bestätigung durch einen externen Experten. Man kennt es ja, das Sprichwort: „Der Prophet gilt nichts im eigenen Lande." Große Trägerorganisationen wie z. B. Caritas oder Diakonie verfügen möglicherweise sogar über eigene Referenten, die auf Anfrage in einer Einrichtung einen Fortbildungsnachmittag organisieren und durchführen. Tun sich mehrere Einrichtungen zusammen, kann man evtl. umfangreiche und vielseitige Fortbildungsreihen veranstalten.

8.6 Checkliste zur Gestaltung der Personalschulung

Übersicht 11: Gestalten einer Personalschulung

1. Planung und Vorbereitung
Zeitdauer kalkulieren (45 bis 60 Minuten).
Termin so wählen, dass möglichst viele Mitarbeiter teilnehmen können, z. B. zwischen zwei Dienstschichten.
Teilnehmerliste für die Dokumentation vorbereiten.
Zulieferer nach Schulungsmaterial fragen.
Ggf. externe Referenten ansprechen.

2. Eigene Präsentation vorbereiten
2 a) Thema ausarbeiten.
2 b) Medien erstellen
- bei Folien Zeilenzahl pro Seite beschränken, ggf. farbige Darstellung.

2 c) Fallbeispiele aus der eigenen Einrichtung suchen.

3. Präsentation aufbauen
3 a) Einleitung
- Thema vorstellen.

3 b) Hauptteil
- Fallgeschichte aus eigener Einrichtung vortragen, um Bezug herzustellen.
- Inhalte präsentieren, möglichst an Bekanntes (z. B. Pflegestandards) anknüpfen.
- Analogien herstellen.

3 c) Schluss
- Mit Zusammenfassung schließen.
- Ggf. auf neue Arbeitsanweisungen o. Ä. hinweisen.

4. Dokumentation
Jeder Teilnehmer muss selbst unterschreiben.
Folgendes muss aus der Dokumentation hervorgehen:
- Termin der Veranstaltung (Datum).
- Thema der Fortbildung (auch bei Pflichtschulungen).
- Personen, die für die Veranstaltung verantwortlich sind.
- Referent.

- Dauer der Schulung.
- Liste mit Teilnehmern (Name, Vorname, Unterschrift).

9 Tiere in Einrichtungen der Pflege

9.1 Besuchsdienst

Derzeit gibt es in Einrichtungen der Pflege zum Kontakt von Bewohnern und Tieren drei unterschiedliche Modelle. Das erste, relativ leicht zu verwirklichende und daher häufig praktizierte Modell ist der sog. „Besuchsdienst". Hierbei werden meist Hunde, seltener Kaninchen oder Meerschweinchen von den Haltern in die Einrichtung gebracht. Die Tiere leben also normalerweise in Haushalten, besuchen aber zu bestimmten Terminen stundenweise die Heimbewohner zum Streicheln und Spielen. Diese Art des Tierkontaktes gehört zu den **tiergestützten Aktivitäten (AAA = Animal assisted activities)** und soll Abwechslung in das Leben der Bewohner bringen, ohne dass die Einrichtung Aufwand und Verantwortung für die Haltung übernehmen muss. Über den Tierkontakt hinaus entsteht eine zwischenmenschliche Beziehung zum Tierhalter.

Tiere und Halter als Besucher

Besondere Hygienemaßnahmen sind für diese Art des Tierkontaktes im Allgemeinen nicht zu treffen. Zu berücksichtigen ist:

Zu Besuchen ausgewählte Tiere sollten von gutmütigem Wesen sein und auf ungeschickte Handbewegungen nicht mit einem Biss reagieren. Sie sollten gepflegt, umfassend geimpft sein und, falls erforderlich, regelmäßig entwurmt werden.

Beim Besuch sollte für jeden Wohnbereich bzw. jede Station ein Ansprechpartner für Tierhalter anwesend sein, um Auskunft über Bewohner zu geben, die nicht am Tierbesuch teilnehmen können oder wollen.

9.2 Tierhaltung

Es spricht auch nichts dagegen, Tiere in der Einrichtung zu halten. Hier sind jedoch die Vorbereitung und die erforderlichen Maßnahmen etwas aufwendiger. Zunächst sind folgende Fragen zu klären.

9.2.1 Geeignete Tierarten

Es stellt sich grundsätzlich die Frage, welche Tiere gehalten werden können. Praktisch immer können Aquarien angeschafft oder eine Vogelvoliere eingerichtet werden. Die Bewohner können die Vögel bzw. Fische füttern und betrachten. Für die Käfig- bzw. Aquariumsreinigung, die Sicherstellung der Fütterung und v. a. zur Überwachung der korrekten Futtermittel und -mengen muss jedoch Personal eingeteilt werden. Der Mitarbeiter muss auch einen Stellvertreter haben, um Urlaubstage, Feiertage etc. abdecken zu

Tierart sorgfältig auswählen

können. Nagetiere als kleine Streicheltiere, wie z. B. Meerschweinchen oder Zwerghasen, freuen sich über ein kleines Außengehege, das bei trockenem und warmem Wetter genutzt werden kann. Die Haltung von Katzen, z. B. als Wohnbereichskatze, ist auch meist relativ problemlos möglich.

Empfehlung: Die Tiere sollten möglichst schon als Jungtiere angeschafft werden, um sie an die spezielle Situation in der Pflegeeinrichtung gewöhnen zu können.

9.2.2 Das Wohl des Tieres

Tierbedürfnisse beachten

Was muss zum Wohle des Tieres beachtet werden? Tierkontakt ist nur dann erfolgreich, wenn sich das Tier wohlfühlt. Bevor also ein Haustier angeschafft wird, gilt es, die Bedingungen der artgerechten Haltung genau in Erfahrung zu bringen. Ob sich die Situation in der Einrichtung eignet, kann folgende kleine Checkliste zeigen:

Übersicht 12: Checkliste „Pflegeeinrichtung und Tiere"

1. Zustand der Bewohner/Patienten
   a) Immunkompetent, rüstig, reaktionsfähig.
   b) Im Wesentlichen immunkompetent, beherrschbare chronische Erkrankungen, Mobilität erhalten bis eingeschränkt.
   c) Abwehr geschwächt, Mobilität stark eingeschränkt oder bettlägerig.
   d) Immunsupprimierte, Beatmete, Tracheostomierte, Allergiker.

2. Bauliche Situation
   a) Platz für Tier(e) kann abseits der Hauptverkehrsflächen und Gemeinschaftsräume eingerichtet werden, Flächen sind im Wesentlichen gut zu reinigen und ggf. zu desinfizieren.
   b) Keine Ruhezonen für Tiere möglich, Altbau, Inventar kann leicht beschädigt werden, Reinigung und Desinfektion erschwert.

3. Personal
   a) Kooperativ, im Umgang mit Tieren geschult, Freistellung für Tierversorgung möglich.
   b) Kooperativ, keine Freistellung möglich.
   c) Überwiegend nicht kooperativ.

Bewertung:
- Tierhaltung kann eingeleitet werden bei der Kombination 1a, b, 2a, 3a.
- „Besuchsdienst" ist anzustreben bei der Kombination 1a–c, 2b, 3b.

- Tiere sollten nicht oder nur nach sorgfältiger Einzelfallprüfung (eventuell in Außenanlagen) eingesetzt werden bei der Kombination 1d, 2b, 3c.

9.2.3 Die Gesundheit des Tieres

Auch in Pflegeeinrichtungen lebende Tiere benötigen eine fortlaufende und artgemäße Gesundheitsvorsorge. Hierzu kann gehören:

Vorsorgemaßnahmen

- vollständige Impfung gemäß aktuellem, ortsbezogenem Impfkalender,
- zeitnahes Entfernen von Ektoparasiten wie Flöhe, Zecken, Läuse und Milben,
- Tierarztbesuch bei Krankheitsanzeichen,
- regelmäßige Entwurmung,
- artgerechte Haltung mit ausreichend Auslauf und Frischluft,
- regelmäßige Reinigung des Aufenthaltsbereiches.

9.2.4 Dokumente

Bei der Haltung in der Pflegeeinrichtung sind für jedes Tier Impfzeugnisse, ggf. der Versicherungsnachweis und die Dokumentation von Tierarztbesuchen und Entwurmungen vorzuhalten. Im Hygieneplan der Einrichtung sind die Reinigungsintervalle von Körbchen, Käfigen und Aquarien festzuhalten, außerdem der tägliche Wechsel der Futter- und Wasserschüsseln. Die Aufbereitung erfolgt durch normales Spülen, besondere Desinfektionsmaßnahmen sind nicht erforderlich.

9.3 Tiergestützte Therapie

Die dritte Möglichkeit ist die sog. Therapie mit Tieren, die auch tiergestützte Therapie genannt wird. Dazu suchen die Heimbewohner Tiere in Therapiestätten auf.

> Ein typisches **Beispiel** hierfür ist die sog. **Hippotherapie**, bei der Menschen mit Einschränkungen auf speziell ausgebildeten Pferden Gleichgewichtssinn, Bewegungsmuster und Selbstvertrauen erlernen oder stärken können.

Tiergestützte Therapie (AAT = animal assisted therapy) wird von Ärzten, Psychotherapeuten oder Ergotherapeuten durchgeführt. Ein klares Konzept zum Einsatz von Tieren bei bestimmten Personengruppen mit klarer Zielsetzung liegt vor, desgleichen eine Vorgabe für die Dauer der Therapie. I.Abh.v. Verlauf, der sorgfältig dokumentiert wird, wird über eine weiterführende Therapie bzw. deren Beendigung entschieden.

Eine Sonderform stellt die **tiergestützte Pädagogik (animal assisted education, AAE)** dar, bei der entsprechend ausgebildete Pädagogen oder Sonderpädagogen Tiere zur Motivation und Unterstützung von Lernprozessen einsetzen.

9.4 Allgemeine Risikoabschätzung beim Umgang mit Tieren

Risikofaktoren

Der Umgang mit Tieren birgt drei wesentliche Risikofaktoren in sich:
- Infektionen durch von Tieren eingeschleppte Erreger,
- Verletzungsgefahr durch Sturz, Kratzen und Biss,
- Auftreten oder Verstärkung allergischer Symptome.

9.4.1 Infektionsgefahr

Hygiene minimiert Infektionsrisiken

Zur Infektionsgefahr ist anzumerken, dass bei der Einhaltung üblicher **Hygienemaßnahmen** wie **Händewaschen nach** dem **Tierkontakt**, insbesondere vor dem Essen, wichtige Infektionswege unterbrochen werden. Der **artgerechte Umgang** mit dem Tier, also kein „Küssen auf die Schnauze" sowie die – durch entsprechend aufmerksame Behandlung – **Vermeidung von Bissen und Kratzverletzungen** minimieren das Infektionsrisiko weiter. In diesem Zusammenhang werden v. a. Infektionen mit pathogenen Darmbakterien, wie z. B. Salmonellen und Infektionen mit Pasteurellen nach Bissen, beschrieben. Durch ein entsprechend vorsichtiges Heranführen der Bewohner können derartige Ereignisse weitgehend vermieden werden.

Keine besonderen Hygienemaßnahmen

Wenn die Tiere bei immobilen Bewohnern auf dem Bett sitzen sollen, ist es sinnvoll, einen sauberen Kissenbezug oder ein Bettlaken unterzulegen, das unmittelbar nach dem Tierbesuch vom Bett genommen und wie üblich gewaschen wird. Ansonsten sind besondere Reinigungs- oder Desinfektionsmaßnahmen nach Tierbesuch und bei Tierhaltung nicht erforderlich. **Exkremente** werden entfernt und die betroffenen Flächen gezielt desinfiziert. Die **Unterlagen** und **Kissen** der Tiere werden bei Bedarf, mindestens aber halbjährlich gewaschen. Bei Befall mit **Ektoparasiten** wie Flöhen, Läusen oder Milben muss eine „Thermodesinfektion" mit kochendem Wasser und ggf. eine chemische Nachbehandlung mit geeigneten Präparaten erfolgen (Tierarzt fragen), wenn die Unterlage/das Polster aufgrund seiner Größe nicht in die Waschmaschine passt.

9.4 Allgemeine Risikoabschätzung beim Umgang mit Tieren

Generell sind folgende Maßnahmen zum Schutz vor Infektionen zu treffen:

- Das Tier erhält eine Rückzugsmöglichkeit bzw. Ruhezeiten.
- Futter- und Wasserschüsseln werden täglich gereinigt.
- Im Hygieneplan werden Intervalle zur Reinigung von Käfig, Aquarium bzw. Lager festgelegt.
- Tiere dürfen sich nie dort aufhalten, wo Lebensmittel zubereitet werden.
- Bei auffälligem Verhalten wie Fressunlust bzw. Krankheitszeichen ist das Tier dem Tierarzt vorzustellen.
- Bewohner mit akuten Erkrankungen oder solche, die mit multiresistenten Erregern besiedelt oder infiziert sind, werden zeitweise vom Tierkontakt ausgeschlossen. Bei Abwehrgeschwächten kann im Einzelfall in Abstimmung mit den behandelnden Ärzten ein Tierkontakt zugelassen werden.

Eigene Haustiere

Eine Sonderform der Tierhaltung ist gegeben, wenn die Bewohner ihre eigenen Haustiere mit in die Pflegeeinrichtung bringen. In diesem Fall muss der **Bewohner bei der Tierhaltung unterstützt** werden, wenn er die Aufgaben alleine nicht mehr bewältigt. Da sich das Tier in der Obhut des Bewohners befindet, sind zweckmäßigerweise schon vor Einzug **Regelungen** über regelmäßige Impfungen, ggf. Entwurmungen, Tierarztbesuche und die Unterstützung bei der Pflege zu treffen. Zu beachten ist außerdem, dass das Tier nicht so sehr auf die Einzelperson fixiert sein sollte.

Bewohner braucht Unterstützung

9.4.2 Unfallgefahr

Beim Umgang mit Tieren sind auch bei größter Sorgfalt Unfälle nicht immer auszuschließen. Die Inzidenz ist einschlägigen Studien zufolge jedoch nicht sehr hoch. So ermittelte bspw. die Delta Society (www.delta-society.org) bei Tierbesuchen in den USA eine Quote von 1,9 Promille (Besuchsdienst: bei 10.000 Besuchen 19 Zwischenfälle, von denen zwei zu einer Knochenfraktur führten). Trotzdem sollte bei der Planung eines Tierbesuchs und erst recht bei der Tierhaltung immer bedacht werden, dass Stürze (durch Stolpern über oder Anspringen durch das Tier) verursacht werden könnten. In ungünstigen Situationen können ansonsten friedfertige Tiere u. U. kratzen oder beißen.

Vorsicht! Sturzgefahr

Spezieller Pflegehinweis: Bei Bissverletzungen sind entsprechende Erste-Hilfe-Maßnahmen zu treffen, wozu z. B. die Wunddesinfektion mit einem Wund- bzw. Schleimhautdesinfektionsmittel gehört. Bisse von Katzen sind weitaus häufiger infiziert als Bisse von Hunden! Kratzverletzungen werden gleichfalls desinfiziert und verbunden, ggf. vorhandene Blutung anregen.

9.4.3 Allergien

Sog. Tierhaarallergien richten sich meist gegen Speichel und/oder Urinbestandteile der Tiere. Diese können über Kleidungsstücke und auch Kissen, Polster etc. weiter getragen werden. Wenn sich Allergiker in der Einrichtung befinden, müssen spezielle Besuchsräume für Bewohner und Tiere ausgewiesen werden. Diese müssen von allergischen Personen gemieden werden.

> **Fazit:** Zusammenfassend kann gesagt werden, dass Tierhaltung in der Einrichtung meist zu ermöglichen ist. Bei guter Planung ist der Aufwand überschaubar und die Freude der Bewohner größer als das mögliche Risiko.

Teil 5: Zum Nachschlagen und Finden

10 Abkürzungsverzeichnis

AIDS	Acquired immune deficiency syndrom (erworbenes Immunmangelsyndrom)
AMG	Arzneimittelgesetz
ASR	Arbeitsstätten-Richtlinien
BAM	Bundesanstalt für Materialprüfung
BfArM	Bundesinstitut für Arzneimittel und Medizinprodukte
BfR	Bundesinstitut für Risikoabschätzung (Nachfolge BgVV)
BG	Berufsgenossenschaft
BGA	Bundesgesundheitsamt, 1994 aufgelöst
BGR 206	BG-Regeln Desinfektionsarbeiten im Gesundheitsdienst
BGV	Berufsgenossenschaftvorschrift
BGV C8	Bezeichnung für die Unfallverhütungsvorschrift im Gesundheitsdienst. Die alte Bezeichnung lautete VBG 103.
BgVV	Bundesinstitut für gesundheitlichen Verbraucherschutz und Veterinärmedinzin (2002 aufgelöst)
BioStoffV	Biostoffverordnung
BMGS	Bundesministerium für Gesundheit und soziale Sicherheit
BMG	Bundesministerium für Gesundheit
BVL	Bundesamt für Verbraucherschutz und Lebensmittelsicherheit (Nachfolge BgVV)
CE	Europäische Gemeinschaft (frz.), Zeichen für Medizinprodukte in Verbindung mit einer Prüfnummer
CEN	Comité Européen de Normalisation (europäisches Komitee für Normung)
DGHM	Deutsche Gesellschaft für Hygiene und Mikrobiologie e. V. Diese medizinische Fachgesellschaft prüft und listet Desinfektionsmittel und gibt gelegentlich Empfehlungen zur Hygiene heraus.
DGKH	Deutsche Gesellschaft für Krankenhaushygiene e. V. Medizinische Fachgesellschaft, die Empfehlungen zur Hygiene herausgibt, verfügt auch über eine Sektion Altenpflege.

10 Abkürzungsverzeichnis

DIN	Deutsches Institut für Normung
DVG	Deutsche Veterinärmedizinische Gesellschaft
DVO	Durchführungsverordnung
EHIP	Bayerische Empfehlung für Hygiene und Infektionsprävention in Pflegeeinrichtungen (Literatur beim Autor)
EN	Europäische Norm
GefStoffV	Gefahrstoffverordnung
GISA	Glykopeptid-intermediate Staphylococcus aureus, Bezeichnung für MRSA, die zusätzlich verminderte Sensibilität gegen Glycopeptid-Antibiotika (Vancomycin, Teicoplanin) zeigen.
HIV	Human immunodeficiency virus (humanes Immundefektvirus, „AIDS-Virus")
HVBG	Hauptverband der gewerblichen Berufsgenossenschaften
HWI	Harnwegsinfekt
IfSG	Infektionsschutzgesetz
ISO	International Standards Organisation (engl.), weltweit gültige Normen
KBE	Koloniebildende Einheit Diese in mikrobiologischen Befunden häufig auftauchende Bezeichnung beschreibt lebende Bakterien, die mit einem bestimmten Nachweisverfahren gefunden wurden. Der Begriff „KBE" wird gewählt, da kein kulturelles Nachweisverfahren alle potenziellen Mikroorganismen in der Probe nachzuweisen vermag.
KRINKO	Kommission für Krankenhaushygiene und Infektionsprävention am Robert-Koch-Institut, erarbeitet Empfehlungen für Hygiene.
LAGA	Länderarbeitsgemeinschaft Abfall (aus Einrichtungen des Gesundheitsdienstes), regelt die Abfallentsorgung in Pflegeeinrichtungen und Krankenhäusern mittels Merkblatt
LMBG	Lebensmittel- und Bedarfsgegenständegesetz
MAK	Max. Arbeitsplatzkonzentration (für chemische Substanzen am Arbeitsplatz)
MPBetreibVO	Medizinproduktebetreiberverordnung
MPG	Medizinproduktegesetz
MRE	Multiresistente Erreger
MRSA	Methicillinresistente Staphylococcus aureus
NI	Nosokomiale (im Krankenhhaus/in der Pflegeeinrichtung erworbene) Infektion
n. n.	nicht nachweisbar
ORSA	Oxacillinresistente Staphylococcus aureus (Synonym für MRSA)
pH-Wert	Potentia hydrogenii, Maß der Wasserstoffionenkonzentration zur Angabe der Alkalität oder des Säuregrades einer Lösung

pr EN	Entwurf einer Europäischen Norm
RAL	Reichsausschuss für Lieferbedingungen
RKI	Robert-Koch-Institut Dieses Bundesinstitut ist für die Infektionsverhütung in der Bundesrepublik Deutschland zuständig. Das Institut verfügt über mehrere Expertengruppen.
RL-RKI	Richtlinie für Krankenhaushygiene und Infektionsprävention des Robert-Koch-Institutes (inoffizielle Abkürzung)
RLT	Raumlufttechnische Anlage
SGB	Sozialgesetzbuch
STIKO	Ständige Impfkommission, gibt Empfehlungen zur Impfung von Kindern und Erwachsenen heraus.
Tb oder Tbc	Tuberkulose
TRBA	Technische Regeln für biologische Arbeitsstoffe
TRGS	Technische Regeln für Gefahrstoffe
TrinkwV	Trinkwasserverordnung
TVO	Trinkwasserverordnung
UV	Ultraviolette Strahlung
UVV	Unfallverhütungsvorschrift Diese berufsgenossenschaftlichen Veröffentlichungen haben Gesetzescharakter und sind daher zu beachten. Verstöße gegen berufsgenossenschaftliche Auflagen können Strafen nach sich ziehen.
VBG	Verband gewerblicher Berufsgenossenschaften (siehe HVBG)
VDI	Verein Deutscher Ingenieure (Prüfzeichen)
VHD	Vereinigung der Hygienefachkräfte Deutschlands

11 Glossar – Begriffe aus Hygiene und Mikrobiologie

Abklatsch
Nährbodenoberflächen auf Trägern, die auf zu prüfende Flächen (Arbeitsflächen, Haut, …) gedrückt werden. Die wachsenden Keime (koloniebildende Einheiten = KBE, Einheit im Befund) werden gezählt und ggf. bestimmt.

Aerobier
Obligate Aerobier: Bakterien, die zur Vermehrung immer Sauerstoff benötigen.
Fakultative Aerobier: Bakterien, die sich mit und ohne Sauerstoff vermehren können.

aerogen
Bezeichnung für Infektionen, die über die (Atem-)Luft übertragen werden, auch durch Staubkeime.

Aerosol
Winzige Flüssigkeitströpfchen, die unsichtbar wie ein Nebel von einer Quelle (z. B. einem verkalkten Duschkopf oder beim Absaugvorgang) erzeugt werden.

Anaerobier
Bakterien, die sich nur vermehren können, wenn kein Sauerstoff vorhanden ist. Der größte Teil der Darmflora gehört dazu.

antibakteriell
Bezeichnung für Substanzen und/oder Verfahren, die Bakterien an der Vermehrung hindern oder sie abtöten. Dieser Begriff unterliegt keiner Norm, er darf nicht mit dem Begriff „Desinfektion" verwechselt werden. Die Wirksamkeit der so bezeichneten Verfahren kann sehr schwach sein.

Antibiotikum
Natürliche oder synthetische Substanz, die nach oraler oder parenteraler Applikation empfindliche (sensible) Bakterien an der Vermehrung hindert (bakteriostatische Wirkung) oder sie abtötet (bakterizide Wirkung).

Antigen
Substanzen oder Erregerteile, die eine zelluläre Reaktion des Organismus und ggf. eine Antikörperbildung auslösen.

Antikörper
Eiweißmoleküle, die vom Organismus als Immunantwort auf das Einwirken von Antigenen gebildet werden. Sie sind Teil der spezifischen Erregerabwehr.

antimikrobiell

Bezeichnung für Substanzen und/oder Verfahren, die Bakterien, Pilze, Parasiten an der Vermehrung hindern, sie abtöten bzw. inaktivieren. Dieser Begriff unterliegt keiner Norm, die Wirksamkeit der so bezeichneten Verfahren kann relativ schwach sein.

antimykotisch

Bezeichnung für Substanzen und/oder Verfahren, die Pilze an der Vermehrung hindern oder sie abtöten. Mittel gegen Pilze werden als Antimykotika bezeichnet.

Antisepsis

Vernichtung von Krankheitserregern am Ort der Infektion oder der Besiedelung mittels Antiseptika.

Antiseptika

Substanzen, die Bakterien und Pilze z. B. durch Depolarisierung der Zellwände abzutöten vermögen. Klassische Antiseptika sind Alkohol und PVP-Jod, moderne Präparate sind Octenidin und Polihexanid.

Asepsis

Sehr geringe Keimzahlen oder Sterilität von Gegenständen.

Autoklav

Alte Bezeichnung für Dampfsterilisator.

Bakteriostase, bakteriostatisch

Vermehrungshemmung bei Bakterien. Vorhandene Erreger werden nicht abgetötet (☞ „Antibiotikum").

Bakterizidie, bakterizid

Abtötung von Bakterien (☞ „Antibiotikum").

BGA-Richtlinie

Richtlinie des Bundesgesundheitsamtes, Vorläufer der RKI – Richtlinie

Bioindikator

Mit bestimmten Keimen in definierter Konzentration kontaminierter Prüfkörper zur Kontrolle von Desinfektions- und Sterilisationsverfahren.

Biozidgesetz, Biozidverordnung

Dieses normative Regelwerk gilt u. a. für Desinfektionsmittel (Produktart 1), Desinfektionsmittel im Lebensmittelbereich (Produktart 4) sowie für Schädlingsbekämpfungsmittel gegen Nager und Vögel. Der Vollzug betrifft v. a. Hersteller, die dem Anwender Sicherheitshinweise zukommen lassen müssen. Anwender müssen die Gefahrstoffverordnung und/oder Biostoffverordnung anwenden (☞ Kapitel 3).

Bowie-Dick-Test

Verfahren zur Kontrolle der Vollständigkeit eines Vakuums in Sterilgut. Nur sinnvoll bei Dampfsterilisation mit fraktioniertem Vakuum.

Chemische Desinfektion

Keimreduktion durch chemische Mittel mit Mindestreduktionsfaktor 4 (99,99 %).

Chemothermische Desinfektion

Meist maschinelle Desinfektionsverfahren, bei denen chemische Mittel in Verbindung mit Wärme (i. d. R. 60 °C) zur Desinfektion angewendet werden.

Creutzfeld-Jakob-Krankheit (CJK, CJD)

Erkrankung des menschlichen Zentralnervensystems durch Prione (infektiöse Eiweißmoleküle).

Dekontamination

Entseuchung. Dekontaminationsverfahren sind weniger wirksam als die Desinfektion, aber deutlich wirksamer als die bloße Reinigung.

Desinfektionsmittelliste

Liste geprüfter Desinfektionsmittelpräparate, die für verschiedene Zwecke von unterschiedlichen Organisationen zur Verfügung gestellt werden.

Desinfektor

Beruf mit staatlicher Anerkennung. Nach erfolgreich absolvierter, 2- bis 3-wöchiger Ausbildung in Verfahren der Desinfektion, Sterilisation und der technischen Hygiene.

Enthemmer

Zusatz zu Nährböden mit dem Ziel, Desinfektionsmittelreste schnell zu inaktivieren und damit Keimwachstum zu ermöglichen. Wichtig zur Kontrolle von Flächen, die frisch desinfiziert wurden.

Epidemiologie

Lehre von der Ausbreitung von Infektionserkrankungen.

Fungizide

Substanzen und Verfahren, die ausschließlich oder nahezu ausschließlich Pilze abtöten.

Gesundheitsamt

Mit einem Amtsarzt besetzte Behörde (IfSG § 2 Satz 14.). Partner und Aufsichtsbehörde für Pflegeeinrichtungen, derzeit noch den Landratsämtern bzw. Stadtverwaltungen angegliedert. Die detaillierte Organisation obliegt den einzelnen Bundesländern.

Heißluftsterilisation

Thermisches Verfahren zur Sterilisation von Gegenständen unter Verwendung trockener Hitze (z. B. 180 °C bei 30 Min. reiner Einwirkzeit).

Hospitalismus

Alte Bezeichnung für „nosokomiale Infektion", die heute z. B. auch für die psychischen Folgen einer Klinikunterbringung verwendet wird.

Indikatorkeime

Mikroorganismen, die z. B. auf eine fäkale Kontamination hinweisen. Escherichia coli und coliforme Bakterien dienen bspw. als Indikatorkeime für fäkale Verunreinigungen von Wasser und Lebensmitteln.

Infektkette

Bezeichnung für eine Reihe räumlich und zeitlich (epidemiologisch) zusammenhängender Infektionen.

Inkubationszeit

Zeitraum zwischen der Aufnahme eines Erregers und dem Auftreten der ersten Krankheitssymptome.

Kolonisierung

Besiedlung von Haut, Schleimhäuten oder Wunden durch Bakterien ohne Auftreten von Krankheitssymptomen und Infektionszeichen.

Kontamination

Aufbringen von Keimen auf Hände oder Gegenstände.

MRSA

Methicillinresistenter Staphylococcus aureus. Synonym ORSA (oxacillinresistenter Staphylococcus aureus).

nosokomial

„Im Haus erworben". Bezeichnung für in der Pflegeeinrichtung/im Krankenhaus verursachte Infektionen.

NRZ

Nationales Referenzzentrum z. B. für Krankenhaushygiene. Wurde 2002 abgelöst durch das NRZ für Surveillance mit Sitz in Berlin. Hier werden Infektionsstatistiken von Krankenhäusern ausgewertet. In der Literatur gibt es noch einige Veröffentlichungen und Empfehlungen des NRZ für Krankenhaushygiene, die jedoch teilweise nicht unwidersprochen geblieben sind. Allgemein sind die NRZ Einrichtungen des Bundesministeriums für Gesundheit und sollen besonders weitreichende Kenntnisse zu bestimmten Erregern oder Erregergruppen oder für bestimmte Verfahren bereithalten.

Pathogenität, pathogen

Eigenschaften, die Erregern eine erhöhte Infektiosität verleihen.
„Obligat pathogen" bedeutet dabei: immer krankheitserregend, „fakultativ pathogen": nur außerhalb des normalen Siedlungsorts krankheitserregend.

Prävention

Vorbeugung.

Raumdesinfektion

Vernebelung von Formaldehyd durch den Desinfektor, angeordnet durch das Gesundheitsamt. Wird heute nur noch sehr selten angewendet.

RKI – Richtlinien

Richtlinien zur Krankenhaushygiene und Infektionsprävention des Robert-Koch-Instituts.

Sanitation

Reinigung. Keime werden auf Oberflächen teilweise reduziert, jedoch nicht abgetötet.

Sentinel – Erhebung

Erfassung vorgegebener Krankheitsbilder innerhalb einer gewissen Zeit in klinischen Einrichtungen, Fälle werden anonym an das RKI gemeldet.

Sicherheitsdatenblatt

Muss dem Anwender nach Gefahrstoffverordnung vom Hersteller (z. B. von Desinfektionsmittelkonzentraten) zur Verfügung gestellt und durch eine Betriebsanweisung gemäß § 20 GefStoffV ergänzt werden.

Sterilisation

Abtöten von Mikroorganismen einschließlich ihrer Dauerformen (z. B. Sporen); zu erreichender Reduktionsfaktor 6 (1.000.000:1).

Tenside

Oberflächenaktive Substanzen (Seifenbestandteile).

Thermische Desinfektion

Desinfektion alleine durch Hitze mit entsprechender Einwirkzeit (z. B. 93 °C über einen Zeitraum von 3 Minuten).

UVV

Unfallverhütungsvorschriften der Berufsgenossenschaften. Enthalten Personalschutzanweisungen für Arbeitgeber und Arbeitnehmer mit Gesetzescharakter, deren Missachtung bestraft werden kann.

Zoonosen

Erkrankungen, die von Tieren auf Menschen übertragen werden können, eigentlich Zooanthroponosen.

12 Checklistenverzeichnis

Dieses Buch enthält einige Checklisten und Übersichten, um Hygienebeauftragten die Arbeit zu erleichtern. Zum schnellen und leichten Wiederfinden sind sie in der folgenden Tabelle noch einmal alphabetisch aufgelistet.

Thema der Checkliste	Kapitel	Seitenzahl
Abfallgruppen LAGA (Landesgemeinschaft Abfall)	5.10	191
Arbeitsanweisung erstellen	4.4	102 f.
Audits	7.3 und 7.4	232 f., 235 f.
Aufgaben der Hygienebeauftragten	1.2	17 ff.
Ausbildung, Anforderungen	1.6	26 ff.
Bakteriennamen	2.3.2	58–60
Begehung	7.2	228 ff.
Desinfektionsmittel auswählen	5.5	172 f.
Harnableitungssysteme, geschlossen	4.6.6.2	123
Hygieneplan	4.5	104–107
Hygieneplan ambulante Pflege	4.7.4	151 f.
Hygieneplanvorlagen beurteilen	4.2	101
Infektionserfassung	6.5.1	208
Ist-Erfassung	6.3.5	202–205
Küchenbegehung	5.9.2	189–190
Laborkontrollen	7.5	236 f.
Meldepflicht Infektionskrankheiten	2.3.1	55–57
Personalschulung gestalten	8.6	253
Rechtsgrundlagen	3.1	76–78
Stellenbeschreibung	1.5	24–25
Sterilisation, Ablauf	4.6.7.2	125–129
Tiere und Einrichtung	9.2.2	256
Trinkwasser, Anforderungen	5.11	193
Viren, behüllt und unbehüllt	2.2.2	44

13 Literaturverzeichnis

Aktuelle Desinfektionsmittelliste der Deutschen Gesellschaft für Hygiene und Mikrobiologie (DGHM)

Aktuelle Liste der vom Robert-Koch-Institut geprüften und anerkannten Desinfektionsmittel und -verfahren

Amtliche Begründung zum PQsG, Textausgabe, Remagen 2.Aufl. 2002

Arbeitsschutzgesetz (ArbSchG) vom 07.08.96 (BGBl. I, S. 1246) geändert durch Artikel 9 des Gesetzes vom 27.09.96 (BGBl. I S. 1461)

Ayliffe, GAJ./Babb, JR./Taylor, LJ. (1999): The hospital environment. In: „Hospital-acquired Infection. Principles and prevention". 3rd Ed. Butterworth-Heinemann, Oxford: 109–121

Ayliffe, GAJ./Collins, BJ./Lowbury, EJL. (1967): Ward floors and other surfaces as reservoirs of hospital infection. J Hyg Camb 65: 515–535

Beckmann, G./Rüffer, A. (2000): Mikroökologie des Darmes. Schlütersche GmbH & Co. KG Verlag Hannover

BGR 208 „Reinigungsarbeiten bei Infektionsgefahr in medizinischen Bereichen" (Oktober 2001)

Boyce, JM./Potter-Bynoe, G./Chenevert, C./King, T. (1997): Environmental contamination due to methicillin-resistant Staphylococcus aureus: possible infection control implications. Infect Control Hosp Epidemiol 18: 662–627

Cassel, M. (2002): Qualitätsmanagement nach ISO 9001:2000. Abschnitt 2.5 Forderungen der ISO 9001:2000. München

Deutsche Gesellschaft für Krankenhaushygiene (DGKH), Sektion Altenpflege: Hyg + Med 26 (2000): 110–114

Dharan S. et al. (1999): Routine disinfection of patients' environmental surfaces. Myth or reality? J Hosp Infect 42: 113–117

DIN 1946 Raumlufttechnik – Gesundheitstechnische Anforderungen. Beuth Verlag Berlin

DIN 5034 Tageslicht in Innenräumen. Beuth Verlag Berlin

DIN 5035 Innenraumbeleuchtung mit künstlichem Licht. Beuth Verlag Berlin

DIN 18024 Bauliche Maßnahmen für Behinderte und alte Menschen im öffentlichen Bereich, Planungsgrundsätze. Beuth Verlag Berlin

DIN 18025 Wohnungen für Schwerbehinderte, Planungsgrundlagen. Beuth Verlag Berlin

DIN 58946, 58947 Sterilisation. Beuth Verlag Berlin

Dippert, B. (2003): Belehrung für den Lebensmittelbereich nach dem Infektionsschutzgesetz (IfSG). Zeitschrift Praxis der Naturwissenschaften Biologie in der Schule. Aulis Verlag Deubner & Co. KG, Köln, Leipzig 1/52: 19–21

Distler, R./Wille, B. (1998): Untersuchungen zur Keimverbreitung bei offenen endotrachealen Absaugen. Krh.-Hyg. + Inf. verh. 20 Heft 6 (1998): 180–185

Exner, M. et al. (1982): Zur Flächendesinfektion auf einer medizinischen Intensivstation. Intensivmed 19: 26–29

Favero, M.S./Bolyard, E.A. Eds. (1995): Microbiologic Considerations in the surgical clinics of North America, Prevention of transmission of bloodborne pathogens

Gesetz zur Qualitätssicherung und zur Stärkung des Verbraucherschutzes in der Pflege (Pflege-Qualitätssicherungsgesetz – PQsG) vom 09.09.01 (BGBl. I Nr. 47, 2001)

Gesetz zur Verhütung und Bekämpfung von Infektionskrankheiten beim Menschen (Infektionsschutzgesetz – IfSG) vom 25.07.2000 (BGBl. I Nr. 33)

Guggisberg, D./Siegrist, H. (1998): Scabies und Pedikulosen: Epidemiologie, Management und Prävention, Swiss – Noso, Band 4

Heimgesetz (HeimG) vom 07.08.1974 (BGBl. I, S. 1873) in der Fassung der Bekanntmachung vom 23.04.1990, zuletzt geändert durch das dritte Gesetz zur Änderung des Heimgesetzes (Stand 1.01.2002)

Impfempfehlungen der Ständigen Impfkommission (STIKO); www.rki.de/GESUND/IMPFEN/STIKO/STIKO.HTM

ISO-Norm 8402 (Audit)

Kampf, G. (Hrsg.) (2003): Hände-Hygiene im Gesundheitswesen. Springer Verlag Berlin, Heidelberg

Klaffke, J./Schwarzkopf, A. (2002): Hygienehandbuch für den ambulanten Pflegedienst. atb-Selbstverlag Stuttgart, Schwerin

KTQ-Manual, Deutsche Krankenhaus Verlagsgesellschaft mbH, 2002

LAGA-Richtlinie (Länderarbeitsgemeinschaft Abfall) über die ordnungsgemäße Entsorgung von Abfällen aus Einrichtungen des Gesundheitsdienstes, Januar 2002, im Internet als pdf abrufbar, verschiedene Anbieter

Landesgesetze und Vorschriften: z. B. Bauliche Richtlinien für Heime, Bestattungsgesetze

Landesempfehlungen zur Hygiene in Alten- und Altenpflegeheimen (z. B. Hygienegrundsätze in Alten- und Pflegeheimen – herausgegeben vom Landeshygieneinstitut Mecklenburg-Vorpommern)

Lebensmittel- und Bedarfsgegenständegesetz (LMBG) vom 09.09.1997 (BGBl. I, Nr. 63, S. 2296–2319)

Liste der nach den Richtlinien der Deutschen Veterinärmedizinischen Gesellschaft (DVG) geprüften und als wirksam befundenen Desinfektionsmittel für den Lebensmittelbereich (Handelspräparate), Stand 01.02.1999

Merkblatt über die Vermeidung und die Entsorgung von Abfällen aus öffentlichen und privaten Einrichtungen des Gesundheitsdienstes der Länder-Arbeitsgemeinschaft Abfall (LAGA-AG)

Robert-Koch-Institut (Hrsg.) (1998): Richtlinie für Krankenhaushygiene und Infektionsprävention. Urban & Fischer-Verlag Stuttgart, München

Robert-Koch-Institut, Empfehlungen
Empfehlung zur Prävention und Kontrolle von Methicillin-resistenten Staphylococcus aureus (MRSA)-Stämmen in Krankenhäusern und anderen medizinischen Einrichtungen E 6, Bundesgeundhbl. 42 (1999): 954–958
Händehygiene, Bundesgesundhbl. 43 (2000): 230–233

Prävention Gefäßkatheter-assoziierter Infektionen, Bundesgesundhbl.-Gesundheitsforsch.-Gesundheitsschutz 45 (2002): 907–924
Empfehlung zur Prävention und Kontrolle Katheter-assoziierter Harnwegsinfektionen, Bundesgesundhbl. 42 (1999): 806–809
Prävention der nosokomialen Pneumonie, Bundesgesundhbl. 43 (2000): 302–309
Anforderungen der Krankenhaushygiene an Wundverband und Verbandwechsel, Bundesgesundhbl. 28 (1985): 278–279
Prävention der Infektion von Gefäßkathetern
u. a.

Schwarzkopf, A. (2001): Hygienerecht – Anforderung und Umsetzung. Zeitschrift Heilberufe 4.2001. 54–56

Schwarzkopf, A. (2002): Dekontamination und Wunde – der Versuch einer Definition. Zeitschrift medical spezial 5/2002: 37–39

Schwarzkopf, A. (2002): EHIP, Empfehlungen für Hygiene und Infektionsprävention in Pflegeeinrichtungen für Freistaat Bayern, Staatsministerium für Gesundheit, Ernährung und Verbraucherschutz, München

Schwarzkopf, A. (2002): Zur rechten Zeit am rechten Ort; Zur Notwendigkeit von Hygienebeauftragten in Alten- und Pflegeheimen. doppel:punkt Hygiene Oktober 2002, Vincentz Verlag Hannover

Schwarzkopf, A. (2003): Die Tuberkulose – leider nicht nur Stoff für den Deutschunterricht. Zeitschrift Praxis der Naturwissenschaften Biologie in der Schule. Aulis Verlag Deubner & Co. KG Köln, Leipzig 1/52: 9–10

Schwarzkopf, A. (2003): Faszinierende Viren. Zeitschrift Praxis der Naturwissenschaften Biologie in der Schule. Aulis Verlag Deubner & Co. KG Köln, Leipzig 1/52: 11–15

Schwarzkopf, A. (2003): Hygiene- und Infektionsschutz – Aktuelle Rechtslage durch Hinweise für Schulen. Zeitschrift Praxis der Naturwissenschaften Biologie in der Schule. Aulis Verlag Deubner & Co. KG Köln, Leipzig 1/52: 15–18

Schwarzkopf, A. (2003): Körpereigene Abwehr und Erreger – Ein labiles Gleichgewicht. Zeitschrift Praxis der Naturwissenschaften Biologie in der Schule. Aulis Verlag Deubner & Co. KG Köln, Leipzig 1/52: 2–4

Schwarzkopf, A. (2003): Multiresistenz – Wenn Therapie zum Problem wird. Zeitschrift Praxis der Naturwissenschaften Biologie in der Schule. Aulis Verlag Deubner & Co. KG Köln, Leipzig 1/52: 25–27

Schwarzkopf, A. (2003): Tunnel in der Haut: Vom Leben und Sterben der Krätzmilbe Skabies. Zeitschrift Praxis der Naturwissenschaften Biologie in der Schule. Aulis Verlag Deubner & Co. KG Köln, Leipzig 1/52: 28–29

Schwarzkopf, C. (2003): Keime reduzieren – Desinfektion und Sterilisation. Zeitschrift Praxis der Naturwissenschaften Biologie in der Schule. Aulis Verlag Deubner & Co. KG Köln, Leipzig 1/52: 5–8

Sozialgesetzbuch Fünftes Buch (SGB V) – Gesetzliche Krankenversicherung vom 20.12.1988 (BGBl. I S. 3853) §§ 21 und 26

Sozialgesetzbuch Siebtes Buch (SGB VII) – Gesetzliche Unfallversicherung vom 07.08.1996 (BGBl. I S. 1254), zuletzt geändert durch Gesetz vom 16. Juni 1998 (BGBl. I S. 1311) § 21

Steuer, W./Ertelt, G./Stahlhacke, M. (1998): Hygiene in der Pflege. Kohlhammer Verlag Stuttgart, Berlin, Köln

Steuer, W. (Hrsg.) (1995): Hygiene und Infektionsverhütung. Gustav Fischer Verlag Stuttgart, Jena, New York

Technische Regel für Biologische Arbeitsstoffe (TRBA) 300: Arbeitsmedizinische Vorsorge

Technische Regel für Biologische Arbeitsstoffe (TRBA) 400: Handlungsanleitung zur Gefährdungsbeurteilung bei Tätigkeiten mit biologischen Arbeitsstoffen

Trinkwasserverordnung (TrinkwV) vom 05.12.90 (BGBl. I, S. 2612), zuletzt geändert vom 01.04.98 (BGBl. I, S. 699)

Verordnung zur Novellierung der Trinkwasserverordnung vom 21.05.01 (BGBl. I, Nr. 24, 2001, S. 959–980)

Unfallverhütungsvorschrift „Arbeitsmedizinische Vorsorge" (BGV A4, GUV 0.6)

Unfallverhütungsvorschrift „Erste Hilfe" (BGV A5, GUV 0.3)

Unfallverhütungsvorschrift „Gesundheitsdienst" (BGV C8, GUV 8.1)

Unfallverhütungsvorschrift „Wäscherei" (VBG 7y, GUV 6.13)

Verordnung über Arbeitsstätten (Arbeitsstättenverordnung – ArbStättV) vom 20.03.75, zuletzt geändert durch Artikel 4 der Verordnung zur Umsetzung von EG-Einzelrichtlinien zur EG-Rahmenrichtlinie Arbeitsschutz vom 04.12.96 (BGBl. I S. 1841)

Verordnung über bauliche Mindestanforderungen für Altenheime, Altenwohnheime und Pflegeheime für Volljährige (Heimmindestbauverordnung – HeimMindBauV; BGBl. I, 1983)

Verordnung über Lebensmittelhygiene und zur Änderung der Lebensmitteltransportbehälter-Verordnung vom 05.08.1997 (BGBl. I, 2008–2015)

Verordnung über Sicherheit und Gesundheitsschutz bei Tätigkeiten mit biologischen Arbeitsstoffen (Biostoffverordnung – BioStoffV) vom 27. Januar 1999 (BGBl. I, Nr. 3)

Von Rheinbaben, F./Wolff, M. H. (2002): Handbuch der viruswirksamen Desinfektionen. Springer Verlag, Berlin, Heidelberg

Wallhäußer, K.-H. (1995): Praxis der Sterilisation Desinfektion – Konservierung. Georg Thieme Verlag Stuttgart, New York

Weber, A./Schwarzkopf, A. (2003): Heimtierhaltung – Chancen und Risiken für die Gesundheit. Gesundheitsberichterstattung der Bundesrepublik Deutschland, Robert-Koch-Institut und statistisches Bundesamt (Hrsg.), Heft 19 (12/2003)

Internetadressen:

www.nlga.niedersachsen.de/mrsa/MRSA_ap.pdf

www.rki.de

Stichwortverzeichnis

A
Abbaubarkeit, biologische 173
Abfallgruppe 191
Abfallkonzept 190
Ablauf 125
Absaugen 120
Abstauben 162
Abszess 64
Abwehr, körpereigene 60
Acinetobacter 37
Adenovirus 46
Aerobier 31
Aflatoxine 50
Allergie 260
– Allergiepotenzial 173
Ambulante Pflege (s. Pflege)
Amöbe 52
Anaerobier 31
Anlieferung 185
Antibiogramm 70
Anwendungskonzentration 173
Arbeitsanweisung 102
Arbeitsplatz 197
Aspergillus 50
Atemwege 120
Audit 218
– Auditbericht 232
Aufgabe 21
Ausbildung 26
– Anforderungen 26
Ausgabe 185
Auswahlkriterium 173

B
Baden 146
Badewasser 194

Bakterien 31
Bakteriologie 34
Begehung 17, 228, 229
Begutachtung 210
Behandlungsgerät 84
Bekanntgabe 198
Bereichsküche 130
Besuchsdienst 255
Betriebsanweisung 91
Betriebshandbuch 187
Bettenaufbereitung 112
Beweislastumkehr 74
Bewohner 69
– ansteckungsverdächtiger 131
– kranker 131
– Schutzimpfung für 69
Biofilm 64
Biostoffverordnung 92
Blutdruckmessgerät 148

C
Campylobacter 37
Candida albicans 49
Ceratoconjunctivitis epidemica 46
Checkliste 202, 253, 256
Chemotaxis 61
Chlamydien 39
Citrobacter 36
Clostridien 37
– Clostridium difficile 38
– Clostridium perfringens 38
– Clostridium tetani 38
Creutzfeld-Jakob-Erkrankung 44

D
Dampfsterilisation 127

Dermatophyten 51
Desinfektion 167, 176
– Flächendesinfektion 169
– Raumdesinfektion 170
– Routinedesinfektion 171
– Scheuer-Wisch-Desinfektion 171
– Schlussdesinfektion 171
– Sprühdesinfektion 171
Desinfektionsmittel 19, 173, 177
– Umgang 176
– Wechsel 177
Desinfektionsmittelliste 172
Deutsche Gesellschaft für Krankenhaushygiene (DGKH) 15
DGHM-Liste 172
Dienstleister, externe 205
Diphtherieimpfung 69
Dokumentation des Sterilisationsprozesses 128
DRG 15
Durchbringungsgrad 225
Durchführungsbestimmung 72
DVG-Liste 172

E
Echinococcus 53
EFQM-System 222
Ehrenamt 20
Einmalartikel 19
Einwirkzeit 168, 173
Einzeller 52
Eitererreger 34
Eiweißfehler 173
Ektoparasit 51
Empysem 65
Endoparasit 51
Endotoxine 32
Enterobacter 36
Enthemmer 236
Entstauben 162
Entwesung 194
Ergebnisqualität 217
Erreichungsgrad 225
Erysipel 65
Escherichia coli 36
Evidenzkategorie 92
Exotoxine 32

F
Fahrlässigkeit 75
– grobe 75
Feuchtwischen 159
Fieberthermometer 149
Fischbandwurm 53
Flächendesinfektion (s. Desinfektion)
Fußpflege 149

G
Gastroenteritis
– infektiöse 138
– virale 139
Gebäudereinigung 157
– relevante Keime 163
Gefahrstoffverordnung 91
Geräte, medizintechnische 19
Gesetz 72
Gliederung 104
Grippeschutzimpfung 69
Grundpflege 158

H
Haarpflege 145
Haemophilus influenzae 36
Harnabfluss 123
Harnableitungssystem, geschlossenes 123
Harnkatheterpflege 123
Harnprobe 123
Haustier 259
Hauswirtschaft 18, 157
Heimgesetz 15, 79
– Heimgesetznovelle 15
Heißluftsterilisation 127
Helicobacter pylori 37
Helminthen 53
Hepatitis 139
– A-Impfung 68
– A-Virus 45
– B-Impfung 68
– B-Virus 45
– C-Virus 45
Herpes-simplex 47
– Herpesvirus 47
HIV 46
Hochdruckreinigung 159
Hülle 43
Hygienekommission 18

Hygienekonzept 16, 150
– für ambulante Pflegedienste 150
Hygieneplan 16, 82, 97
Hygieneregel 17
Hygieneteam 18, 211
Hygieneverordnung 93

I
Immunisierung 84
Infektion, nosokomiale 17
Infektionsablauf 63
Infektionserfassung 206
Infektionsgefahr 258
Infektionsprävention 17
Infektionsschutzgesetz (IfSG) 16, 187
Infektionsweg 63
Influenza-Virus 48
Informationsquellen 200
Infusion 113, 116
Inhalationstherapie 121
Injektion 113, 114
Inkrustationsprophylaxe 123
Instrumentenaufbereitung 124, 125
Inventar 150
Ist-Erfassung 101, 200, 202

J
Jugendlicher 82

K
Kapillarblutentnahme 116
Kapsid 43
Katheter, harnführende 122
Kaverne 40
Kehren 159
Kehrsaugen 159
Keime 163
– transiente 163
Killerzelle, natürliche 61
Kind 82
Klebsiellen 36
Kochen, therapeutisches 130
Kolitis 38
Kolonisationsresistenz 61
Kolonisationsvermögen 34
Kompetenz 21
Komplementsystem 61
Kontagiosität 33

Kontrollpunkt, kritischer 183
Kopflaus 54
Körperpflege 144
Krankheitslehre 26
Krätze (s. Scabies)
Krätzmilbe 54
KTQ-System 222
Küche 182, 183
– Begehung 189

L
Laborkontrolle 236
Lagerung 185
Läusebefall 143
Lebensmittel 129, 184
– Lebensmittelinfektion 138
– Lebensmittelintoxikation 138
– Lebensmittelrecht 90
Leberzellkarzinom 43
Legionellen 38
Leitlinie 73
Lobärpneumonie (s. Pneumonie)

M
Makrophagen 33, 61
Materialsammlung 247
Medien 247
Medikamentenbehälter 148
Medizinprodukt 125
– kritisches 124
– neue Begutachtung 210
– semikritisches 124
– unkritisches 124
Medizinprodukt-Betreiberverordnung 89
Medizinproduktgesetz (MPG) 87
Mehrdosisbehälter 114
Meldepflicht 79, 82
Meldewesen 144
– einrichtungsinternes 144
– internes 206
Mikrobiologie 69
Mikroorganismen 29
Mitarbeiterschulung 243
MOTT 39
MRE 131
MRSA 35, 69, 131
Mucor 50
Multiresistenz 34, 131

Mundpflege 146

N
Nagelpflege 145
Nasswischen 159
Norm 73
Nosokomialinfektion 17

O
ORSA 35
Organisationsverschulden 74
Oxyuren 53

P
Packordnung 127
Papillomvirus 48
Parasit 51
Pathogenität 33
– Pathogenitätsfaktor 33
PDCA-Zyklus 222
Personalhygiene 107, 130, 157
Personalschulung 18, 176, 253
Pflege, ambulante 94
Pflegebedürftige, beatmete 120
Pflegedienst, ambulanter 150
Pflegequalitätssicherungsgesetz (PQsG) 16, 79
Pflegeutensilien 148
Phlegmone 65
pH-Wert 31
Pneumokokkenimpfung 36
Pneumonie
– atypische 65
– Lobärpneumonie 65
Polieren 160
Port 118
Portionierung 185
Positivliste 127
Postfach 197
Präsentation 247
Prione 44
Probe 69
Produktkontrolle 236
Protozoen 52
Prozesskontrolle 236
Prozessqualität 217
Prüfinstrument 218
Prüfkörper 238

Pseudomonas aeruginosa 38
Psychoneuroimmunologie 61

Q
Qualitätsmanagement 15, 218
Qualitätssicherung 183
Qualitätszirkel 19

R
Rasur 145
Raumdesinfektion (s. Desinfektion)
Remanenz 170
Resistogramm 70
Richtlinie 73
Rinderbandwurm 53
RKI-Liste 172
Robert-Koch-Institiut (RKI) 92
Rotavirus 49
Rote Liste 172
Routinedesinfektion (s. Desinfektion)
Routinereinigung 160

S
Salmonellen 36 f.
Sauerstoffversorgung 122
Saugen 161
Scabies 54, 141
Schädling 194
Scheuer-Wisch-Desinfektion (s. Desinfektion)
Schimmelpilz 50
Schleimkapsel 33
Schlussdesinfektion (s. Desinfektion)
Schmuck 85, 110
Schutzhandschuhe 109
Schutzimpfung 67, 69
– für Bewohner 69
Schutzkleidung 85
Schweinebandwurm 53
Seifenfehler 173
Sepsis 65
Shampoonierung 161
Sondenkost 131
Soor 50
Sozialgesetzbuch 78
– Sozialgesetzbuch XI 15
Sozialstation 94, 150
Speisesaal 130
Spezifikation 217

Sprosspilz 49
Sprühdesinfektion (s. Desinfektion)
Sprühextraktion 161
Spülwurm 53
Stabsstelle 16
Standardisierung 128
Standards 102
Staphylococcus aureus 35
Station 129
Stellenbeschreibung 21, 24
Stenotrophomonas maltophilia 38
Sterilisation 124, 126
Sterilisationsprozess, Dokumentation 128
Sterilisator 124
– Überprüfung 128
Streptococcus
– pneumoniae 36
– pyogenes 35
Strukturqualität 217
Stückseifen 164

T
Teilung 32
Tetanusschutzimpfung 68
Tier 255 f.
– Tierhaltung 255
Toilette 164
– Toilettenstuhl 148
Toxoplasmose 52
Transport 185
Trichomonas vaginalis 52
Trinkbrunnen 192
Trinkwasser 192
Tröpfcheninfektion 40
Tuberkulose 140
– Tuberkulosekomplex 39

U
Umfeld 153
Umweltkeime 37

Unfallgefahr 259
Unfallverhütungsvorschrift (UVV) 73, 83

V
Validierung 128
Varizella-Zoster-Virus 48
Verbandwechsel
– bei Venenkathetern 117
– bei Wunden 118
Verdachtsfall 17
Verlaufsform 66
Verordnung 72
Verstorbene 149
Verteiler 130
Viren 40
Virulenz 33
Virusinfektion 66
Virustatika 42
Viruszyklus 42
Vorbereitung 185
Vorprodukt 185
Vorsatz 75

W
Wäschelogistik 182
Wäscherei 86, 178
Wasserhygiene 192
Wasserkeime 38
Wiederbelehrung 187
Wirt für Mikroorganismen 29
Wirtschaftlichkeit 220
Wohnbereich 129

Z
Zelle 62
Zertifikat 173
Zubereitung 185
Zwischenlagerung 185
Zwischenreinigung 161